本書の刊行にあたり御協力
いただいた先生方に心より
御礼申し上げます


東松山市立市民病院
　　院　長　　大　沢　　崇

吉田機司病院
　　副院長　　吉　田　憲　司
　　内　科　　吉　田　明　弘

日本大学医学部第三外科
　　兼任講師　手　島　洋　一
　　　〃　　　角　田　泰　章
　　医　員　　横　山　武　史
　　　〃　　　大　亀　浩　久
　　　〃　　　河　上　哲　也
　　　〃　　　城之内　宏　至
　　　　　　　　　　（敬称略）

## 推薦の言葉

　私自身が外科教室に入局した当時，管腔臓器の診断法は胃腸管のX線造影のみであった．それも，今のように二重造影法ではなく，充盈像のみで陰影欠損，辺縁硬化像，狭窄像の所見を読影していた．また，実質臓器の診断法については単純X線が主で，一部に断層撮影が行われていたが，腹腔臓器にはあまり用いられていなかった．したがって，癌病変の術前診断は経験と想像に頼らざるを得ず，試験開腹の頻度も高く，開腹することが診断の1つとされていたほどである．

　やがて内視鏡が開発され，急速な進歩を遂げることになるが，これらの画像診断法はあくまでも二次元の表面画像によるものであり，特に肝，膵，後腹膜腔の診断は，この時点でも試験開腹による以外になかった．

　その後，開発された初期の超音波診断装置も，今のように鮮明な画像は得られず，検者に所見を聞いても納得できぬまま手術に踏み切ることが何年も続いていた．現在のような超音波，CT，MRIが開発されたのはごく最近のことであり，ここで初めて管腔臓器と実質臓器の所見が同時に描出されることになったのである．

　このような画像診断ができるようになったことで，新たに理解すべき事柄として立体画像学，すなわち臨床に役立つ解剖学の知識が要求されるようになってきた．これを熟知することにより，初めて新しい診断法を習得することができるものと考えている．

　本書は上記の「立体画像学」について重点的に解説したものであり，各ページ毎にエコー・CT画像とそれに対応する立体図が配置されている．読む人のことを考えて書かれており，外科医だけでなく，卒前，卒後の研修の書としても薦めたい著書である．

日本大学客員教授<br>
日本大学医学部同窓会会長<br>
田　中　　隆

## 推薦の言葉

　本書を見てまず目に入ってくるのは，提示された超音波像が，体腔の中でどの臓器のどの部分，いかなる脈管のどのような走行部位をスキャンしたものかが，きわめて鮮明な解剖図で示されている点である．

　他の画像診断に比べて超音波診断の大きな利点は，その非侵襲性とともに，体腔内臓器を3次元に構築することがベッドサイドでできる点にある．この3次元構築を理解するには，隣接臓器との位置関係，脈管の走行，そしてこれら臓器と脈管との相互関係を頭に描きながらスキャンすることが必要である．しかしながら，これを納得して理解できる本は，今までに多数の超音波診断の本が出版されているが，残念ながら本書以外にないと思う．

　本書を執筆した加藤高明博士は，消化器外科医としての腕も一流である．それは，彼の手術記録の正確な描写を見れば一見してわかる．また，彼は早くから超音波診断に興味を持ち，独自の方法で細部にわたる脈管描出法を研究していた．このような彼の才能と努力によって書かれた本書は，図を眺めるだけでも体腔内臓器の3次元構築が自然に身に付いてくることだろう．

　現在，超音波診断装置は改良・普及して，誰もが手軽にスキャンできるようになったが，超音波像のパターンだけを覚えるのでは決して応用は利かない．この意味で，初めて超音波を学ぶ人にはぜひとも本書を一読して欲しい．必ずや超音波診断の素晴らしさが分かるとともに，加藤博士の本書に対する情熱が伝わってくると思う．本書が洛陽の紙価を高めることは間違いない．

日本大学医学部第三外科学教室<br>
専任講師　高野　靖悟

# 新装版の序

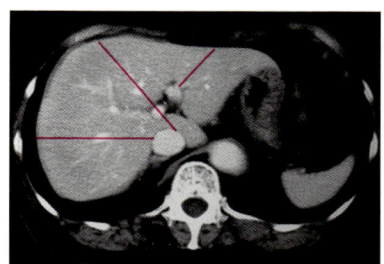

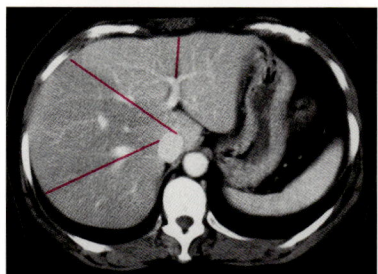

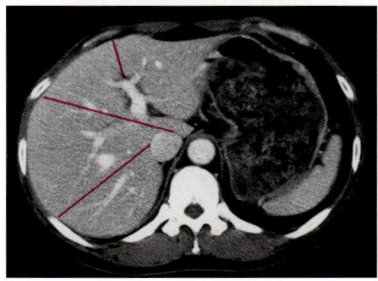

小生が入局した頃は，腹部超音波検査が普及したばかりで，「胆嚢に石がある，無い」程度のものでしたから，「この検査では細かな診断はできない」と思い，あまり関心を持ちませんでした．しかし，その後の数年間で装置が進歩し，診断に重要な情報を得ることができるようになりました．当時，「これは内科医だけでなく，外科医にとっても必要不可欠な検査だ」と感銘を受けたものです．

今日では画像診断装置の精度はさらに著しく向上し，また造影剤を使用した検査技術も発達してまいりました．これによって，描出される画像の情報は多大なものとなりました．たとえば，肝臓の尾状葉の門脈枝は容易に描出されるようになり，これによって肝後下区域門脈枝（$P_7$）内側枝との境界を読影できるようになりました．このことは，肝後下区域（$S_7$）と尾状葉（$S_9$）の境界を識別できることを意味します．

このように，超音波検査をはじめとしてX線CTなどの画像は医療にとって必須の検査となっており，正確に，しかも立体的に読影する知識と技術が要求されます．私たちは日常的に3D画像を目にするようになりましたが，本当に立体的に理解するためには，平面の画像を分析して，頭のなかで立体構築する過程を経る必要があります．数学の解答を読んでも，自分で解かなければ本質を理解できないのと同じです．認識することと理解することは異なるのです．本書の目的は，画像の読影に必須の技術，すなわち臨床解剖と画像を立体的に連合させる技術"3D Anatomy"を提供することです．

初版を上梓して5年近くが経ちましたが，幸いにも多くの読者に恵まれ，このたび新たな内容を加え新装版として出版することとなりました．初版は学生や研修医の方々への指南書として書きましたが，幅広い層の方々に好評でした．『週刊文春』の読書欄にも取り上げられ，「一般の方にも推薦できる専門書」（立花隆氏）との評価をいただきました．また，専門書に引用されたこともありました．いろいろなところで，本書を評価していただきましたことを感謝いたします．

最後に，本書の特徴を述べますと，できるだけ基本原則を掲載しました．原則を知らないと応用ができないのです．たとえば，左に示した3症例の腹部CTをみていただければわかります．各症例の肝区域は，位置も形も全く異なります．これは発生過程で肝臓の傾きが変わってしまったからです．各区域の軸を知り，区域形成の原則を理解することによって，多様性のある肝臓の構造を一元的に見ることができるようになります．また，できるだけわかりやすくするために図を多用しました．"百聞は一見にしかず"です．そして，写真と図を対比しながら効率よく学べるように工夫しました．

一度身に付けた読影力は生涯にわたって応用できます．この技術をもって，新しい画像診断にも生かしていただければ幸いです．

2003年早春

著 者

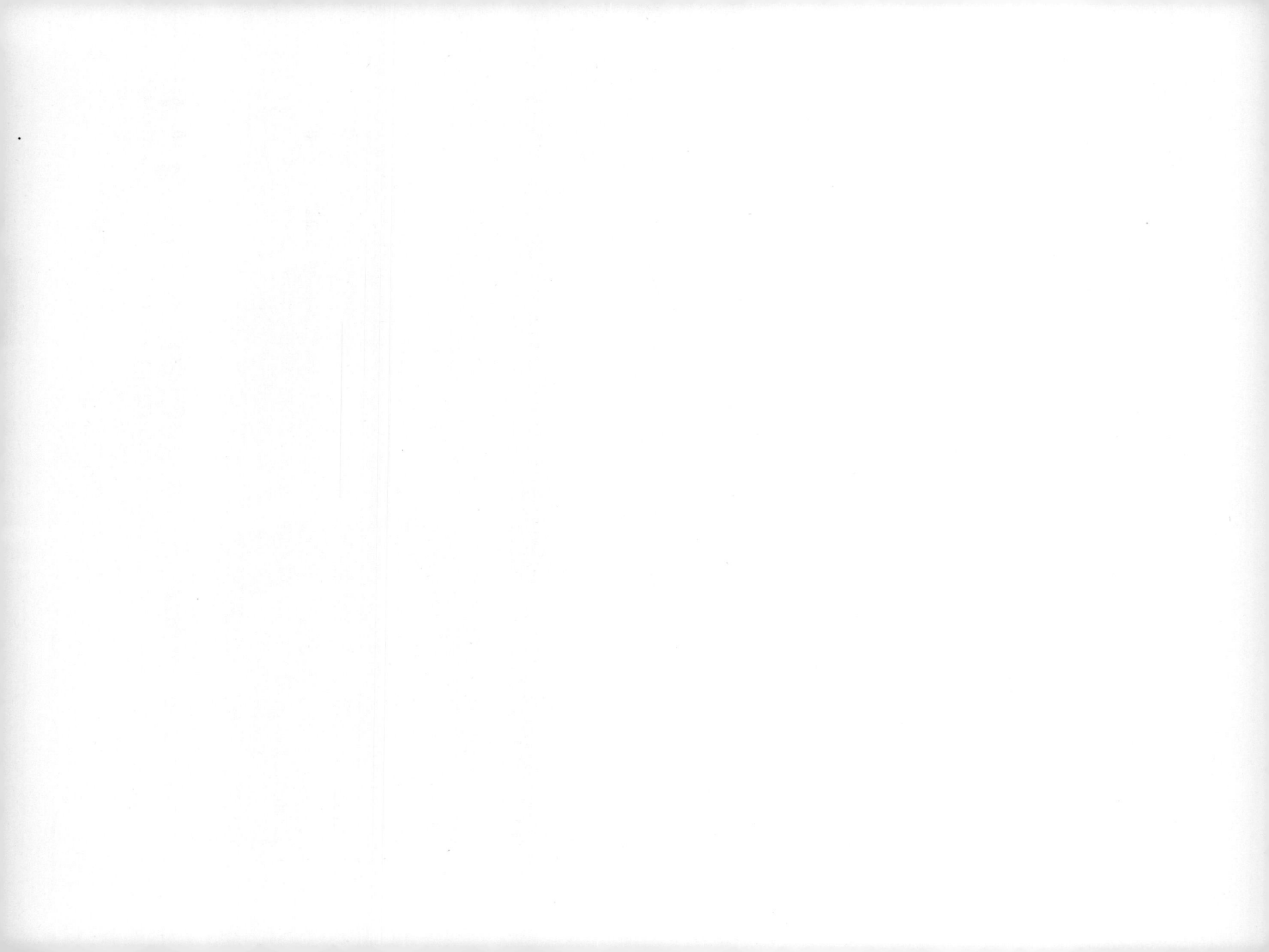

# 3D Anatomy

### 腹部エコー・CTを立体的に読む

日本大学医学部消化器外科専任講師　加藤 高明　著

# Contents

## I 腹部のオリエンテーション

正面
3

水平面
7

矢状面・冠状面
41

右上腹部
52

左上腹部
64

肝区域
80

肝右葉
98

肝左葉
110

肝静脈
120

## II 臓器のオリエンテーション

大動脈
130

膵臓
140

胆嚢・胆道
154

脾臓
164

腎臓
168

胃・食道
172

十二指腸
178

腹膜腔
186

# I

## 3D ANATOMY

## 腹部のオリエンテーション

正面
**3**

水平面
**7**

矢状面・冠状面
**41**

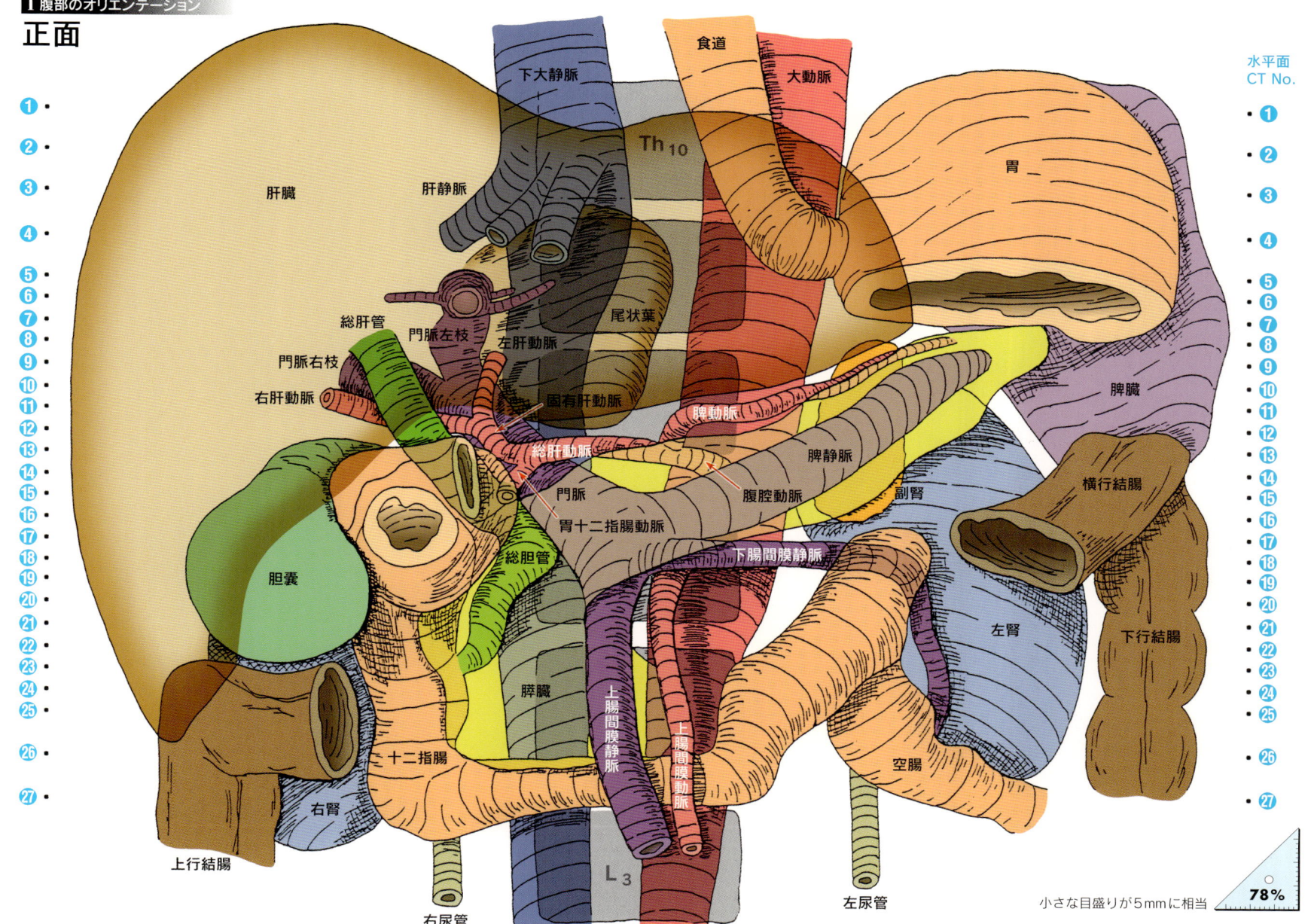

## I 腹部のオリエンテーション
# 正面

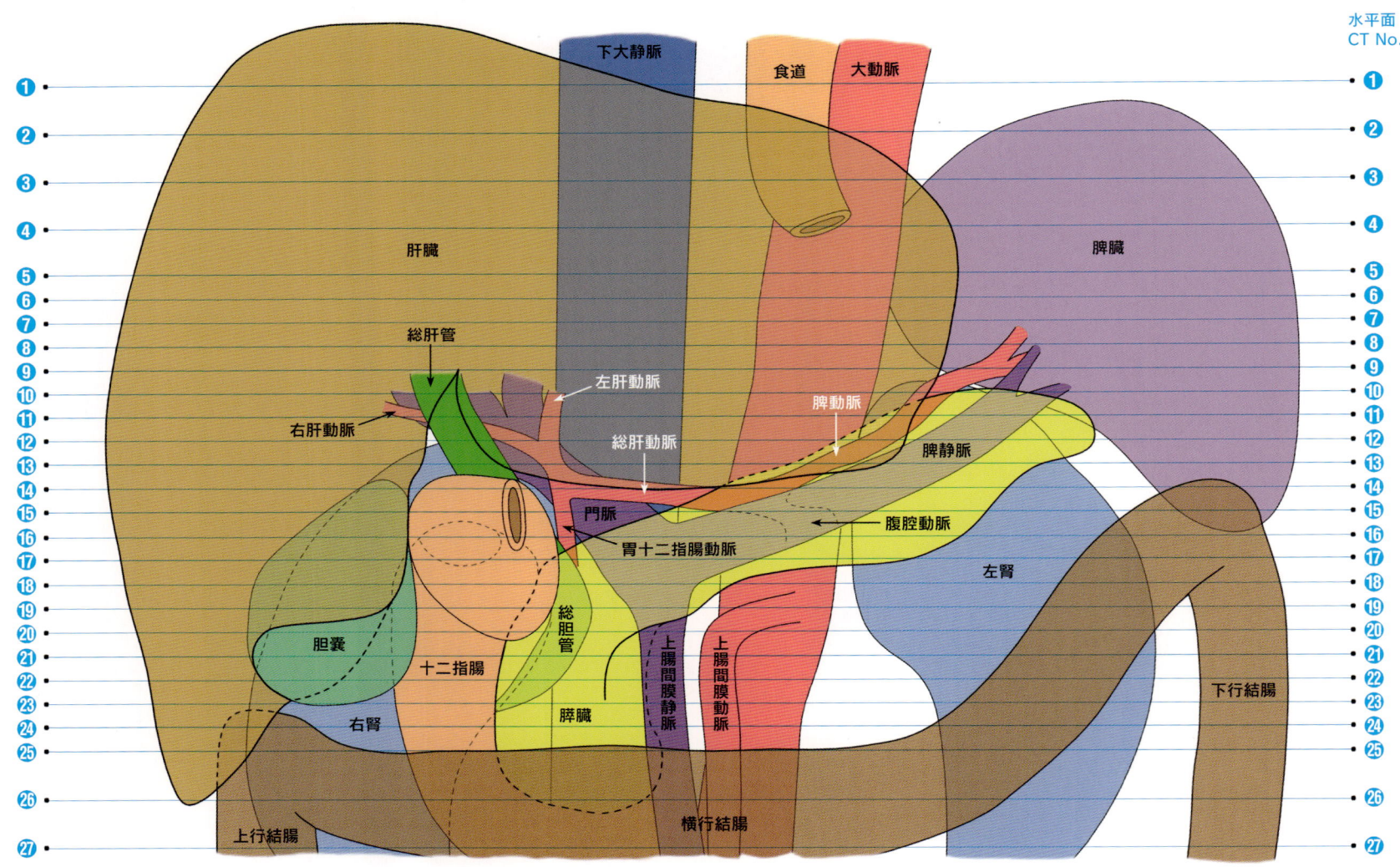

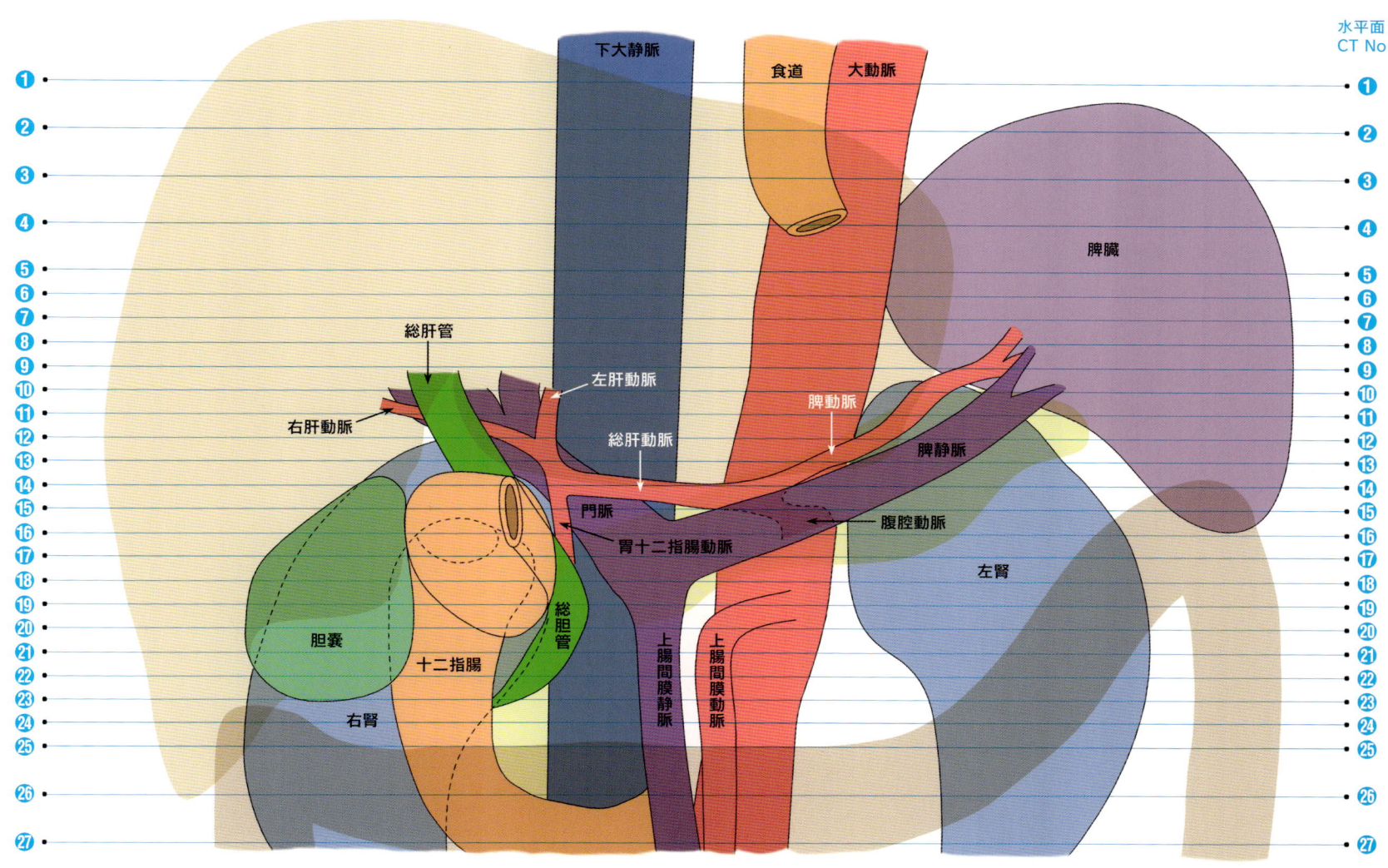

# I 腹部のオリエンテーション
## 水平面 全体図

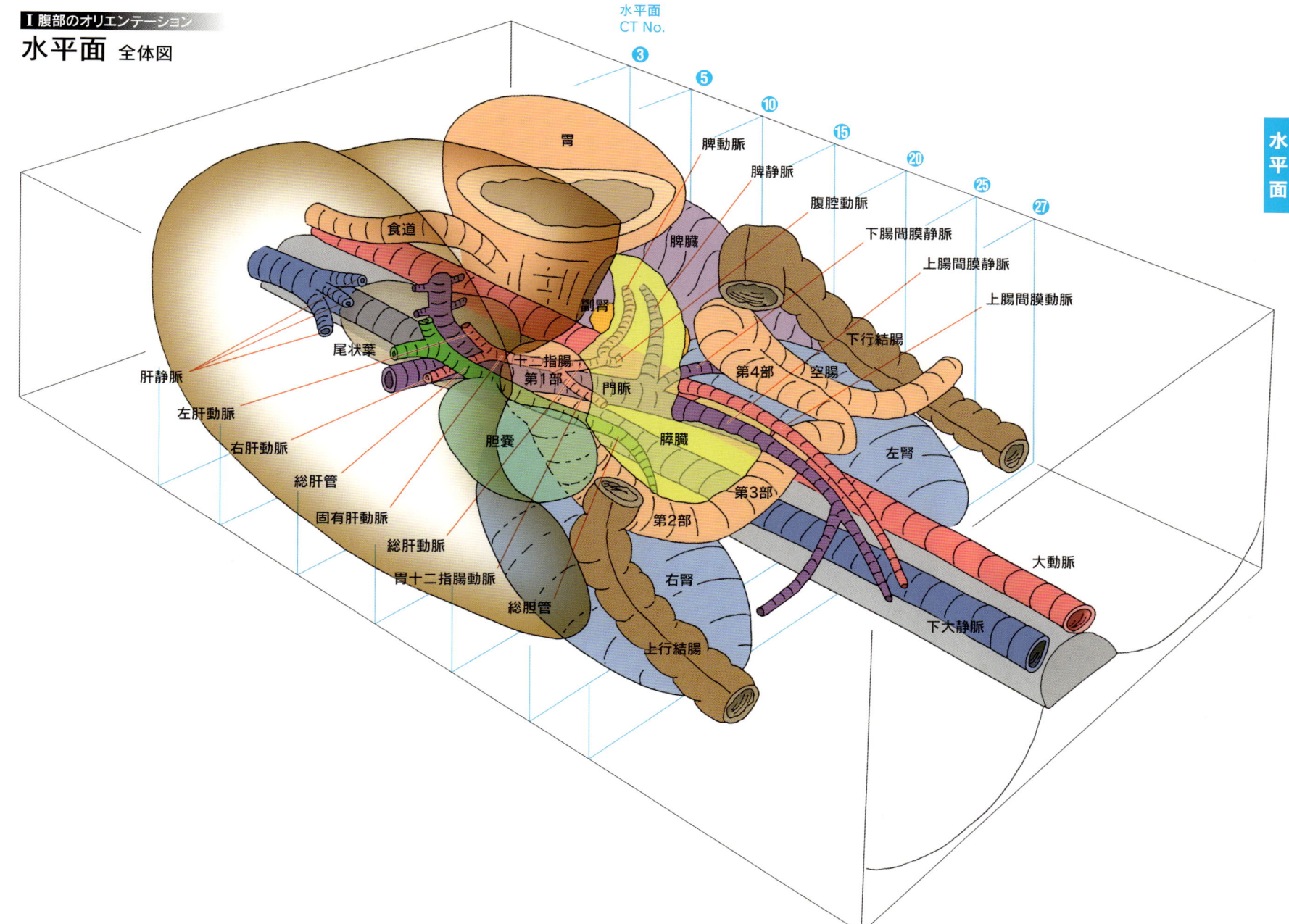

# I 腹部のオリエンテーション
## 水平面 ❶❷❸

| | | |
|---|---|---|
| 動脈 artery | 胆嚢 gallbladder | 胃 stomach |
| 静脈 vein | 胆管 bile duct | 食道 esophagus |
| 門脈 portal vein | 脾臓 spleen | 小腸 small intestine |
| 肝臓 liver | 腎臓 kidney | 大腸 colon |
| 膵臓 pancreas | 副腎 adrenal gland | |

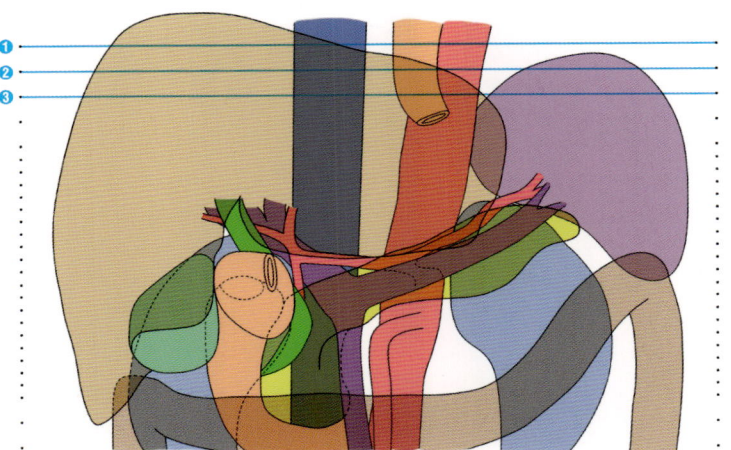

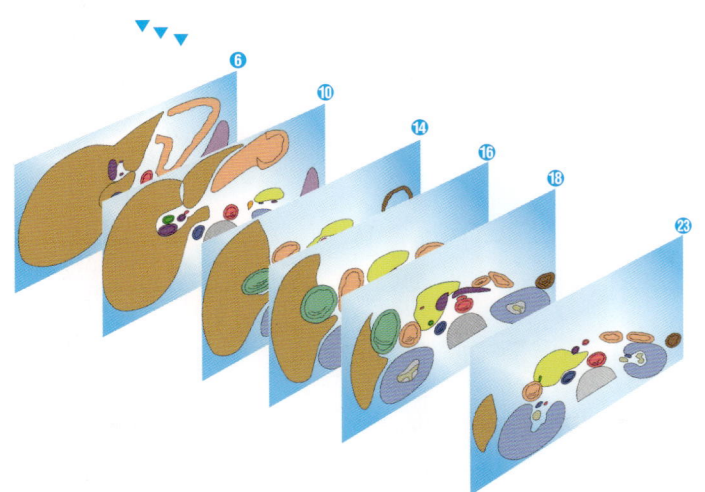

❶

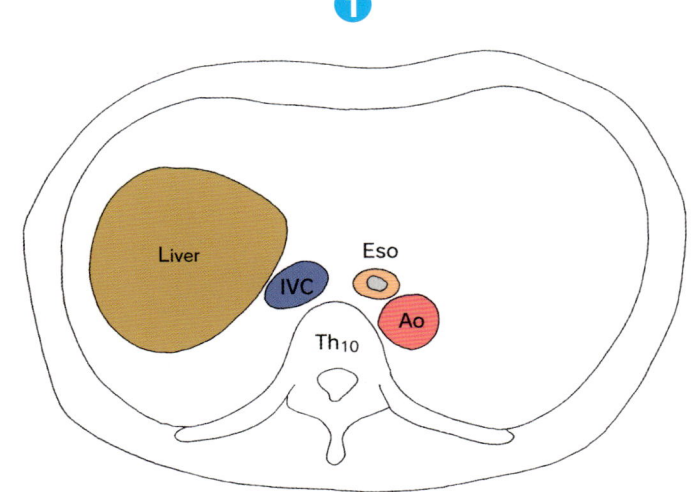

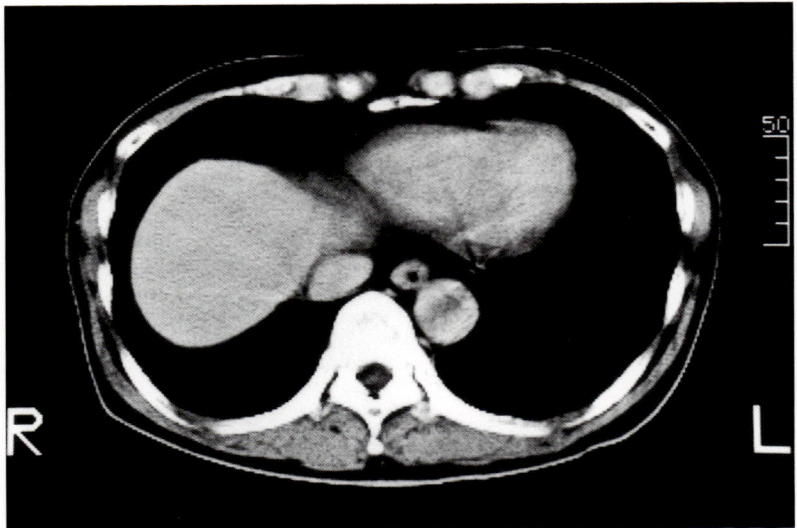

Ao ; aorta 大動脈
Eso ; esophagus 食道
IVC ; inferior vena cava 下大静脈
SF ; stomach, fornix 胃底部
Sp ; spleen 脾臓

水平面

❷

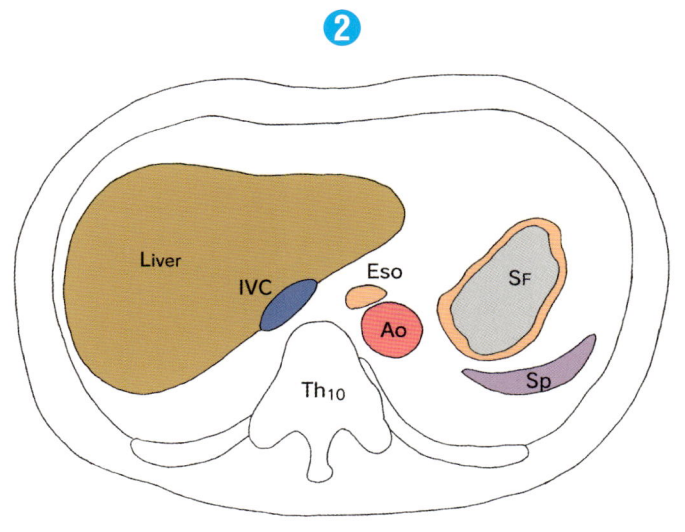

❸

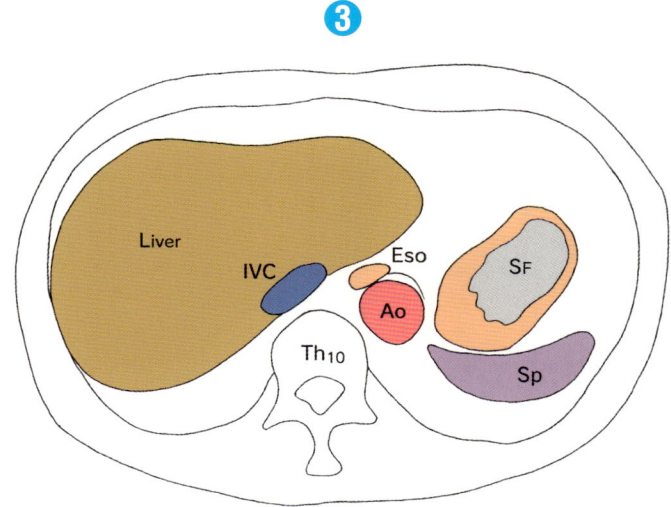

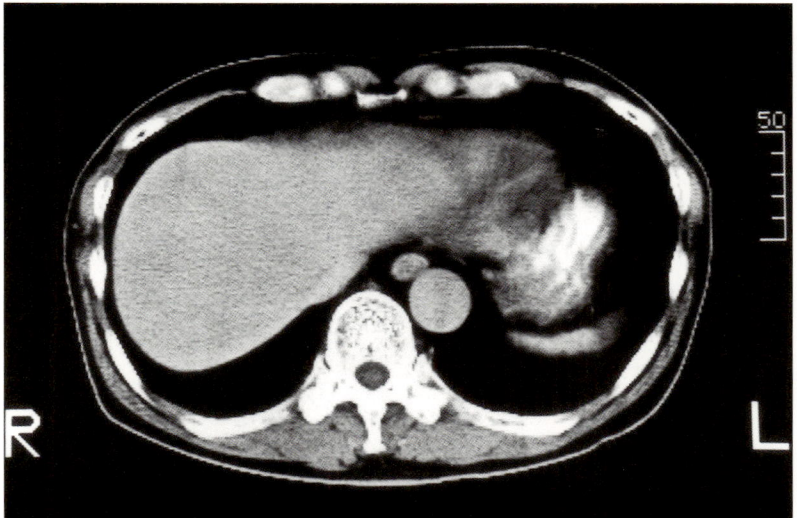

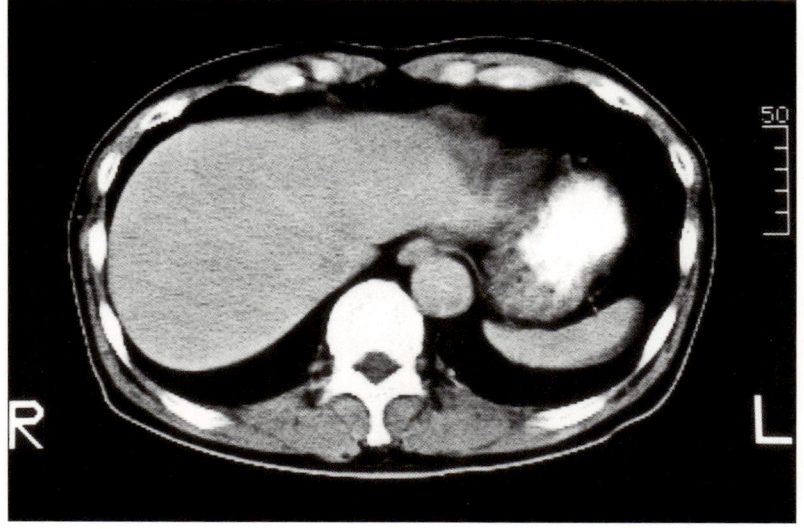

## I 腹部のオリエンテーション
# 水平面 ④⑤⑥

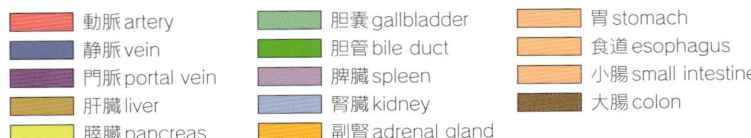
動脈 artery　胆嚢 gallbladder　胃 stomach
静脈 vein　胆管 bile duct　食道 esophagus
門脈 portal vein　脾臓 spleen　小腸 small intestine
肝臓 liver　腎臓 kidney　大腸 colon
膵臓 pancreas　副腎 adrenal gland

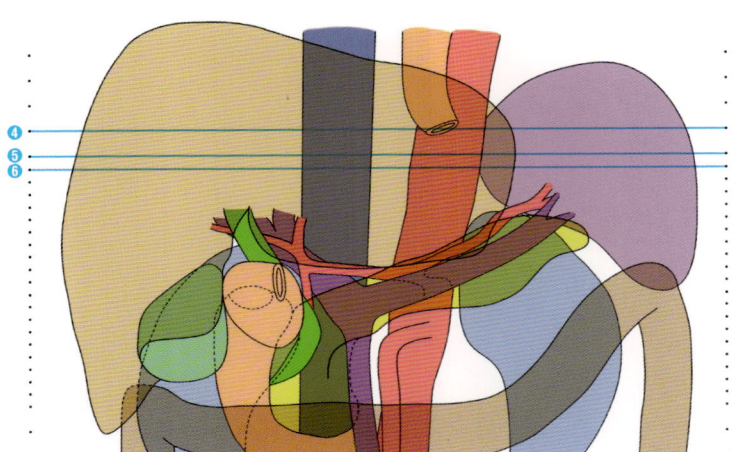

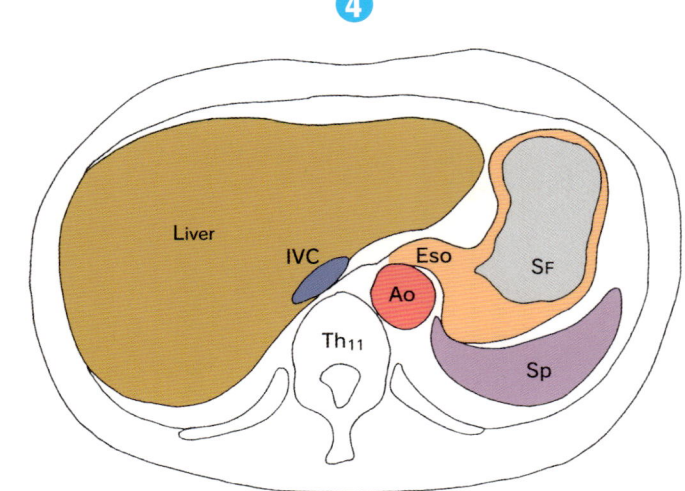

❹

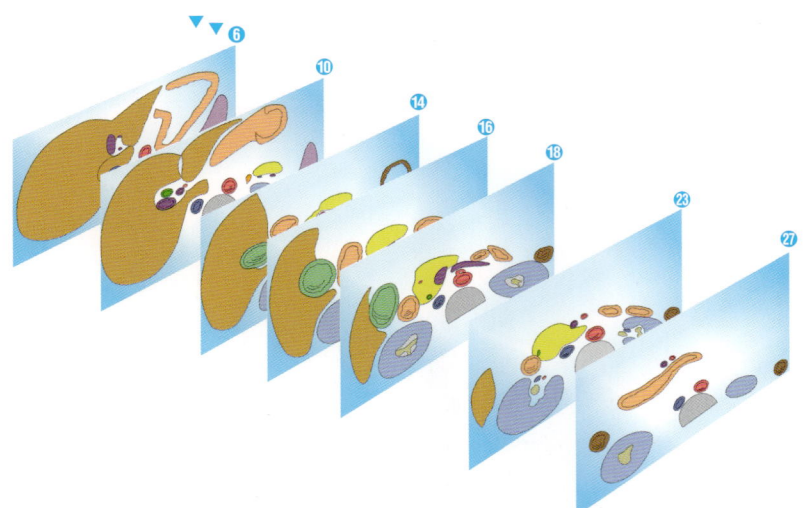

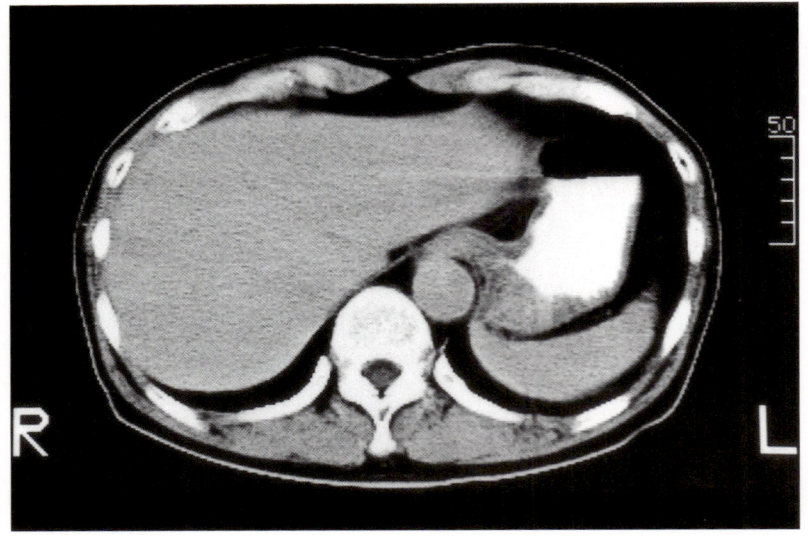

Ao ; aorta 大動脈
Eso ; esophagus 食道
EGJ ; esophago-gastric junction
　食道胃接合部
IVC ; inferior vena cava 下大静脈
$P_2$ ; 門脈左外側上亜区域枝
$P_3$ ; 門脈左外側下亜区域枝
$P_4$ ; 門脈左内側区域枝
$S_B$ ; stomach, body 胃体部
$S_F$ ; stomach, fornix 胃底部
Sp ; spleen 脾臓
UP ; umbilical portion

水平面

❺

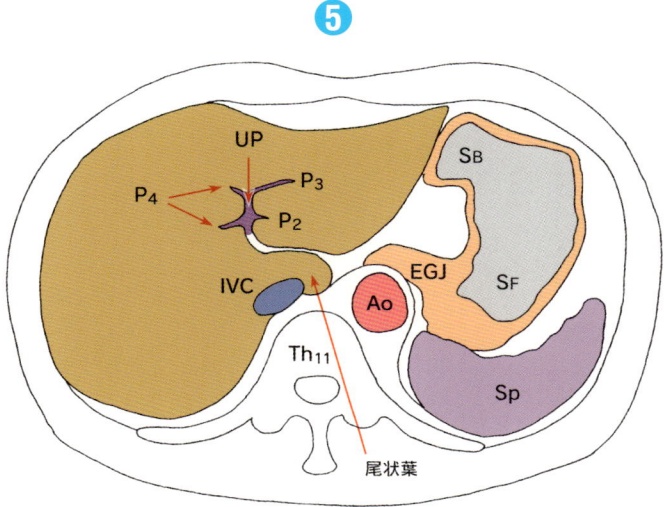

❻

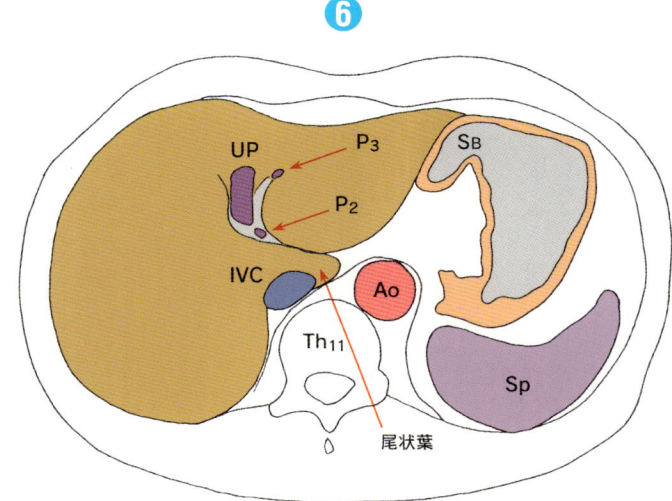

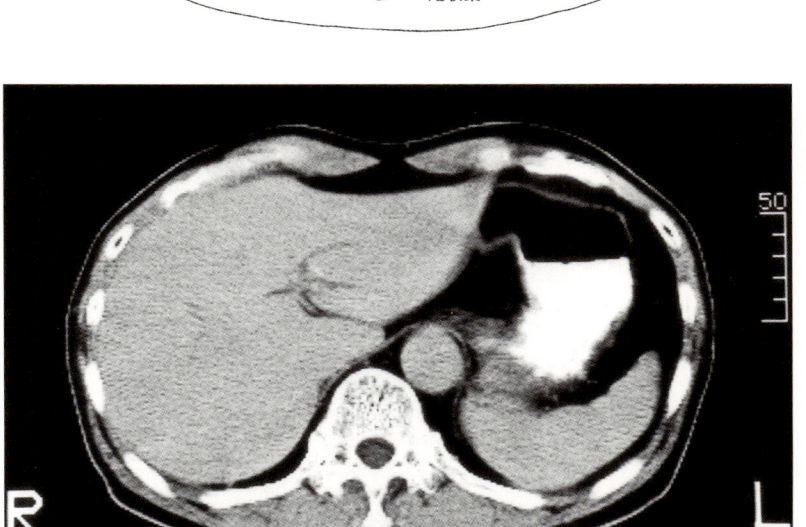

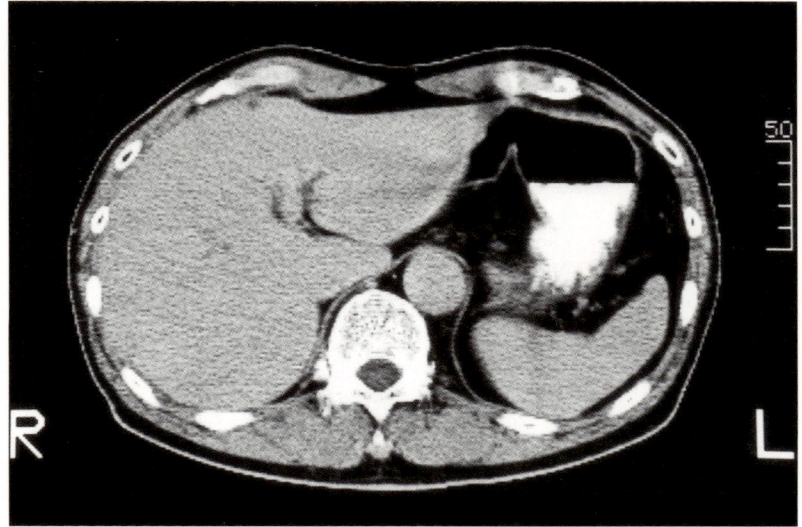

# I 腹部のオリエンテーション
## 水平面 ❻ 立体図

- 動脈 artery
- 静脈 vein
- 門脈 portal vein
- 肝臓 liver
- 膵臓 pancreas
- 胆囊 gallbladder
- 胆管 bile duct
- 脾臓 spleen
- 腎臓 kidney
- 副腎 adrenal gland
- 胃 stomach
- 食道 esophagus
- 小腸 small intestine
- 大腸 colon

### 左上腹部

　最も後方に脾が位置する．脾は横隔膜に接し，胃を左後方から包むように存在する．胃は脾と胃底部・体部で接している．腹部食道は大動脈を乗り越えた後に噴門に接合する．この噴門と大動脈の断面像はCTスライス面においてほぼ同じ高さにある．

### 正中（第11胸椎前面）

　脊椎前面を腹部大動脈と下大静脈が縦走する．下大静脈を取り囲むように肝尾状葉$S_1$が位置する．尾状葉をSpiegel葉，突起部，下大静脈部の3部に分類する

と（112ページ参照），スライス❻ではSpiegel葉と下大静脈部が断面像として描出される．Spiegel葉と下大静脈部の境界はRex-Cantlie線（中肝静脈が通る面）である．尾状葉Spiegel葉の前方に肝外側区域（左外側上亜区域$S_2$，左外側下亜区域$S_3$）が位置する．肝内側区域$S_4$との境界を門脈umbilical portionが走行する．

### 右上腹部

　右横隔膜下腔の大きな空間に肝右葉および内側区域が存在する．

---

Ao ; aorta　大動脈
Eso ; esophagus　食道
IVC ; inferior vena cava　下大静脈
LHV ; left hepatic vein　左肝静脈
MHV ; middle hepatic vein　中肝静脈
$P_2$ ; 門脈左外側上亜区域枝
$P_3$ ; 門脈左外側下亜区域枝
RHV ; right hepatic vein　右肝静脈
SF ; stomach, fornix　胃底部
Sp ; spleen　脾臓
St ; stomach　胃
UP ; umbilical portion

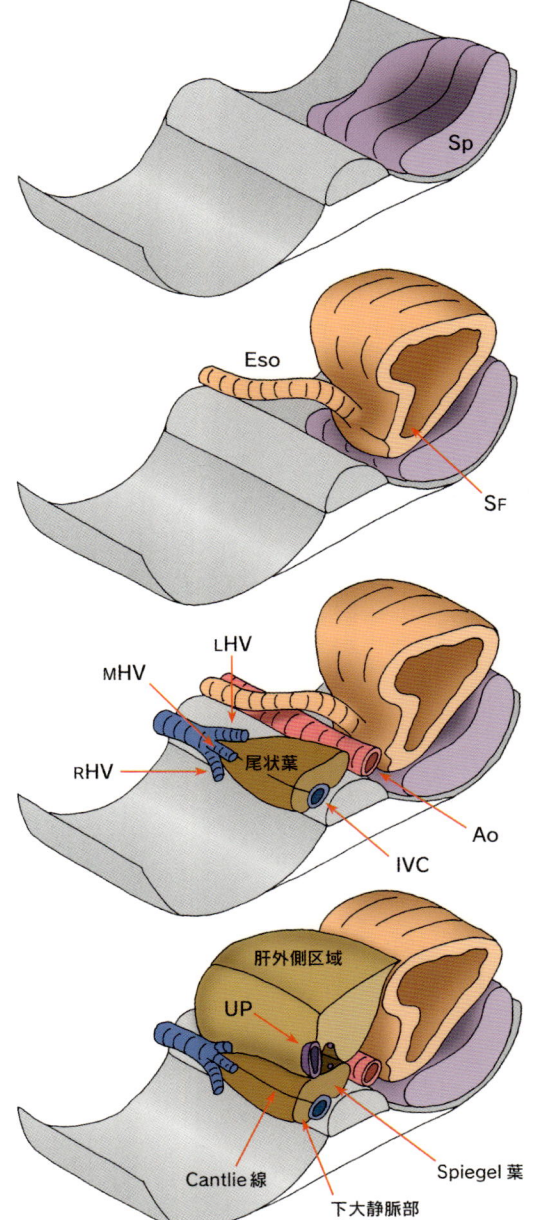

水平面

## I 腹部のオリエンテーション
# 水平面 ❼❽❾

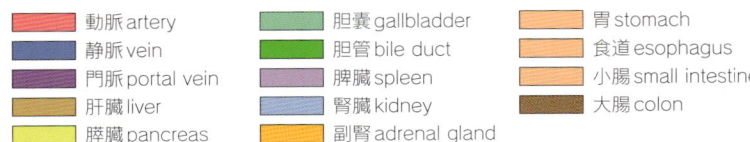

| | | |
|---|---|---|
| 動脈 artery | 胆嚢 gallbladder | 胃 stomach |
| 静脈 vein | 胆管 bile duct | 食道 esophagus |
| 門脈 portal vein | 脾臓 spleen | 小腸 small intestine |
| 肝臓 liver | 腎臓 kidney | 大腸 colon |
| 膵臓 pancreas | 副腎 adrenal gland | |

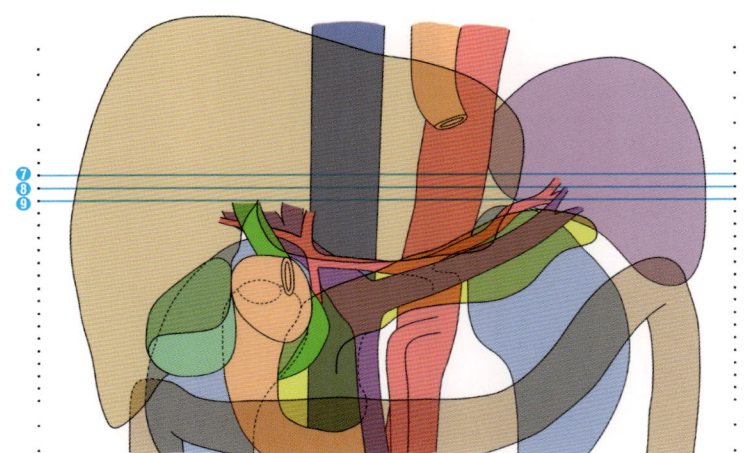

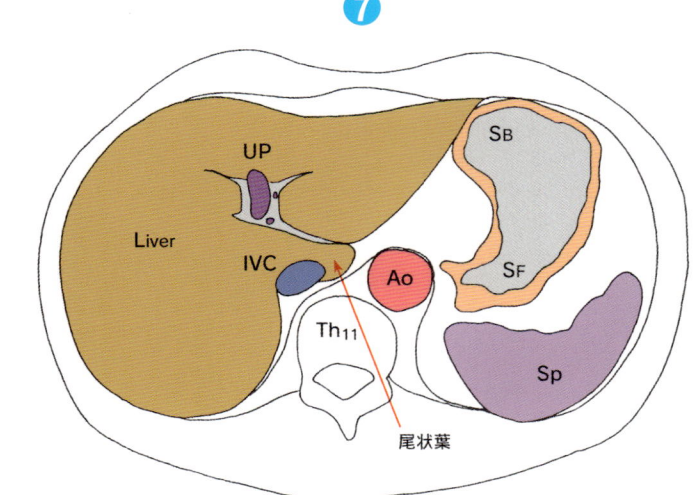

❼ Liver, UP, IVC, Ao, Th₁₁, Sp, S_B, S_F — 尾状葉

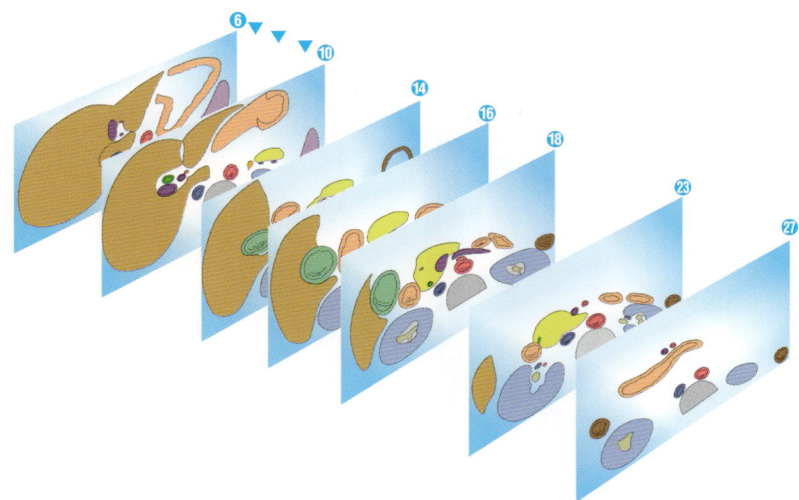

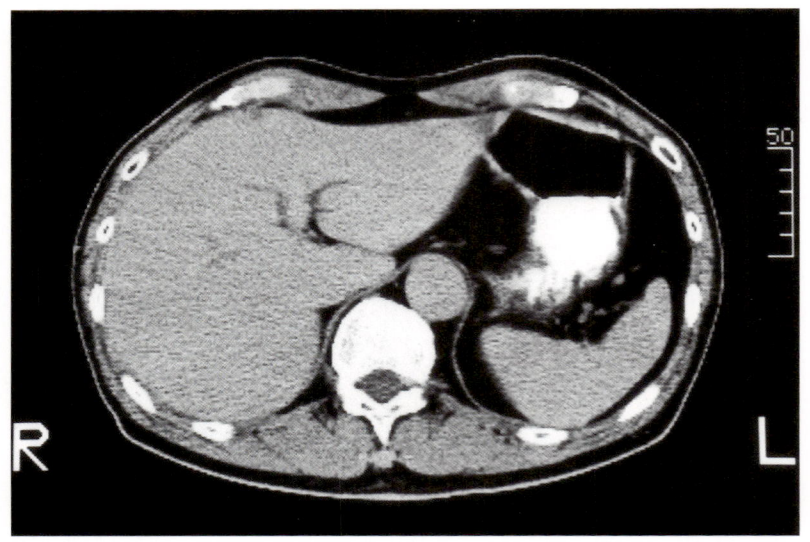

Ao ; aorta　大動脈
IVC ; inferior vena cava　下大静脈
LPV ; left portal vein　門脈左枝
Panc. ; pancreas　膵臓
RHD ; right hepatic duct　右肝管
RPV ; right portal vein　門脈右枝
SB ; stomach, body　胃体部
SF ; stomach, fornix　胃底部
Sp ; spleen　脾臓
UP ; umbilical portion

水平面

❽
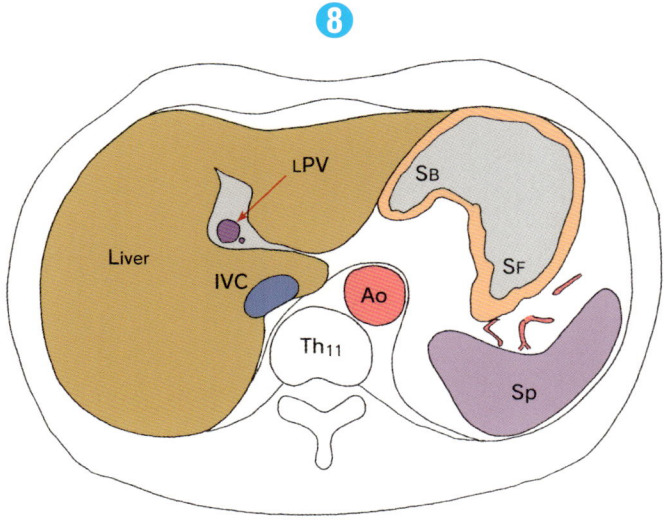

❾
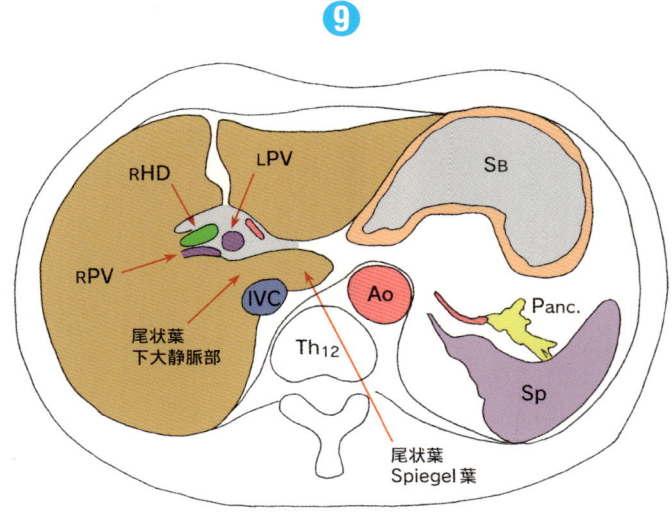

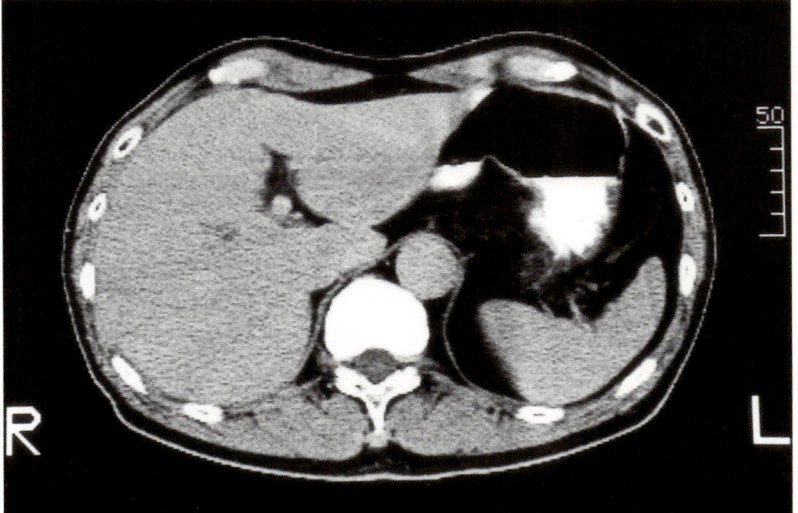

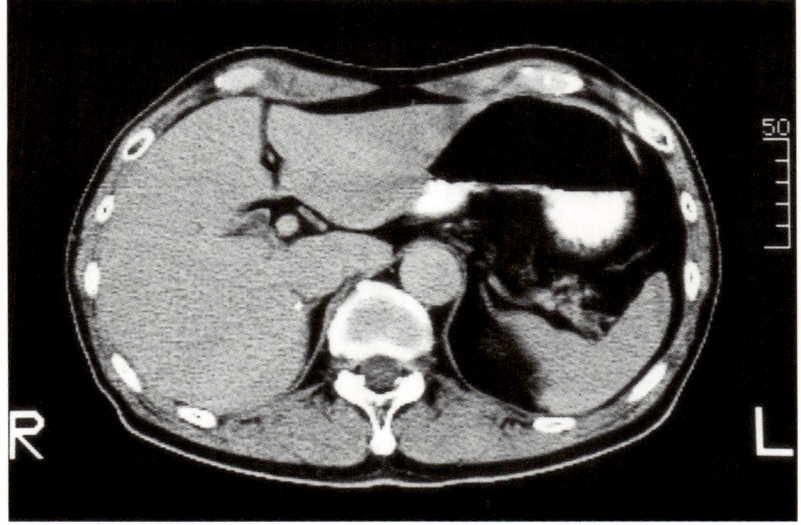

# 水平面 ⑩ 立体図

I 腹部のオリエンテーション

- 動脈 artery
- 静脈 vein
- 門脈 portal vein
- 肝臓 liver
- 膵臓 pancreas
- 胆嚢 gallbladder
- 胆管 bile duct
- 脾臓 spleen
- 腎臓 kidney
- 副腎 adrenal gland
- 胃 stomach
- 食道 esophagus
- 小腸 small intestine
- 大腸 colon

### 左上腹部

最も後方に脾が位置する．脾は横隔膜に接し，胃と膵を左後方から包むように存在する．また，腎は内下方に位置し，大きな脾は腎を左側による形で変形している．胃は体部の断面像が描出され，この部位と脾・腎の間に膵尾部が存在する．

### 正中（第12胸椎前面）

脊椎前面を腹部大動脈と下大静脈が縦走する．下大静脈前面を取り囲むように肝尾状葉$S_1$が位置する．尾状葉をSpiegel葉，下大静脈部，突起部の3部に分類すると（112ページ参照），スライス❿ではSpiegel葉と下大静脈部が断面像として描出される．同断面は下大静脈部と突起部の境界面（門脈右枝の高さ）で，これより下方が突起部である（スライス⓬〜⓯）．尾状葉のSpiegel葉の前方に肝外側区域が位置し，肝内側区域$S_4$との境界を門脈umbilical portionが走行する．総肝管は門脈の前方やや右側にある．

### 右上腹部

右横隔膜下腔の大きな空間に肝右葉および内側区域が存在する．

Ao ; aorta 大動脈
CHD ; common hepatic duct 総肝管
IVC ; inferior vena cava 下大静脈
LHD ; left hepatic duct 左肝管
LPV ; left portal vein 門脈左枝
RHD ; right hepatic duct 右肝管
RPV ; right portal vein 門脈右枝

SA ; splenic artery 脾動脈
S$_B$ ; stomach, body 胃体部
S$_F$ ; stomach, fornix 胃底部
Sp ; spleen 脾臓
SV ; splenic vein 脾静脈

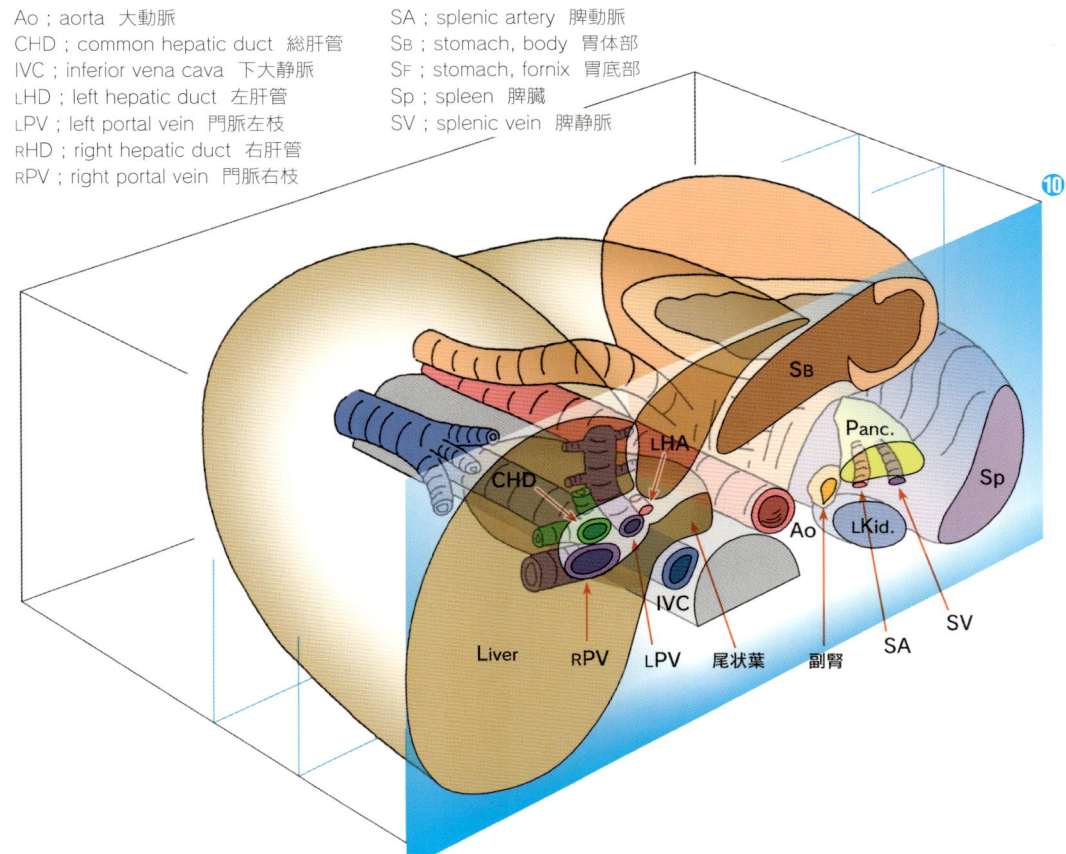

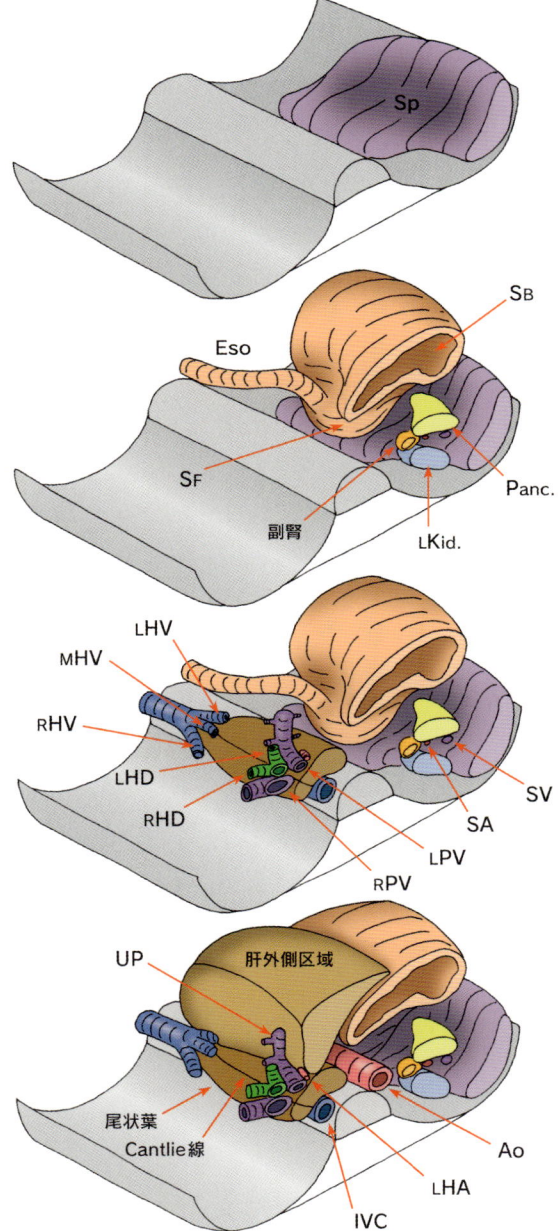

水平面

# I 腹部のオリエンテーション

## 水平面 ⑩⑪⑫

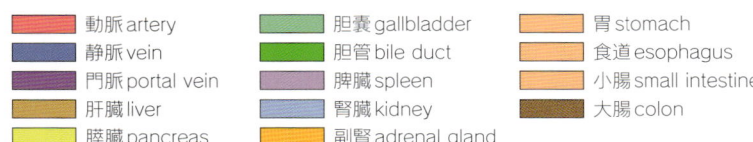

- 動脈 artery
- 静脈 vein
- 門脈 portal vein
- 肝臓 liver
- 膵臓 pancreas
- 胆嚢 gallbladder
- 胆管 bile duct
- 脾臓 spleen
- 腎臓 kidney
- 副腎 adrenal gland
- 胃 stomach
- 食道 esophagus
- 小腸 small intestine
- 大腸 colon

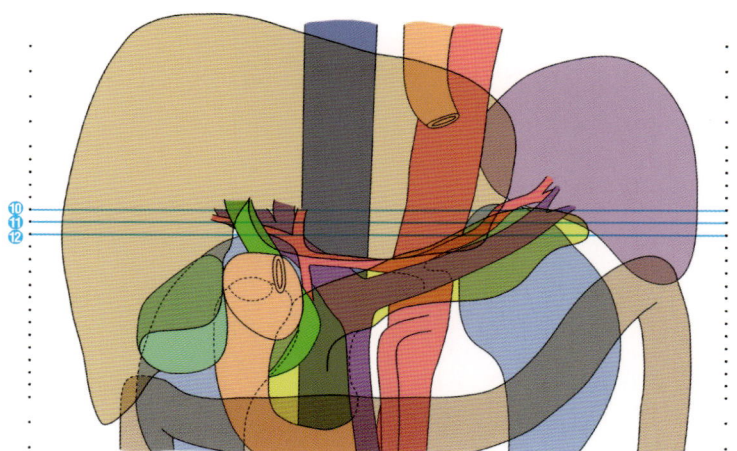

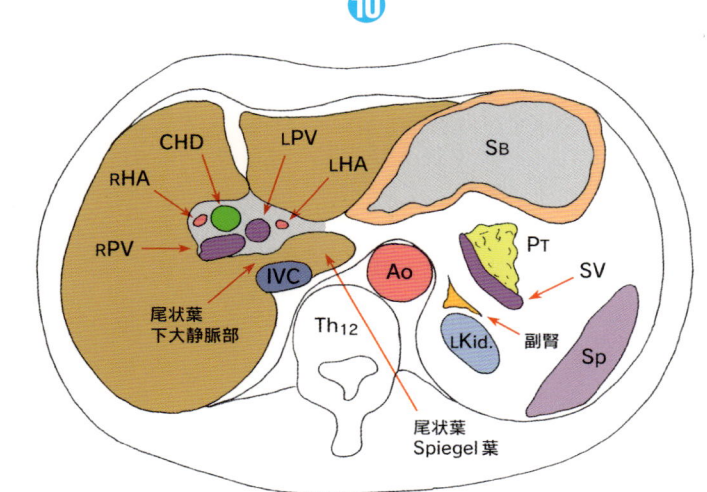

⑩

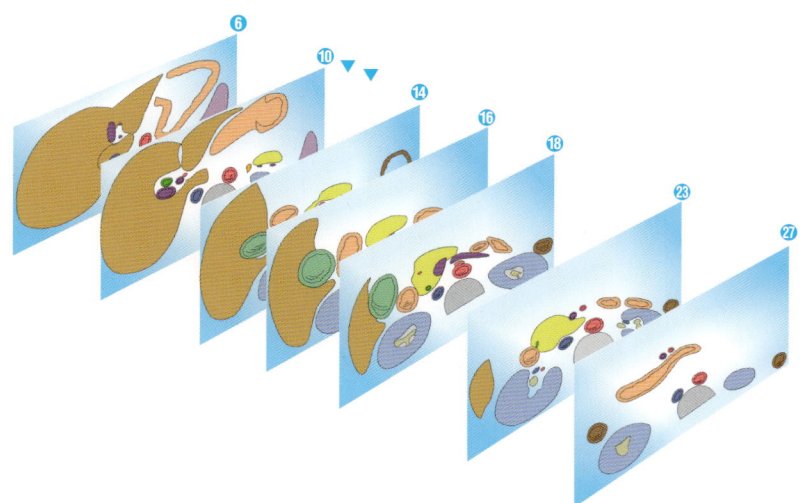

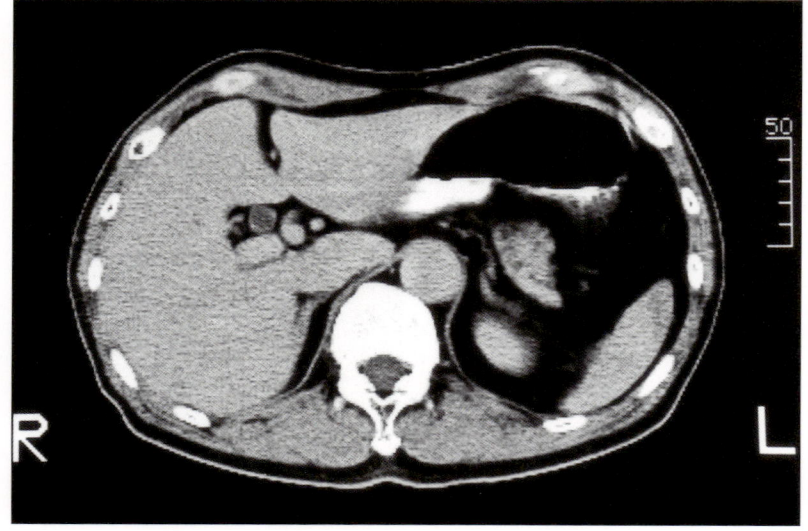

Ao ; aorta 大動脈
CHD ; common hepatic duct 総肝管
IVC ; inferior vena cava 下大静脈
LHA ; left hepatic artery 左肝動脈
LKid. ; left kidney 左腎

LPV ; left portal vein 門脈左枝
Panc. ; pancreas 膵臓
Pт ; pancreas, tail 膵尾部
PV ; portal vein 門脈
RHA ; right hepatic artery 右肝動脈

RKid. ; right kidney 右腎
RPV ; right portal vein 門脈右枝
SB ; stomach, body 胃体部
Sp ; spleen 脾臓
SV ; splenic vein 脾静脈

⑪

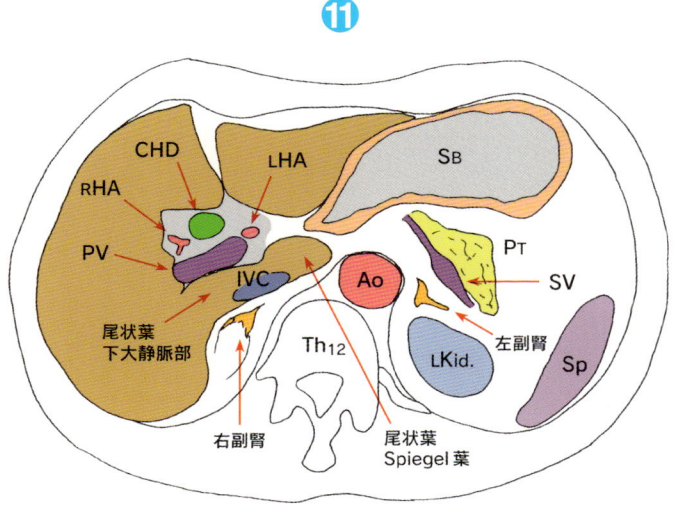

⑫

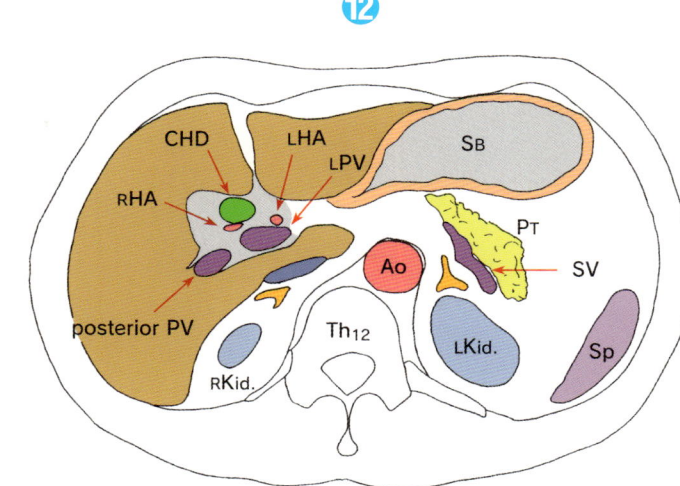

水平面

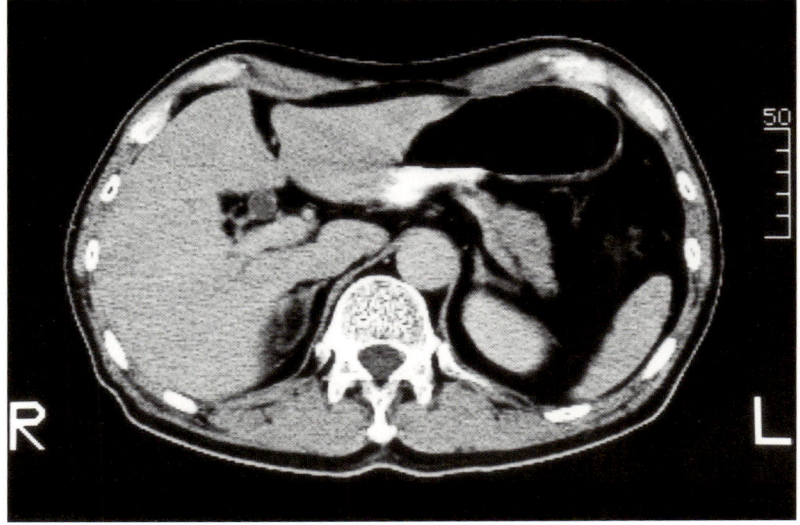

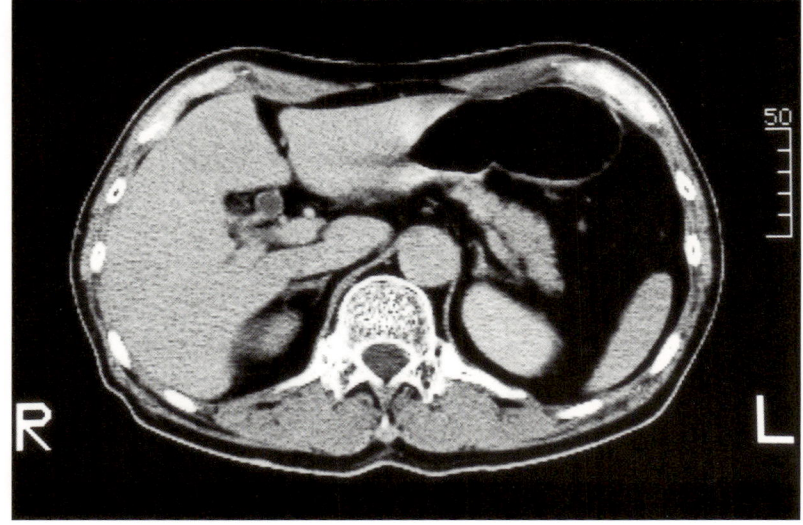

20

## I 腹部のオリエンテーション
# 水平面 ⑭ 立体図

| | |
|---|---|
| 動脈 artery | 脾臓 spleen |
| 静脈 vein | 腎臓 kidney |
| 門脈 portal vein | 副腎 adrenal gland |
| 肝臓 liver | 胃 stomach |
| 膵臓 pancreas | 食道 esophagus |
| 胆嚢 gallbladder | 小腸 small intestine |
| 胆管 bile duct | 大腸 colon |

## 左上腹部

最も後方に脾と腎が位置する．この前方に副腎，膵があり，最も前方に胃体部が存在する．

## 正中（第12胸椎前面）

脊椎前面を腹部大動脈と下大静脈が縦走する．腹腔動脈が断面像として描出されている．下大静脈と十二指腸上部（第1部）の間を門脈，総胆管が走行する．また下大静脈の右側に，腹腔に突出する肝尾状葉突起部の断面像が描出されている．

## 右上腹部

腎の前方および右側に肝が存在する．胆嚢は十二指腸第1部の右側で腎の前方に断面像として描出されている．

CBD ; common bile duct　総胆管
Ce ; celiac artery　腹腔動脈
CHA ; common hepatic artery　総肝動脈
CHD ; common hepatic duct　総肝管
D1st ; 十二指腸第1部（上部）
DJJ ; duodeno-jejunal junction
　　　十二指腸空腸移行部
GB ; gallbladder　胆嚢
GDA ; gastro-duodenal artery
　　　胃十二指腸動脈
LHD ; left hepatic duct　左肝管
RHD ; right hepatic duct　右肝管
SA ; splenic artery　脾動脈
SA ; stomach, antrum　胃前庭部
SB ; stomach, body　胃体部
SF ; stomach, fornix　胃底部
Sp ; spleen　脾臓
SV ; splenic vein　脾静脈

水平面

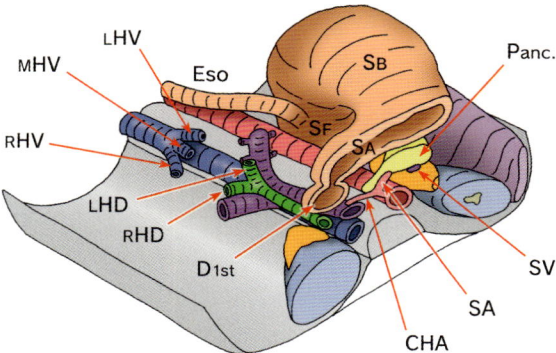

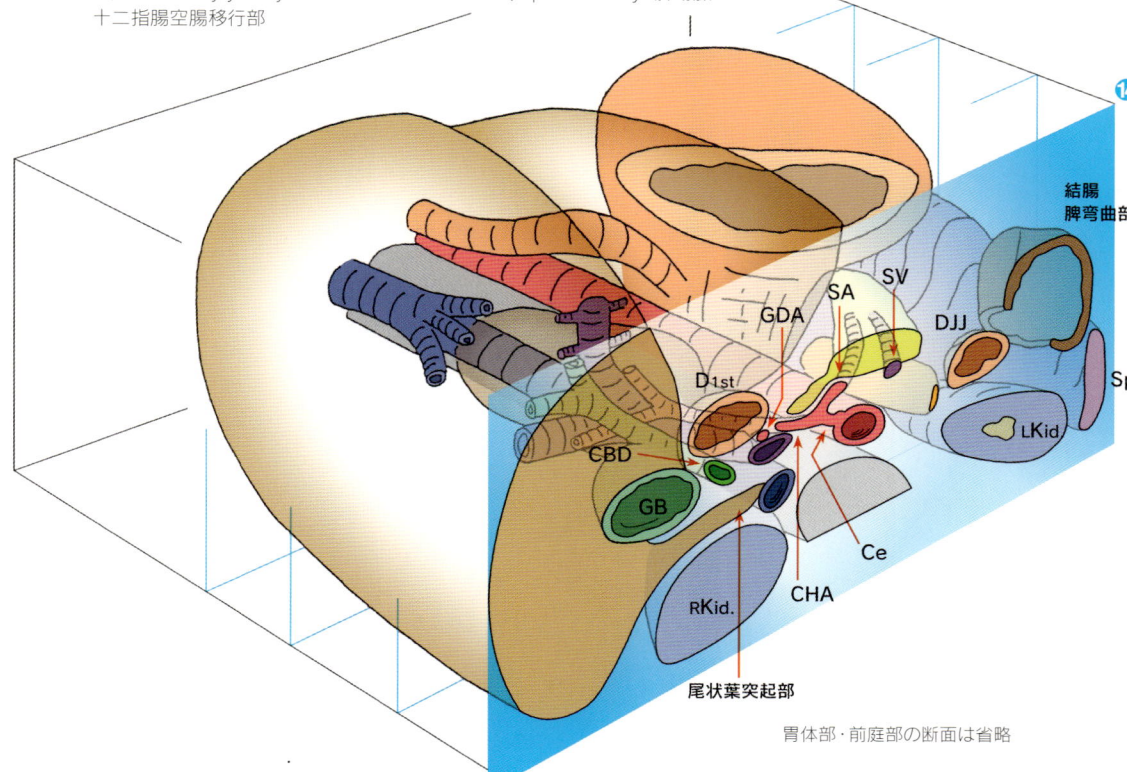

胃体部・前庭部の断面は省略

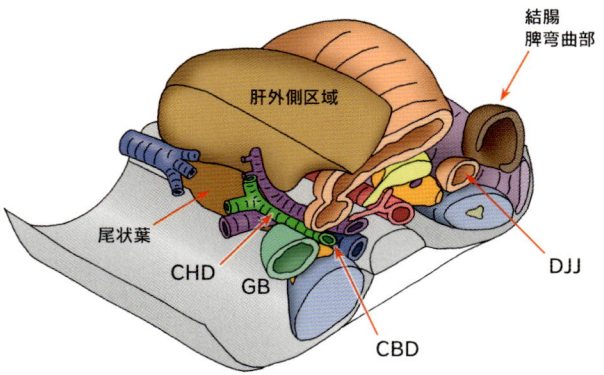

## I 腹部のオリエンテーション

# 水平面 ⑬⑭⑮

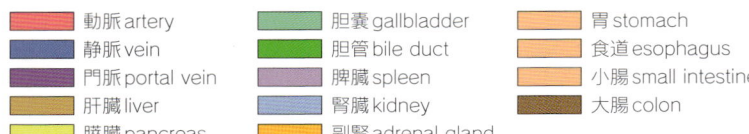

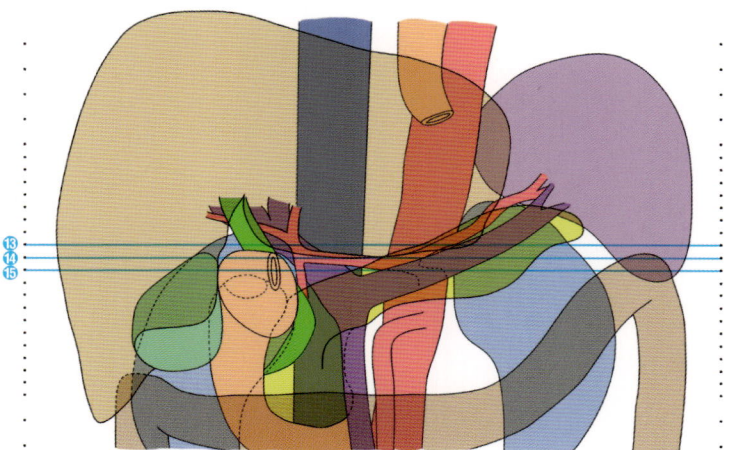

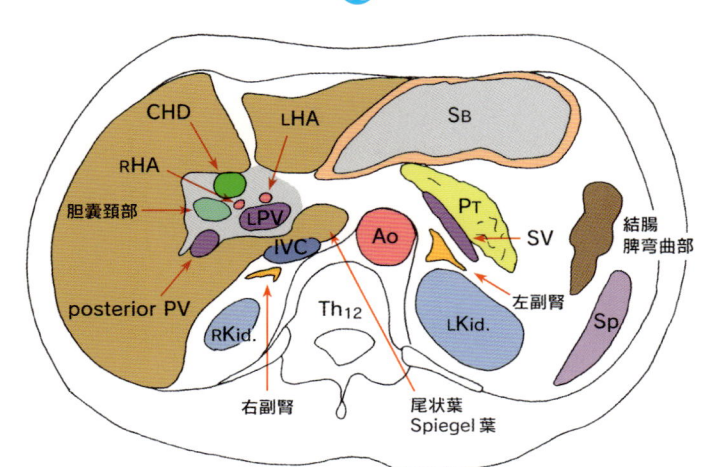

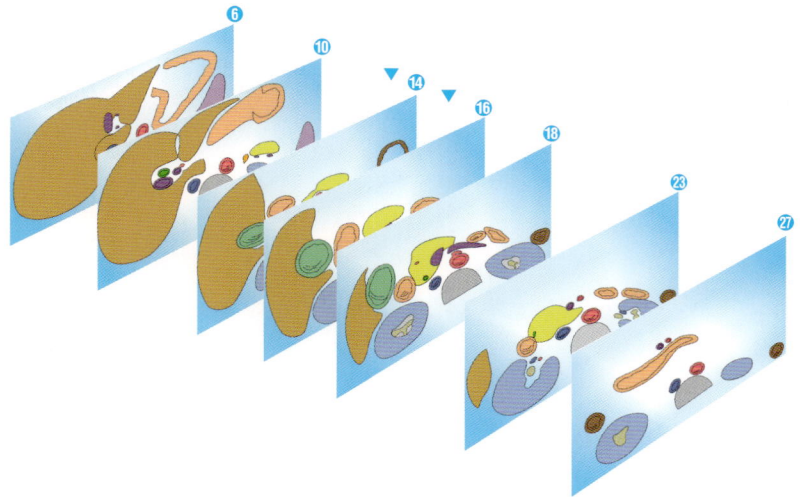

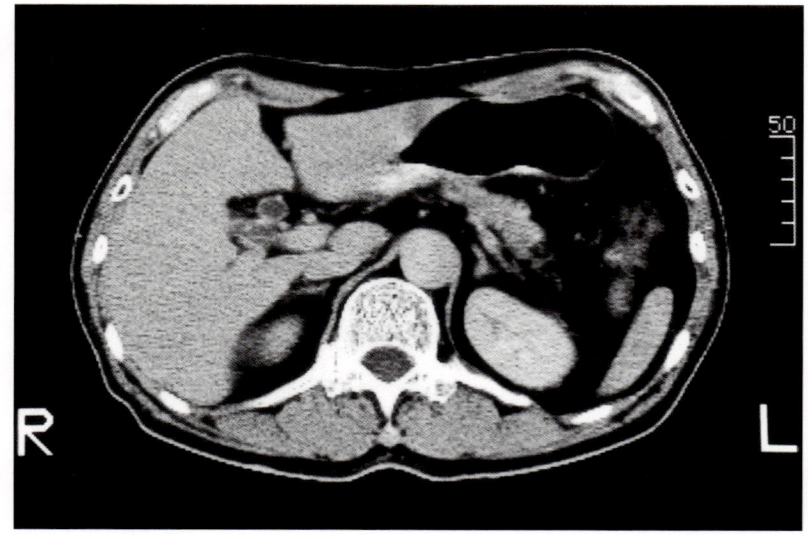

| | | | |
|---|---|---|---|
| Ao ; aorta 大動脈 | D1st ; 十二指腸第１部 | LHA ; left hepatic artery 左肝動脈 | SA ; splenic artery 脾動脈 |
| CBD ; common bile duct 総胆管 | DJJ ; duodeno-jejunal junction 十二指腸空腸移行部 | PB ; pancreas, body 膵体部 | S$_A$ ; stomach, antrum 胃前庭部 |
| Ce ; celiac artery 腹腔動脈 | GB ; gallbladder 胆嚢 | PT ; pancreas, tail 膵尾部 | S$_B$ ; stomach, body 胃体部 |
| CHA ; common hepatic artery 総肝動脈 | GDA ; gastro-duodenal artery 胃十二指腸動脈 | PV ; portal vein 門脈 | Sp ; spleen 脾臓 |
| CHD ; common hepatic duct 総肝管 | IVC ; inferior vena cava 下大静脈 | RHA ; right hepatic artery 右肝動脈 | SV ; splenic vein 脾静脈 |

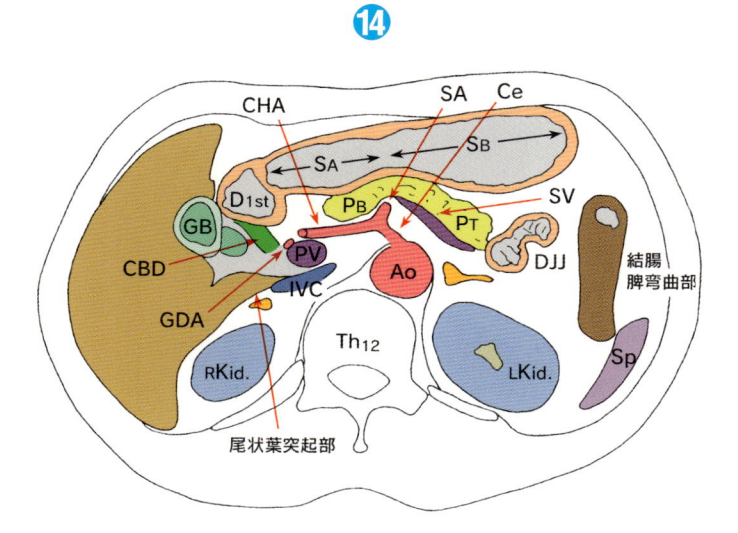

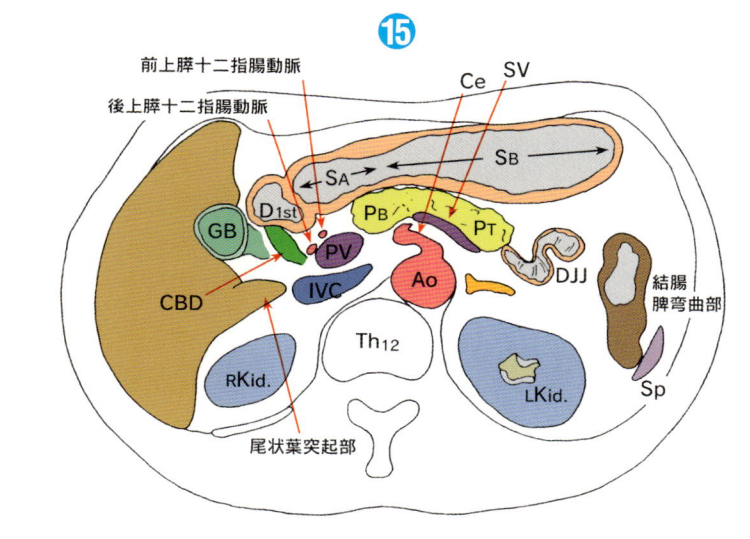

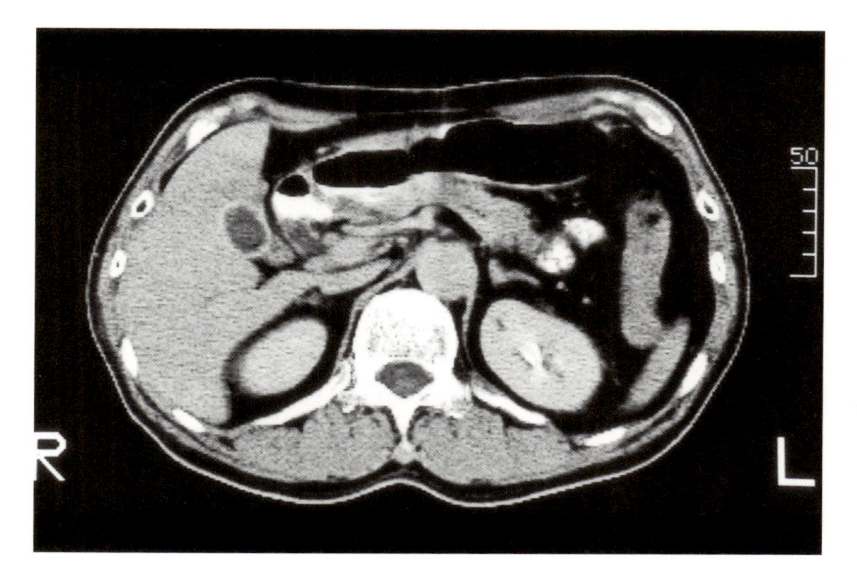

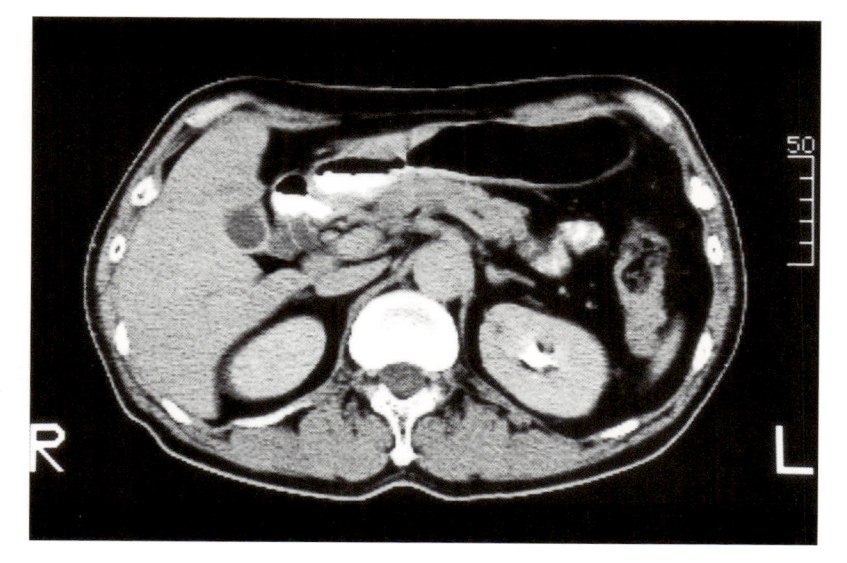

水平面

24

I 腹部のオリエンテーション

# 水平面 ⓰ 立体図

| | |
|---|---|
| 動脈 artery | 脾臓 spleen |
| 静脈 vein | 腎臓 kidney |
| 門脈 portal vein | 副腎 adrenal gland |
| 肝臓 liver | 胃 stomach |
| 膵臓 pancreas | 食道 esophagus |
| 胆嚢 gallbladder | 小腸 small intestine |
| 胆管 bile duct | 大腸 colon |

## 左上腹部

最も後方に腎が位置する．この前方に十二指腸空腸移行部があり，最も前方に胃体部が存在する．左側に下行結腸および横行結腸の断面像がみられる．

## 正中（第1腰椎前面）

門脈の断面像が下大静脈と大動脈の前方に描出される．脾静脈は左後上方より，左副腎の前方を走行しながら同部位に至る．同部位から右斜め上方に門脈が走行し，肝門に至る．膵は胃と下大静脈および大動脈にはさまれて存在する．

## 右上腹部

腎の前方および右側に肝右葉が存在する．胆嚢は十二指腸第1部の右側で腎の前方に断面像として描出される．十二指腸第1部の後方に胃十二指腸動脈および総胆管の断面が描出される．

CBD ; common bile duct　総胆管
CHA ; common hepatic artery　総肝動脈
CHD ; common hepatic duct　総肝管
D1st ; 十二指腸第1部（上部）
D2nd ; 十二指腸第2部（下行部）
DJJ ; duodeno-jejunal junction　十二指腸空腸移行部
GB ; gallbladder　胆嚢
GDA ; gastro-duodenal artery　胃十二指腸動脈
LHA ; left hepatic artery　左肝動脈
LHD ; left hepatic duct　左肝管
LPV ; left portal vein　門脈左枝
PHA ; proper hepatic artery　固有肝動脈
PV ; portal vein　門脈
RHA ; right hepatic artery　右肝動脈
RHD ; right hepatic duct　右肝管
RPV ; right portal vein　門脈右枝
UP ; umbilical portion

水平面

胃体部・前庭部の断面は省略

# I 腹部のオリエンテーション
## 水平面 ⑯⑰⑱

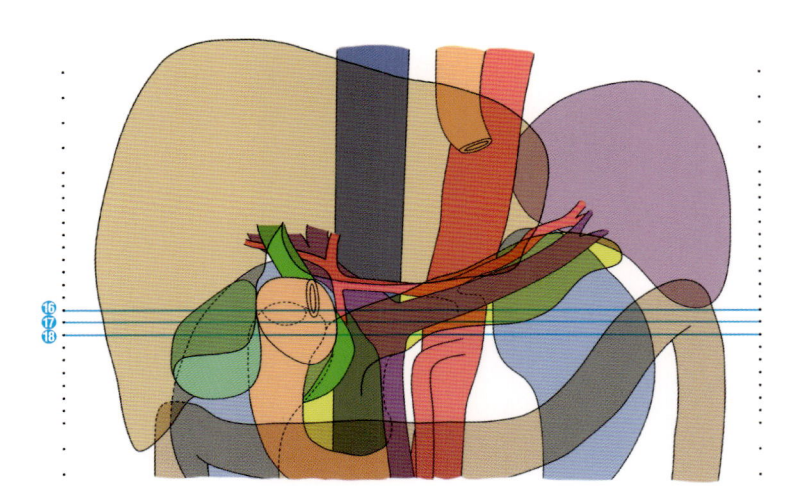

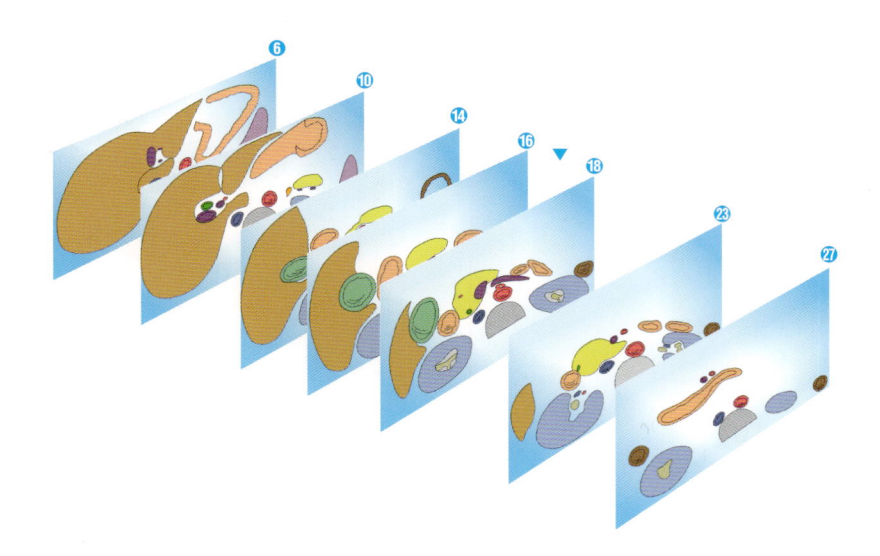

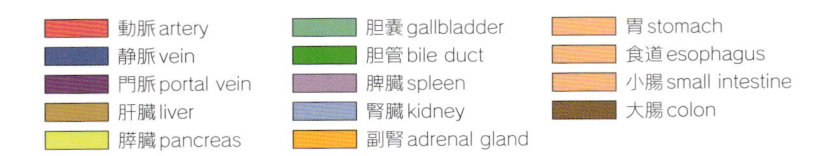

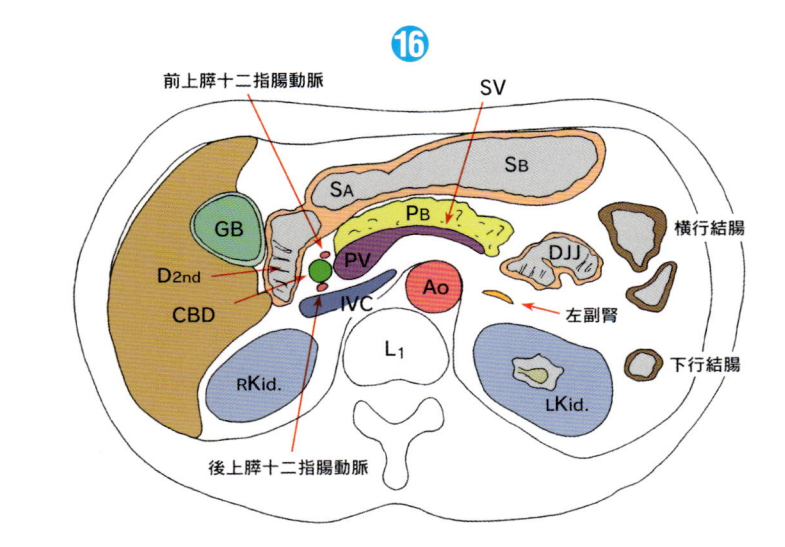

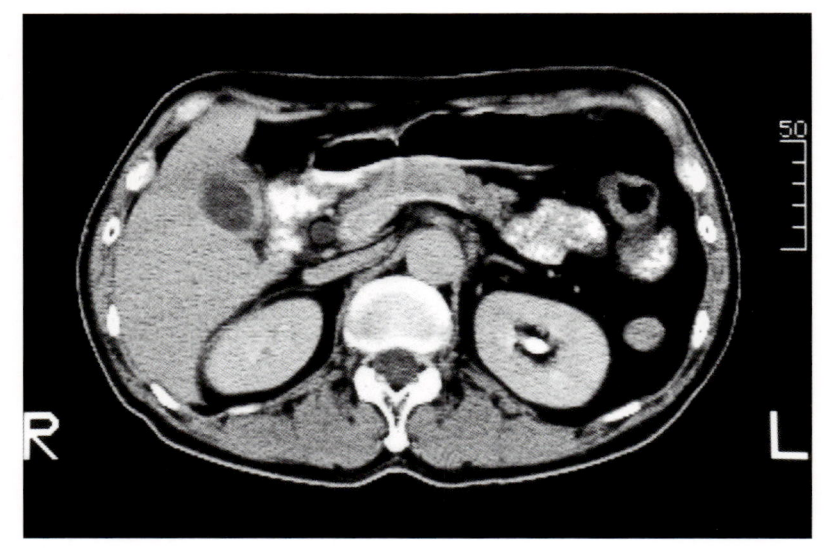

| | | |
|---|---|---|
| 動脈 artery | 胆嚢 gallbladder | 胃 stomach |
| 静脈 vein | 胆管 bile duct | 食道 esophagus |
| 門脈 portal vein | 脾臓 spleen | 小腸 small intestine |
| 肝臓 liver | 腎臓 kidney | 大腸 colon |
| 膵臓 pancreas | 副腎 adrenal gland | |

⑯

前上膵十二指腸動脈　SV
S_A　S_B
GB　P_B
D2nd　PV　DJJ　横行結腸
CBD　IVC　Ao　左副腎
RKid.　L_1　LKid.　下行結腸
後上膵十二指腸動脈

R　L

| | | | |
|---|---|---|---|
| Ao ; aorta　大動脈 | DJJ ; duodeno-jejunal junction　十二指腸空腸移行部 | PB ; pancreas, body　膵体部 | SB ; stomach, body　胃体部 |
| CBD ; common bile duct　総胆管 | GB ; gallbladder　胆嚢 | PH ; pancreas, head　膵頭部 | SDA ; superior duodenal angulus　上十二指腸角 |
| D1st ; 十二指腸第1部（上部） | IMV ; inferior mesenteric vein　下腸間膜静脈 | PV ; portal vein　門脈 | SMA ; superior mesenteric artery　上腸間膜動脈 |
| D2nd ; 十二指腸第2部（下行部） | IVC ; inferior vena cava　下大静脈 | RRV ; right renal vein　右腎静脈 | SMV ; superior mesenteric vein　上腸間膜静脈 |
| D4th ; 十二指腸第4部（上行部） | LRV ; left renal vein　左腎静脈 | SA ; stomach, antrum　胃前庭部 | SV ; splenic vein　脾静脈 |

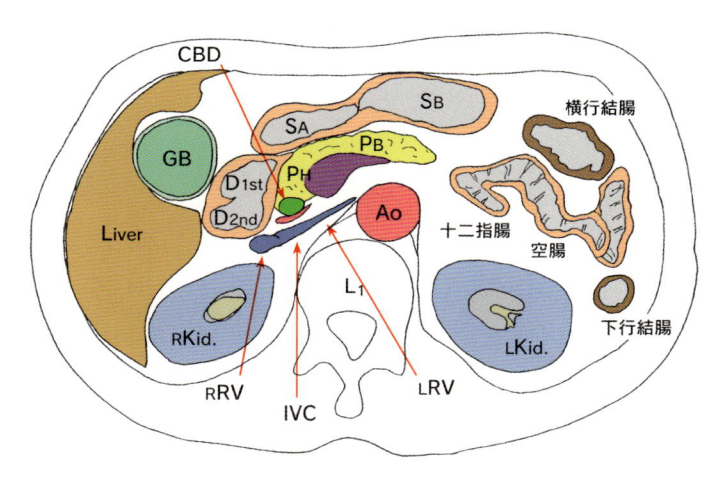

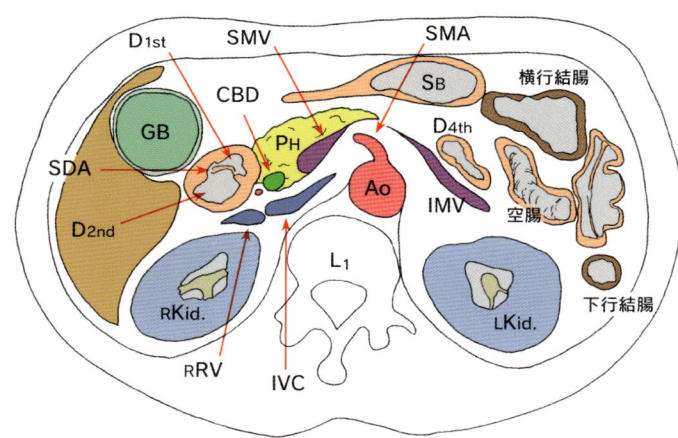

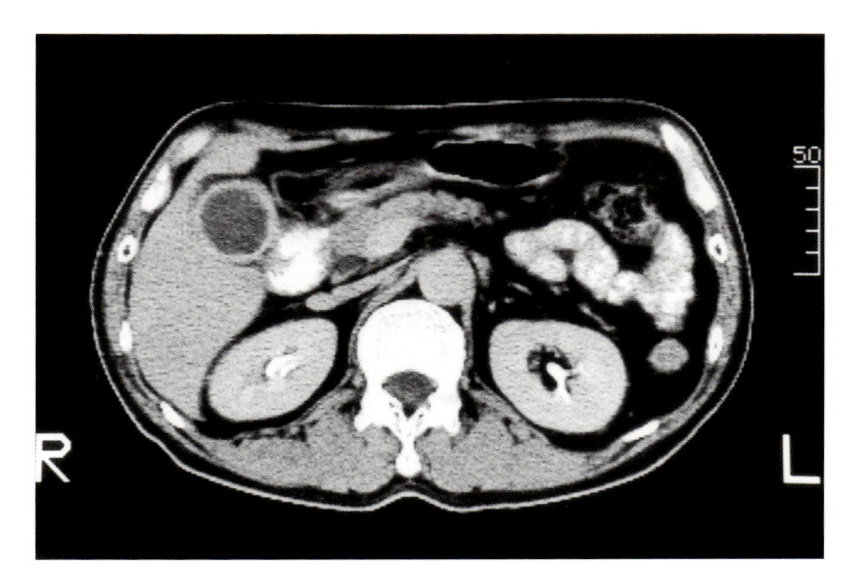

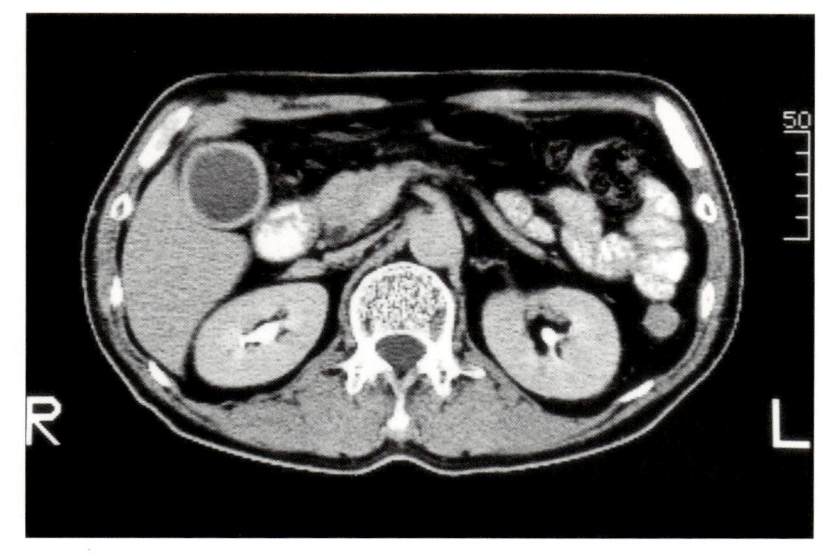

水平面

# Ⅰ 腹部のオリエンテーション

## 水平面⑱ 立体図

- 動脈 artery
- 静脈 vein
- 門脈 portal vein
- 肝臓 liver
- 膵臓 pancreas
- 胆嚢 gallbladder
- 胆管 bile duct
- 脾臓 spleen
- 腎臓 kidney
- 副腎 adrenal gland
- 胃 stomach
- 食道 esophagus
- 小腸 small intestine
- 大腸 colon

## 左上腹部

最も後方に腎が位置する．この前方に十二指腸空腸移行部があり，この間を下腸間膜静脈が走行する．左側に下行結腸の断面像がみられる．

## 正中（第1腰椎前面）

門脈の断面像が下大静脈と大動脈の前方に描出される．脾静脈は左後上方より，左副腎の前方を走行しながら同部位に至る．下腸間膜静脈はCTスライス面を左側から右前方に走行して門脈に流入する．同部位から右斜め上方に門脈が走行し，肝門に至る．膵は門脈および上腸間膜静脈によって膵頭部と体部に分けられる．膵頭部後方に総胆管の断面像がみられる．また，総肝動脈から分岐した胃十二指腸動脈は膵の前方（前上膵十二指腸動脈）と後方（後上膵十二指腸動脈）に分かれて走行する．

## 右上腹部

腎の前方および右側に肝が存在する．胆嚢は十二指腸第2部の右前方にある．

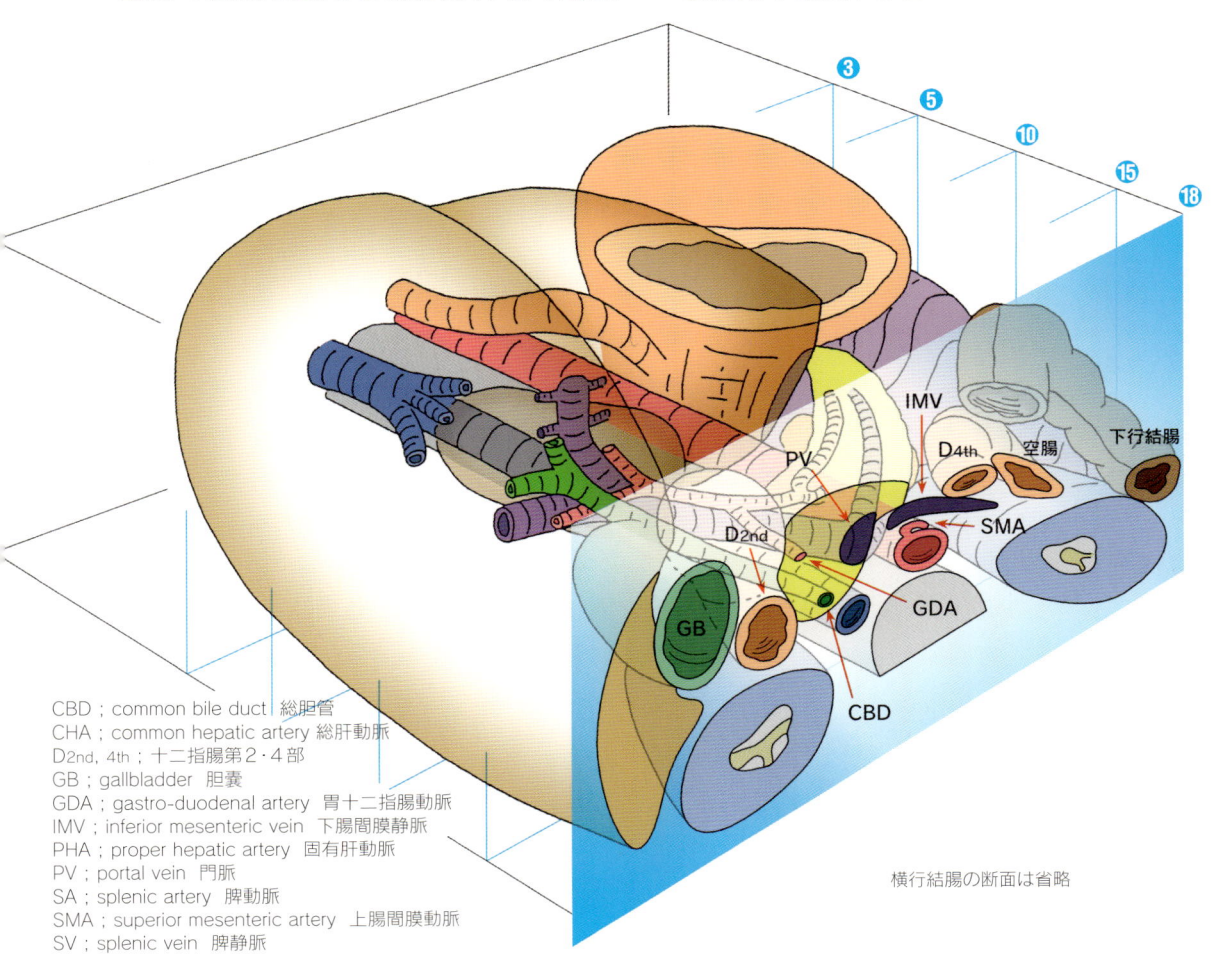

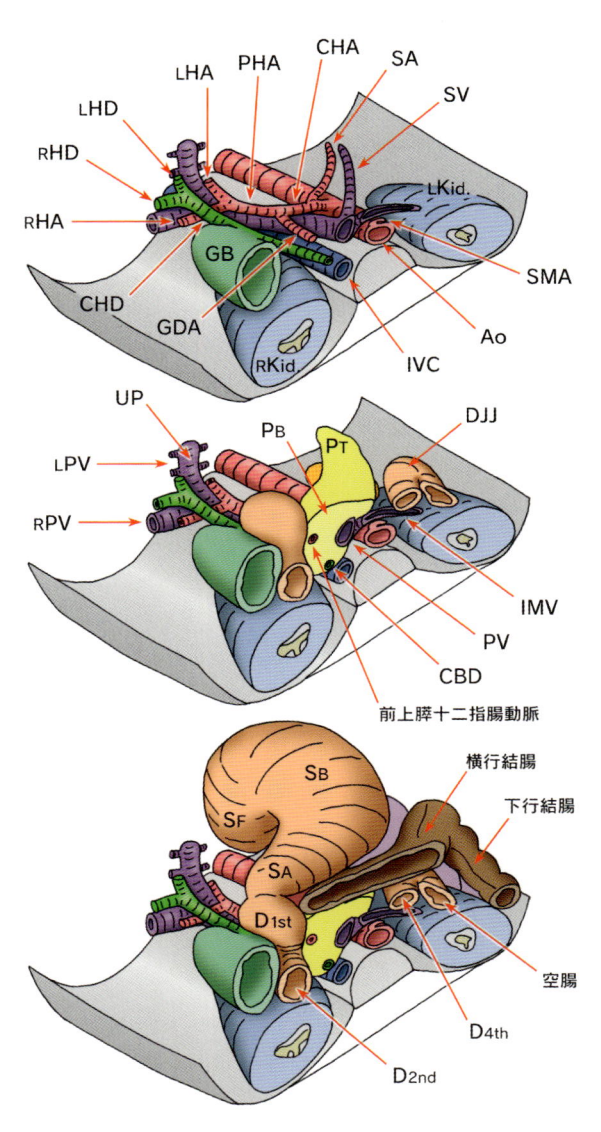

---

CBD ; common bile duct　総胆管
CHA ; common hepatic artery　総肝動脈
D2nd, 4th ; 十二指腸第2・4部
GB ; gallbladder　胆嚢
GDA ; gastro-duodenal artery　胃十二指腸動脈
IMV ; inferior mesenteric vein　下腸間膜静脈
PHA ; proper hepatic artery　固有肝動脈
PV ; portal vein　門脈
SA ; splenic artery　脾動脈
SMA ; superior mesenteric artery　上腸間膜動脈
SV ; splenic vein　脾静脈

横行結腸の断面は省略

# I 腹部のオリエンテーション

## 水平面 ⑲⑳㉑

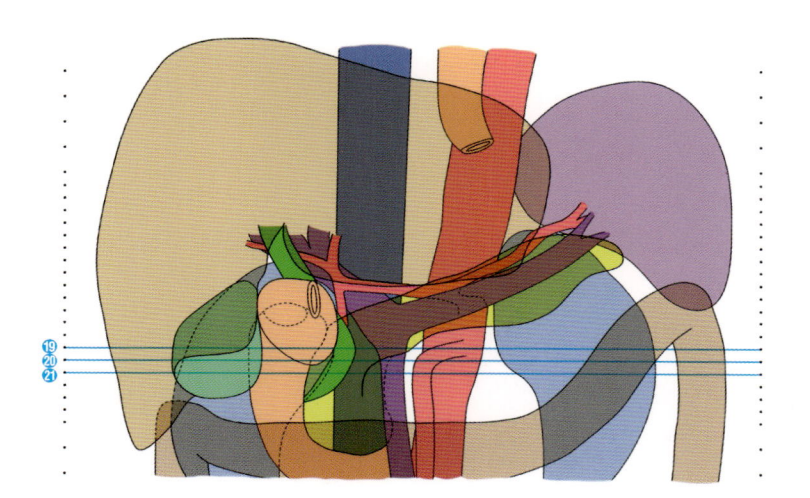

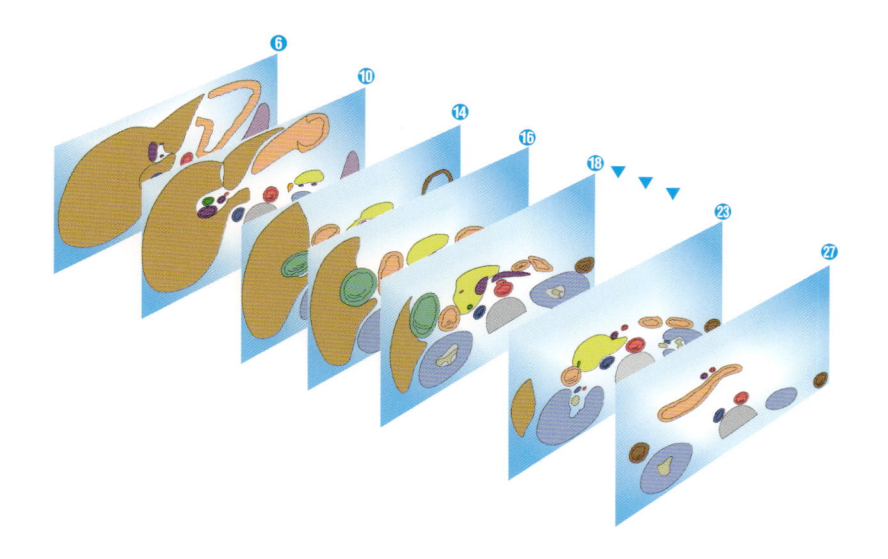

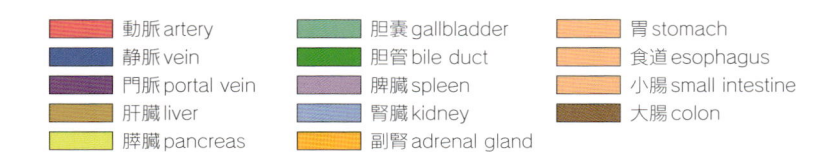

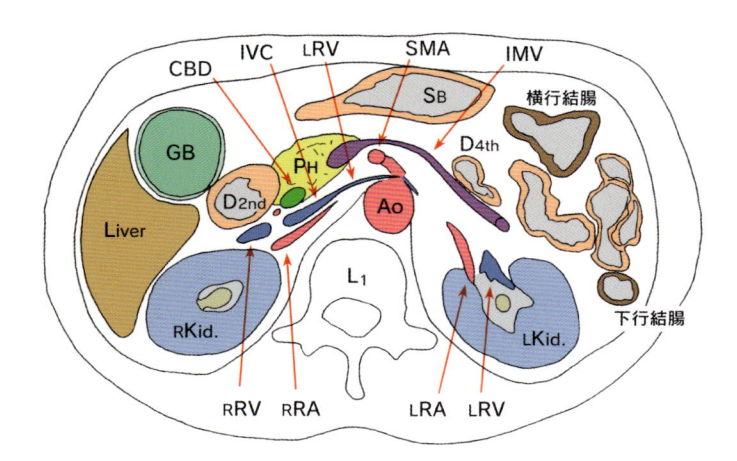

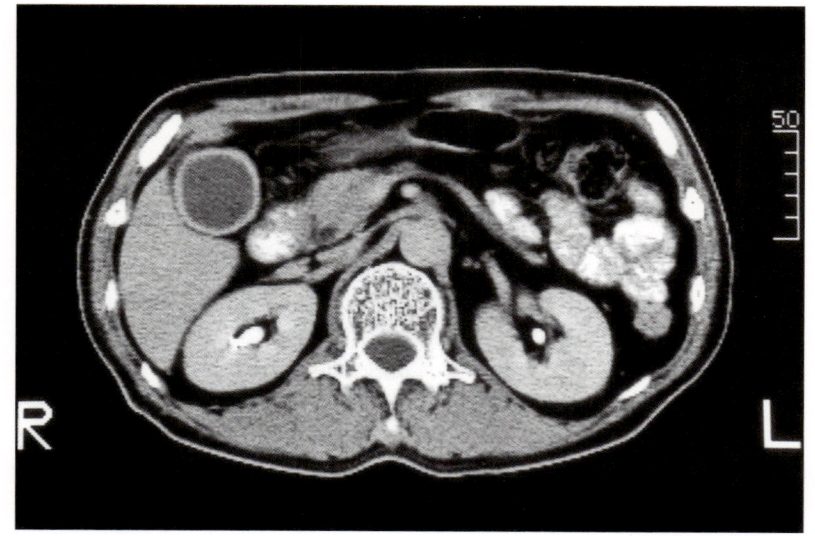

| | | |
|---|---|---|
| 動脈 artery | 胆嚢 gallbladder | 胃 stomach |
| 静脈 vein | 胆管 bile duct | 食道 esophagus |
| 門脈 portal vein | 脾臓 spleen | 小腸 small intestine |
| 肝臓 liver | 腎臓 kidney | 大腸 colon |
| 膵臓 pancreas | 副腎 adrenal gland | |

⑲

CBD, IVC, LRV, SMA, IMV, SB, 横行結腸, GB, D4th, Liver, D2nd, PH, Ao, L1, RKid., LKid., 下行結腸, RRV, RRA, LRA, LRV

Ao ; aorta  大動脈
CBD ; common bile duct  総胆管
D2nd ; 十二指腸第2部（下行部）
D4th ; 十二指腸第4部（上行部）
GB ; gallbladder  胆嚢
IMV ; inferior mesenteric vein  下腸間膜静脈
IVC ; inferior vena cava  下大静脈
LKid. ; left kidney  左腎
LRA ; left renal artery  左腎動脈
LRV ; left renal vein  左腎静脈
PH ; pancreas, head  膵頭部
RKid. ; right kidney  右腎
RRA ; right renal artery  右腎動脈
RRV ; right renal vein  右腎静脈
SB ; stomach, body  胃体部
SMA ; superior mesenteric artery  上腸間膜動脈
SMV ; superior mesenteric vein  上腸間膜静脈

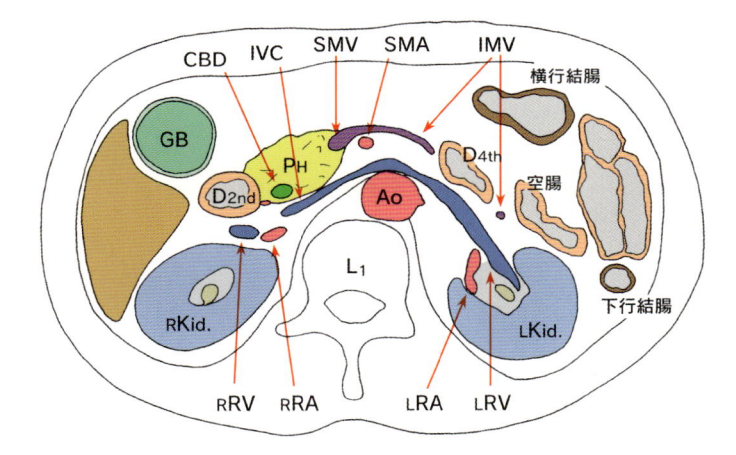

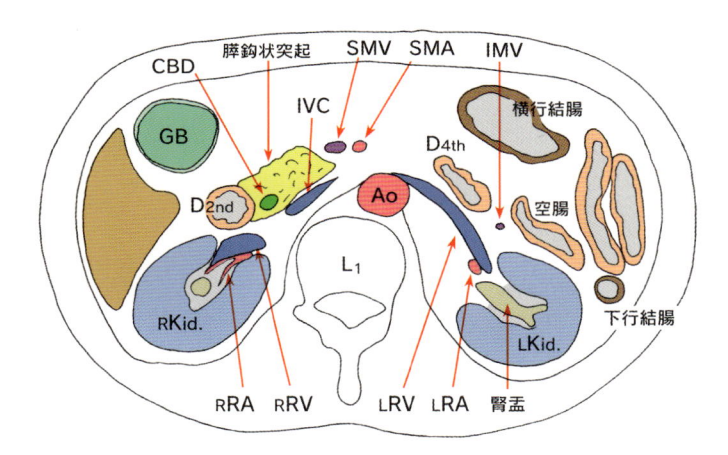

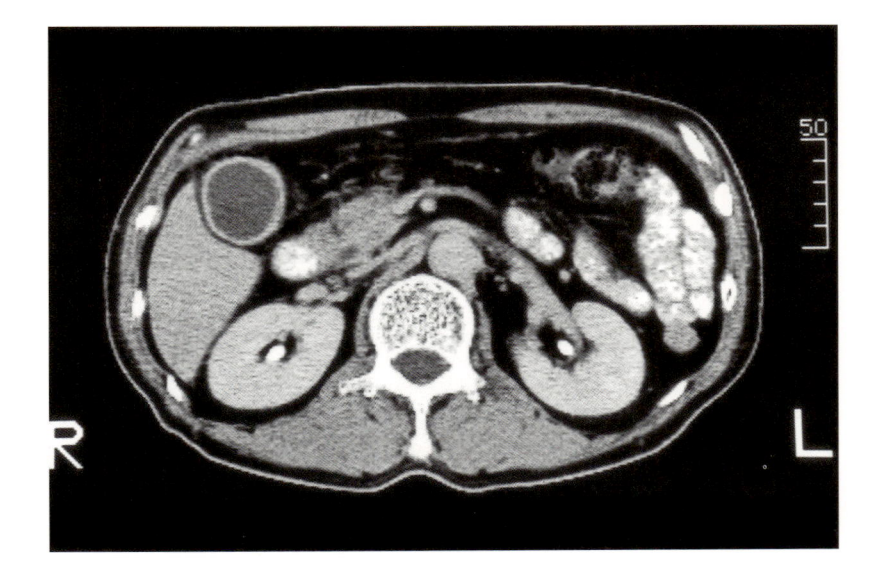

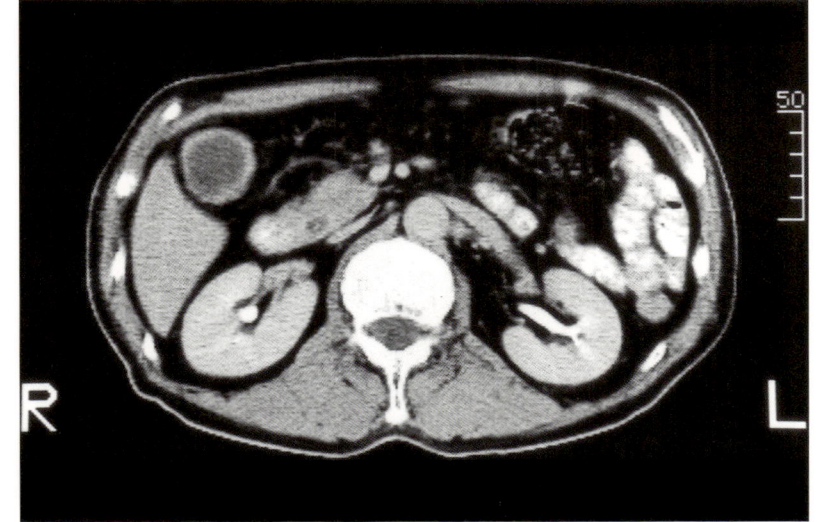

水平面

## I 腹部のオリエンテーション
# 水平面 ㉒㉓㉔

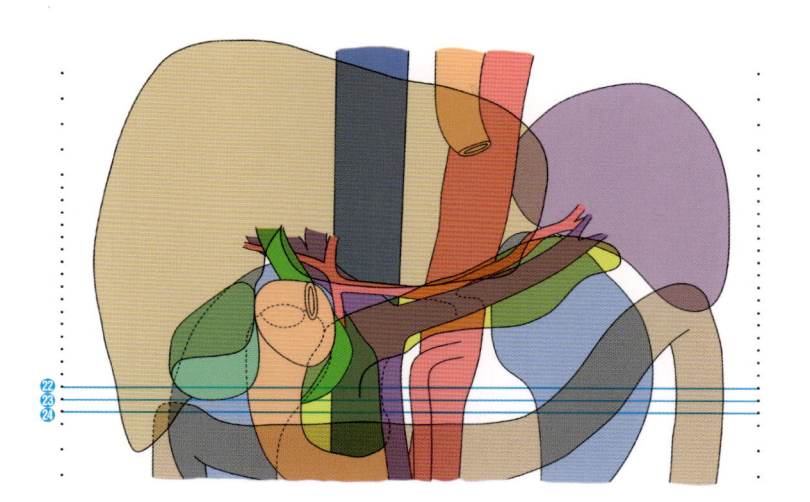

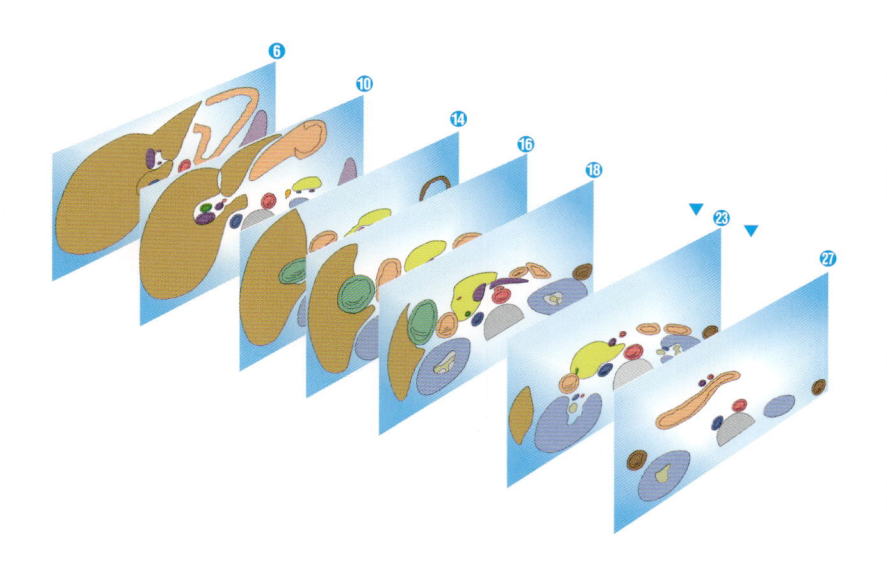

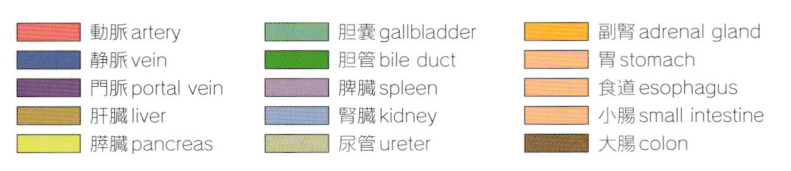

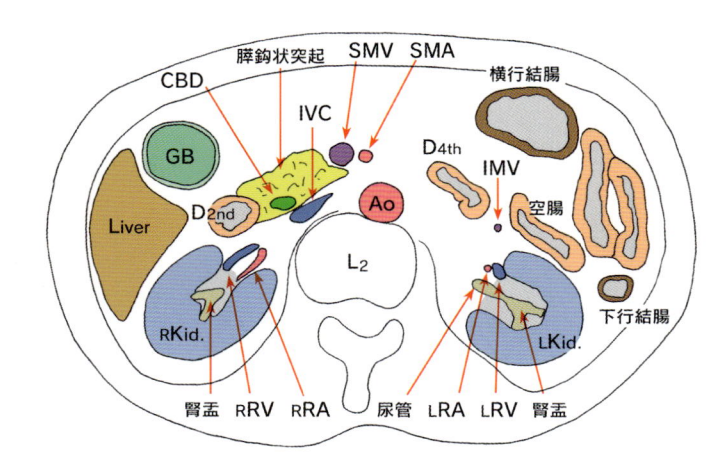

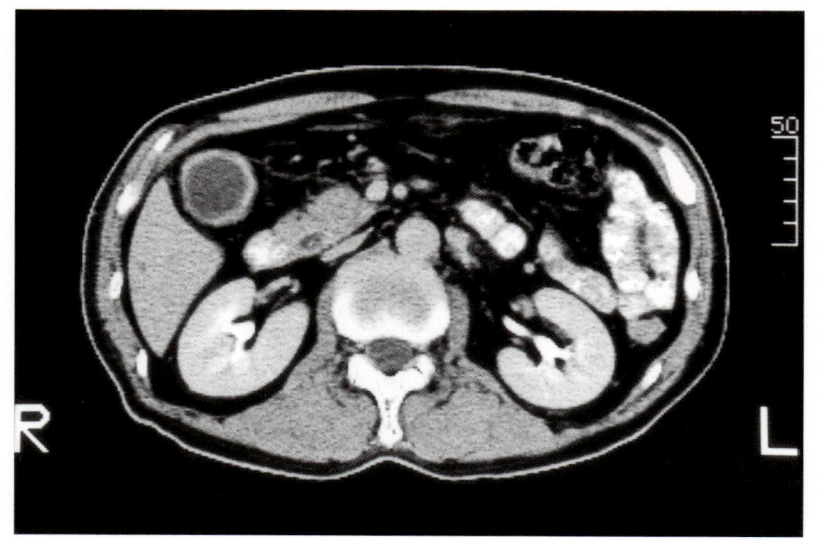

| | | |
|---|---|---|
| ■ 動脈 artery | ■ 胆嚢 gallbladder | ■ 副腎 adrenal gland |
| ■ 静脈 vein | ■ 胆管 bile duct | ■ 胃 stomach |
| ■ 門脈 portal vein | ■ 脾臓 spleen | ■ 食道 esophagus |
| ■ 肝臓 liver | ■ 腎臓 kidney | ■ 小腸 small intestine |
| ■ 膵臓 pancreas | ■ 尿管 ureter | ■ 大腸 colon |

㉒

*Labels on axial diagram:* CBD, 膵鉤状突起, SMV, SMA, 横行結腸, GB, IVC, D4th, IMV, Liver, D2nd, Ao, 空腸, L2, 下行結腸, RKid., LKid., 腎盂, RRV, RRA, 尿管, LRA, LRV, 腎盂

Ao ; aorta　大動脈
CBD ; common bile duct　総胆管
D2nd ; 十二指腸第2部（下行部）
D4th ; 十二指腸第4部（上行部）
GB ; gallbladder　胆嚢
IMV ; inferior mesenteric vein　下腸間膜静脈
IVC ; inferior vena cava　下大静脈
LKid. ; left kidney　左腎
LRA ; left renal artery　左腎動脈
LRV ; left renal vein　左腎静脈
RKid. ; right kidney　右腎
RRA ; right renal artery　右腎動脈
RRV ; right renal vein　右腎静脈
SMA ; superior mesenteric artery　上腸間膜動脈
SMV ; superior mesenteric vein　上腸間膜静脈

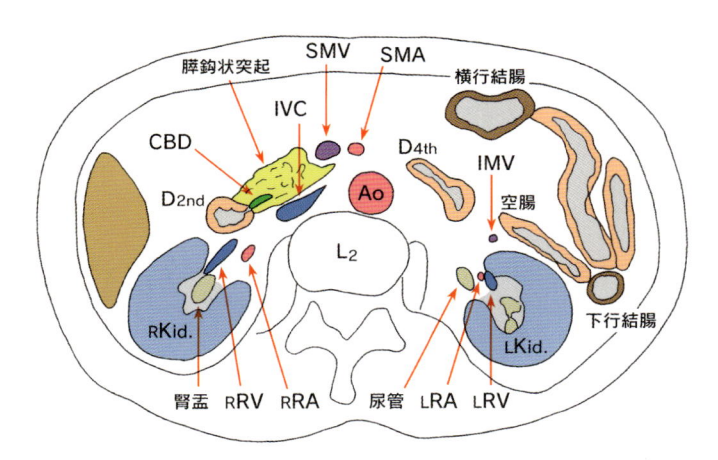

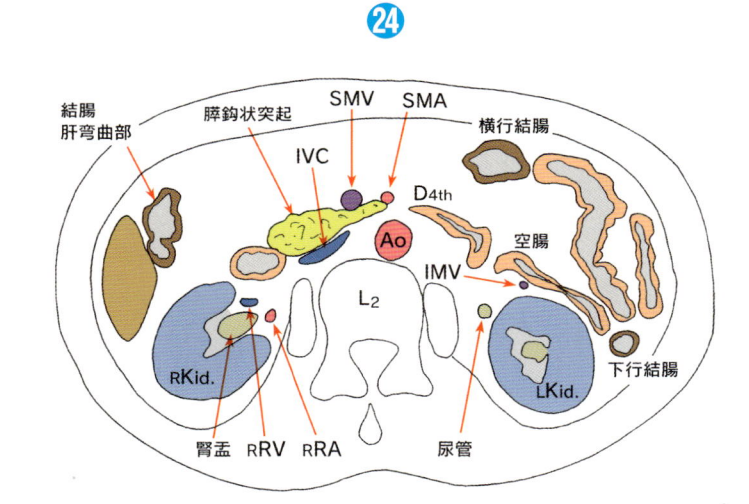

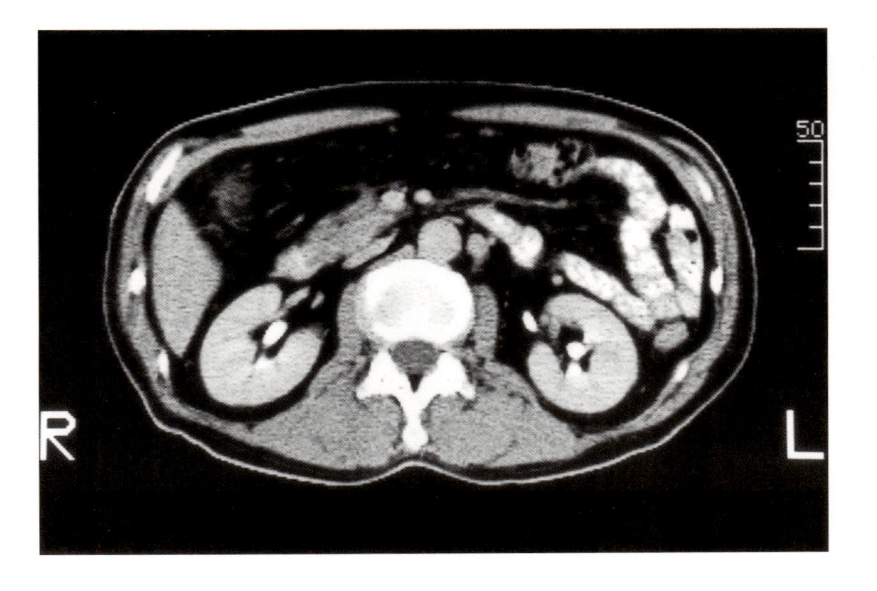

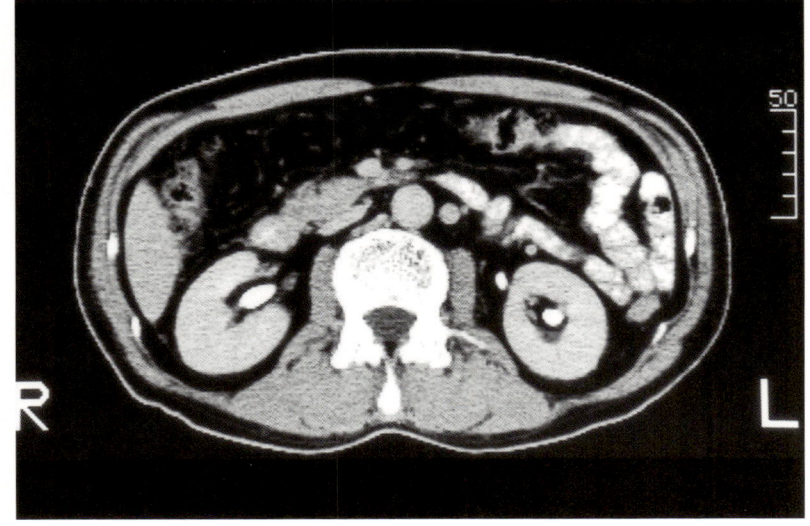

水平面

34

**I 腹部のオリエンテーション**

# 水平面 ㉓ 立体図

| | | | |
|---|---|---|---|
| 動脈 artery | | 脾臓 spleen | |
| 静脈 vein | | 腎臓 kidney | |
| 門脈 portal vein | | 尿管 ureter | |
| 肝臓 liver | | 副腎 adrenal gland | |
| 膵臓 pancreas | | 胃 stomach | |
| 胆嚢 gallbladder | | 食道 esophagus | |
| 胆管 bile duct | | 小腸 small intestine | |
| | | 大腸 colon | |

スライス㉓では，横行結腸の後方に膵鉤状突起が位置し，総胆管が十二指腸に流入している像が描出されている．

CBD ; common bile duct　総胆管
D1st ; 十二指腸第1部（上部）
D2nd ; 十二指腸第2部（下行部）
D3rd ; 十二指腸第3部（水平部）
D4th ; 十二指腸第4部（上行部）
GB ; gallbladder　胆嚢
Panc. ; pancreas　膵臓
SMA ; superior mesenteric artery　上腸間膜動脈
SMV ; superior mesenteric vein　上腸間膜静脈

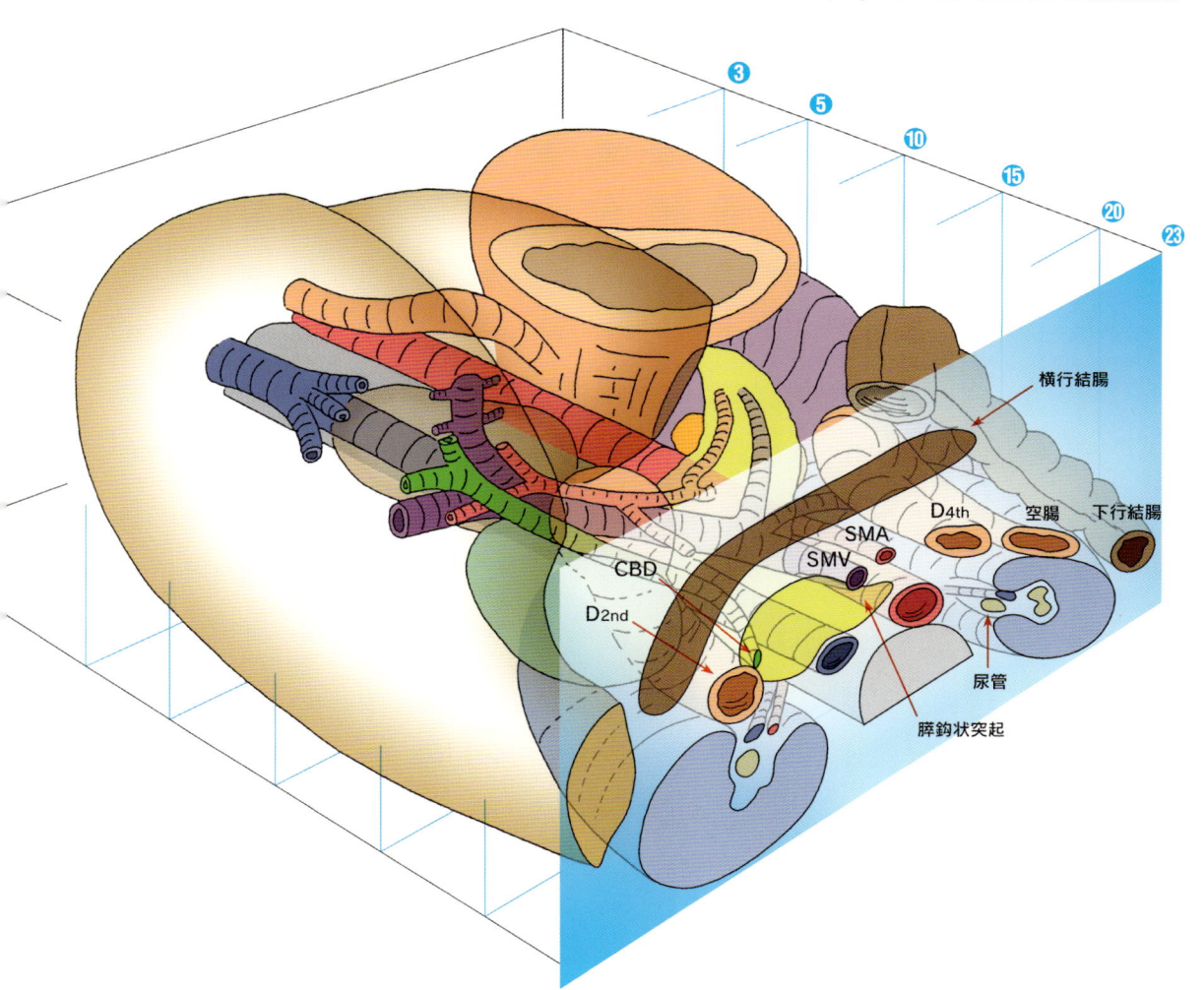

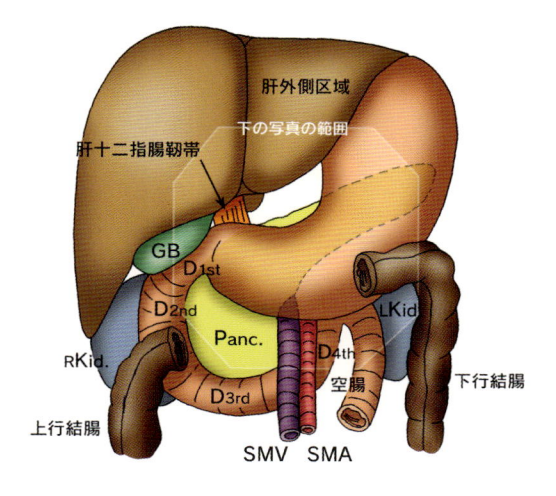

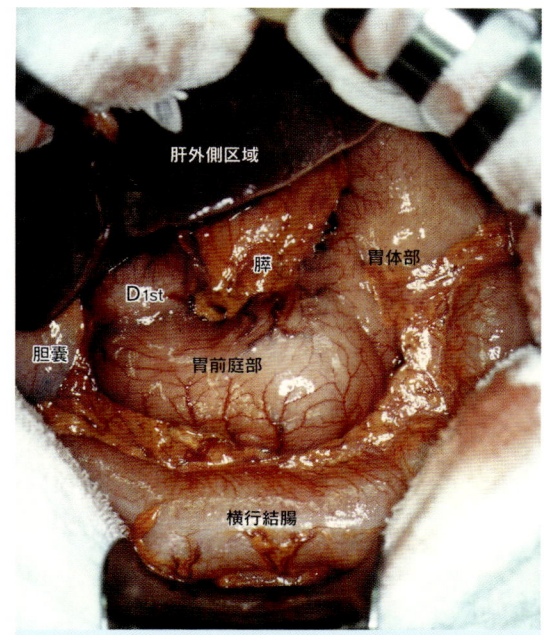

水平面

肝，胆嚢，膵，胃体部・前庭部，十二指腸第1部（D1st），横行結腸が見えている．通常，横行結腸は胃の下方を弯曲しながら走行する．このため，横行結腸の後方に膵鉤状突起が位置する．

# I 腹部のオリエンテーション
## 水平面 ㉕ ㉖ ㉗

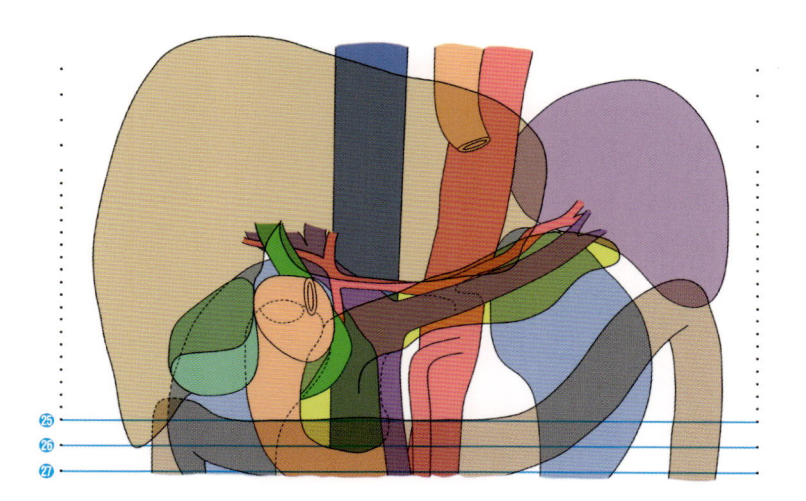

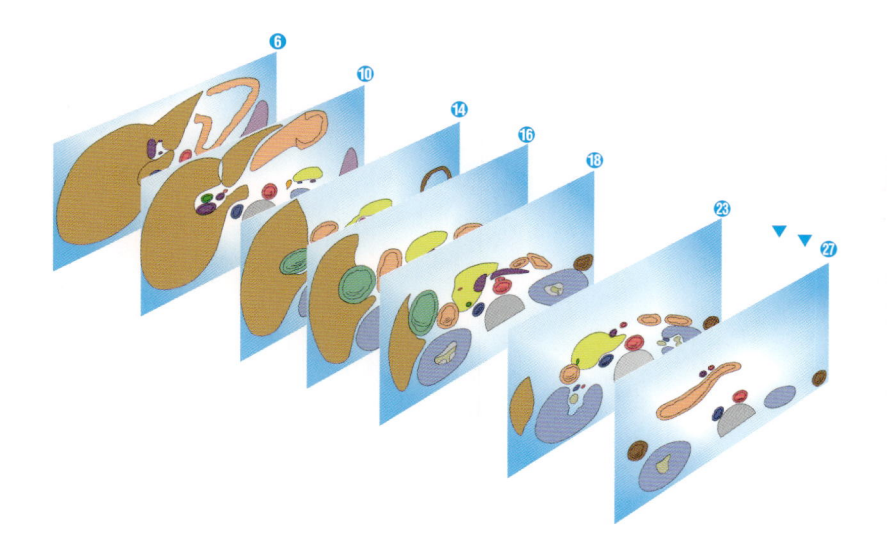

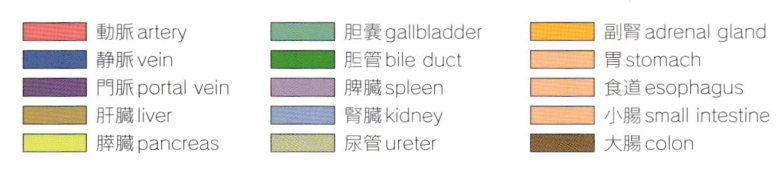

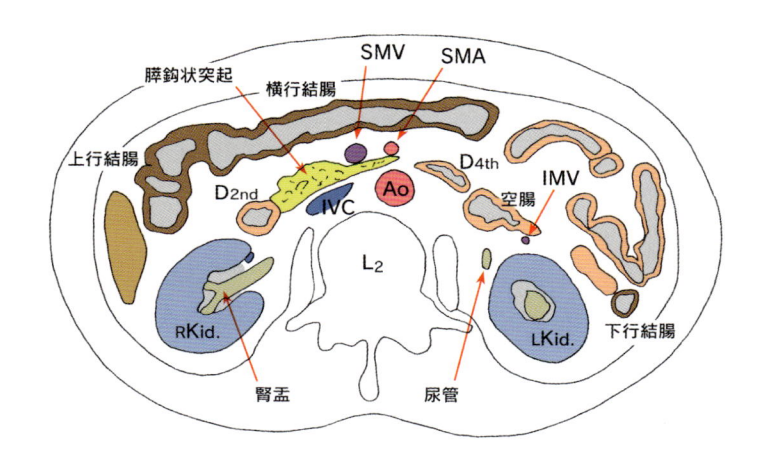

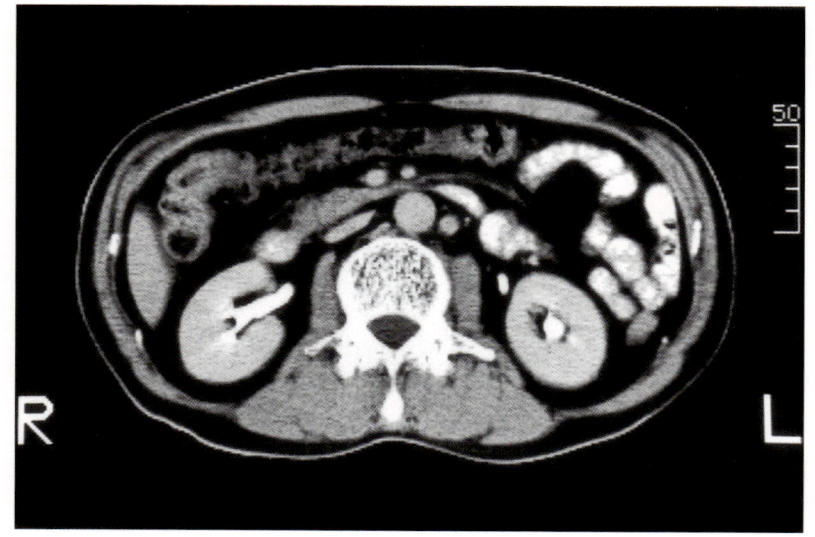

| | | |
|---|---|---|
| 動脈 artery | 胆嚢 gallbladder | 副腎 adrenal gland |
| 静脈 vein | 胆管 bile duct | 胃 stomach |
| 門脈 portal vein | 脾臓 spleen | 食道 esophagus |
| 肝臓 liver | 腎臓 kidney | 小腸 small intestine |
| 膵臓 pancreas | 尿管 ureter | 大腸 colon |

㉕

膵鉤状突起　SMV　SMA
横行結腸
上行結腸　D2nd　D4th　IMV
Ao　空腸
IVC
L2
RKid.　LKid.　下行結腸
腎盂　尿管

Ao ; aorta　大動脈
D2nd ; 十二指腸第2部（下行部）
D3rd ; 十二指腸第3部（水平部）
D4th ; 十二指腸第4部（上行部）
IMV ; inferior mesenteric vein　下腸間膜静脈
IVC ; inferior vena cava　下大静脈
LKid. ; left kidney　左腎
RKid. ; right kidney　右腎
SMA ; superior mesenteric artery　上腸間膜動脈
SMV ; superior mesenteric vein　上腸間膜静脈

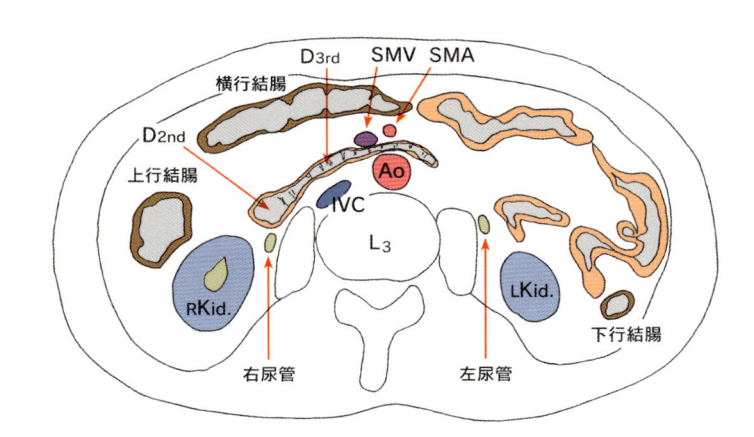

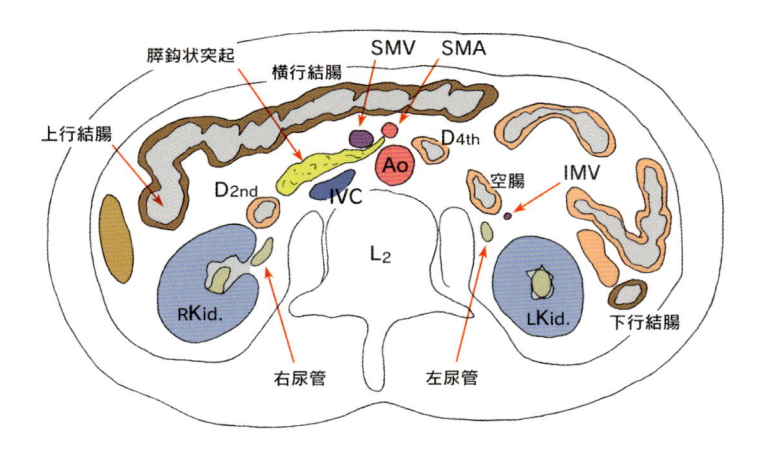

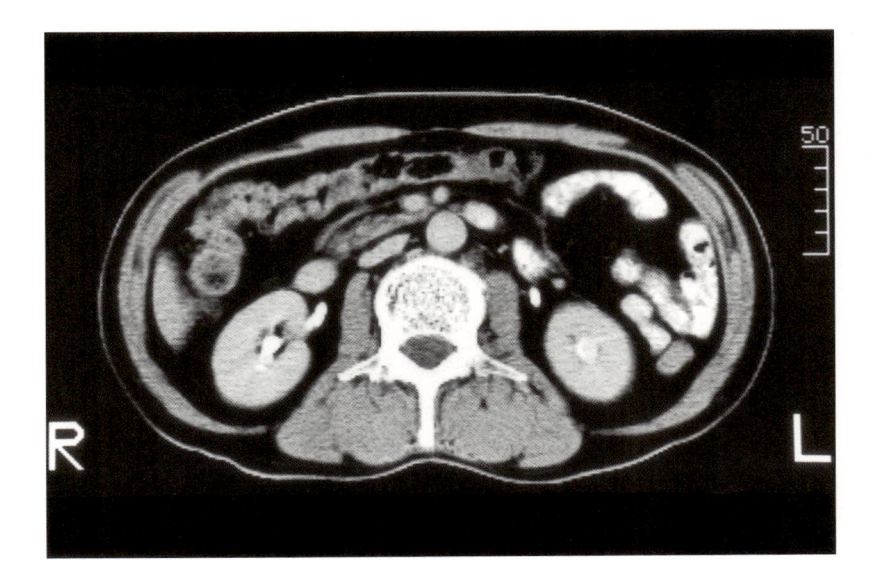

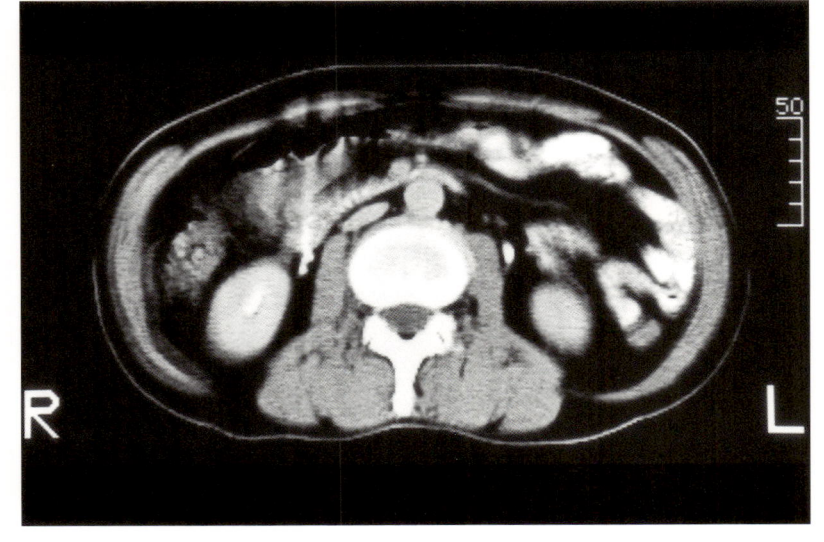

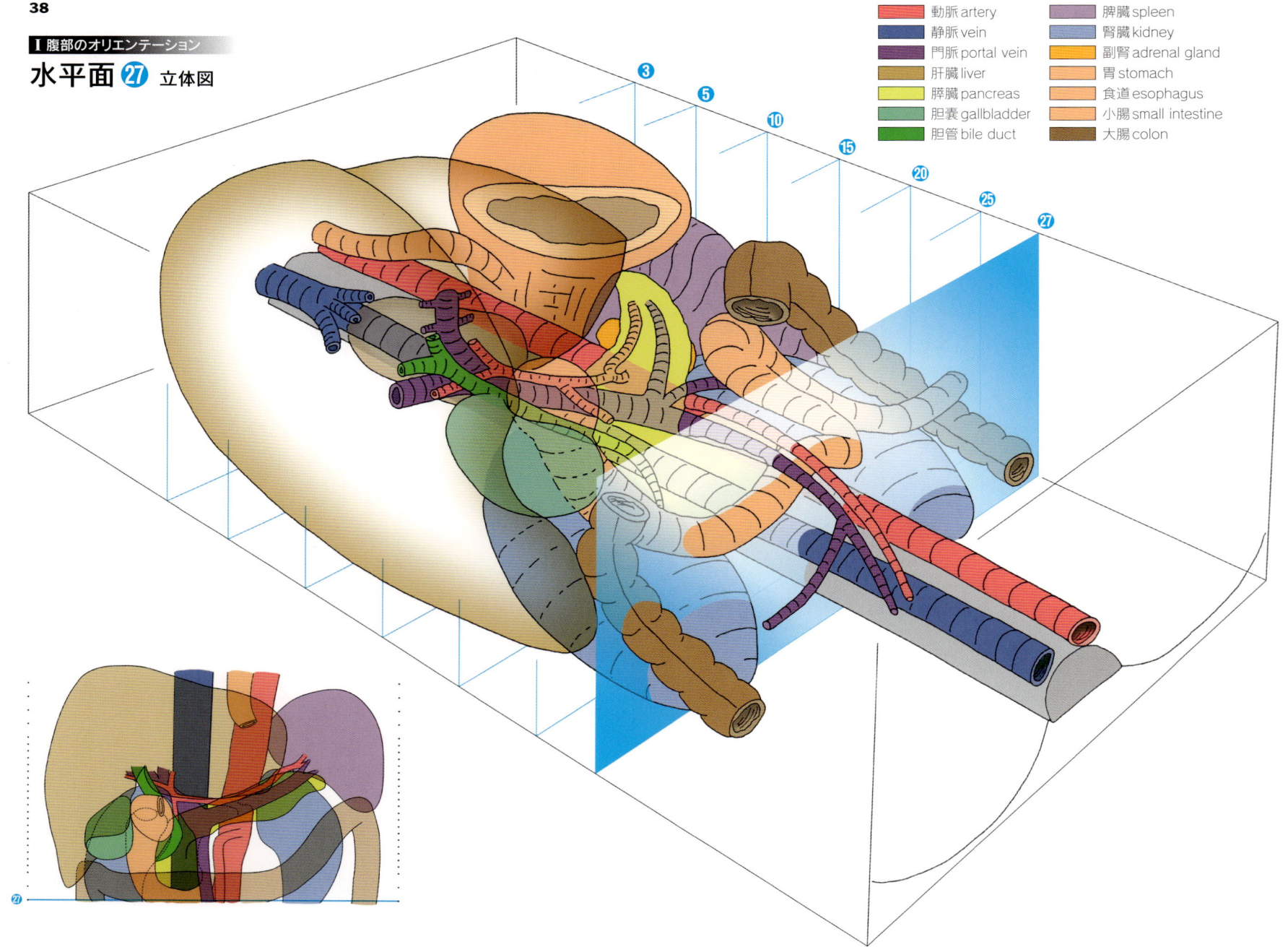

# 腹部のオリエンテーション

## 水平面 ㉗ 立体図

| 動脈 artery | 脾臓 spleen |
| 静脈 vein | 腎臓 kidney |
| 門脈 portal vein | 副腎 adrenal gland |
| 肝臓 liver | 胃 stomach |
| 膵臓 pancreas | 食道 esophagus |
| 胆嚢 gallbladder | 小腸 small intestine |
| 胆管 bile duct | 大腸 colon |

スライス㉗では，十二指腸第3部が上腸間膜動静脈と大動脈・下大静脈との間を走行する．右のスケッチ図のごとく，十二指腸第3部は横行結腸の後方を走行する．

Ao ; aorta　大動脈
D1st ; 十二指腸第1部（上部）
D2nd ; 十二指腸第2部（下行部）
D3rd ; 十二指腸第3部（水平部）
D4th ; 十二指腸第4部（上行部）
IVC ; inferior vena cava　下大静脈
SMA ; superior mesenteric artery　上腸間膜動脈
SMV ; superior mesenteric vein　上腸間膜静脈

横行結腸の断面は省略

MRI前額断　横行結腸は横行結腸間膜および大網で胃とつながり，上下左右へ移動できる．

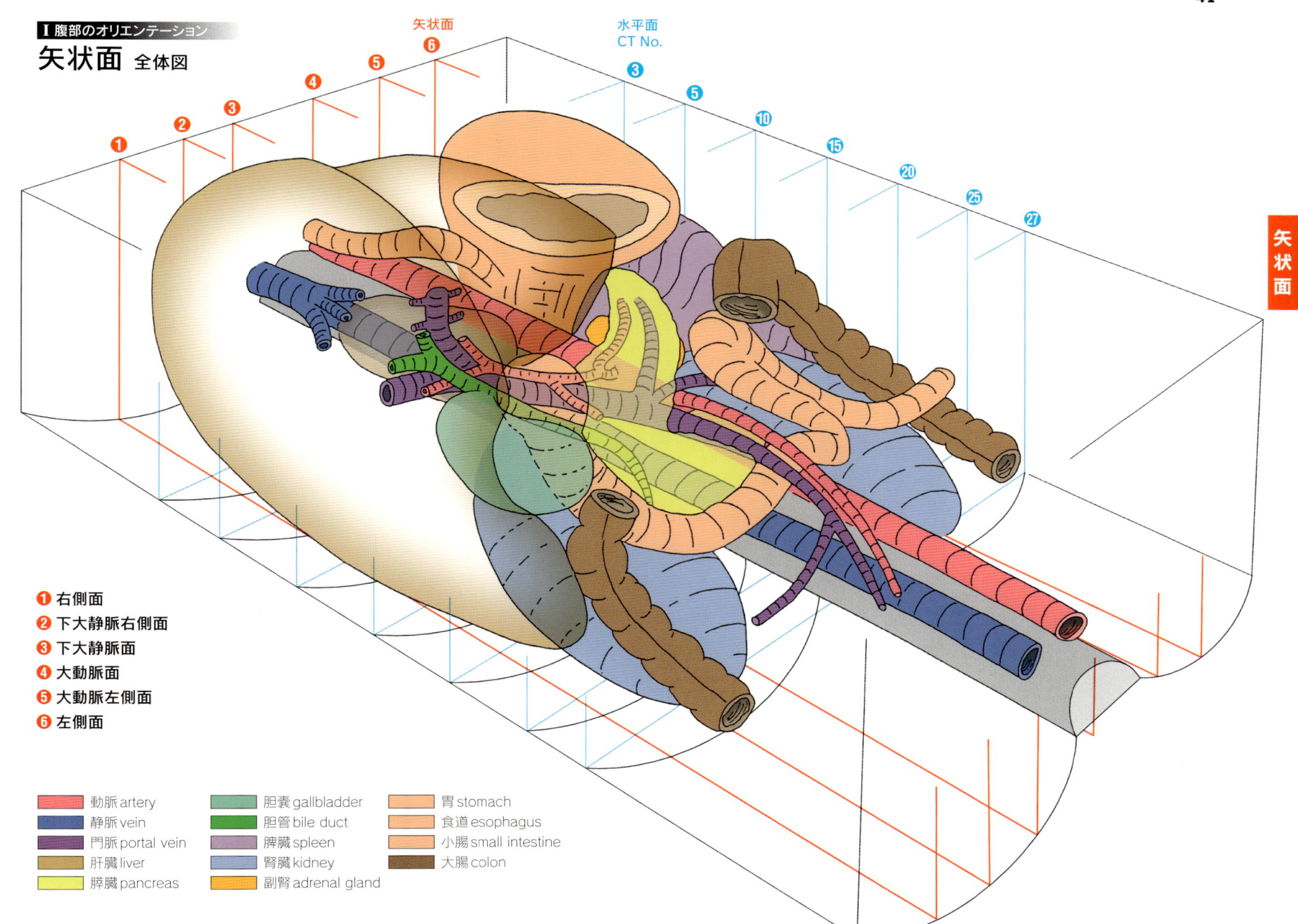

## Ⅰ 腹部のオリエンテーション
# 矢状面 全体図

矢状面
水平面 CT No.

❶ 右側面
❷ 下大静脈右側面
❸ 下大静脈面
❹ 大動脈面
❺ 大動脈左側面
❻ 左側面

- 動脈 artery
- 静脈 vein
- 門脈 portal vein
- 肝臓 liver
- 膵臓 pancreas
- 胆嚢 gallbladder
- 胆管 bile duct
- 脾臓 spleen
- 腎臓 kidney
- 副腎 adrenal gland
- 胃 stomach
- 食道 esophagus
- 小腸 small intestine
- 大腸 colon

## I 腹部のオリエンテーション
# 矢状面❶ 右側面

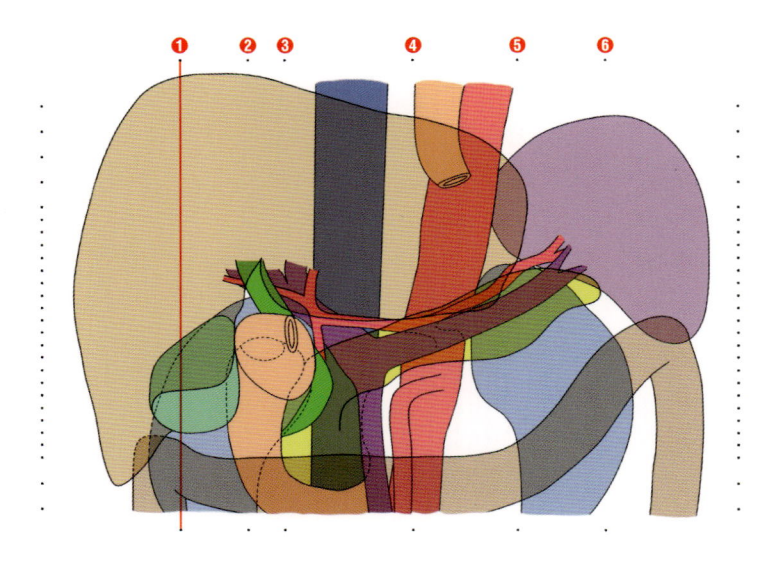

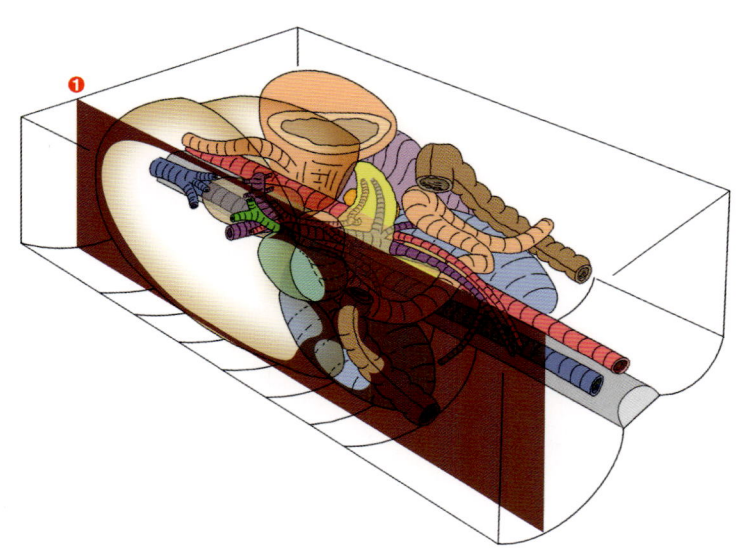

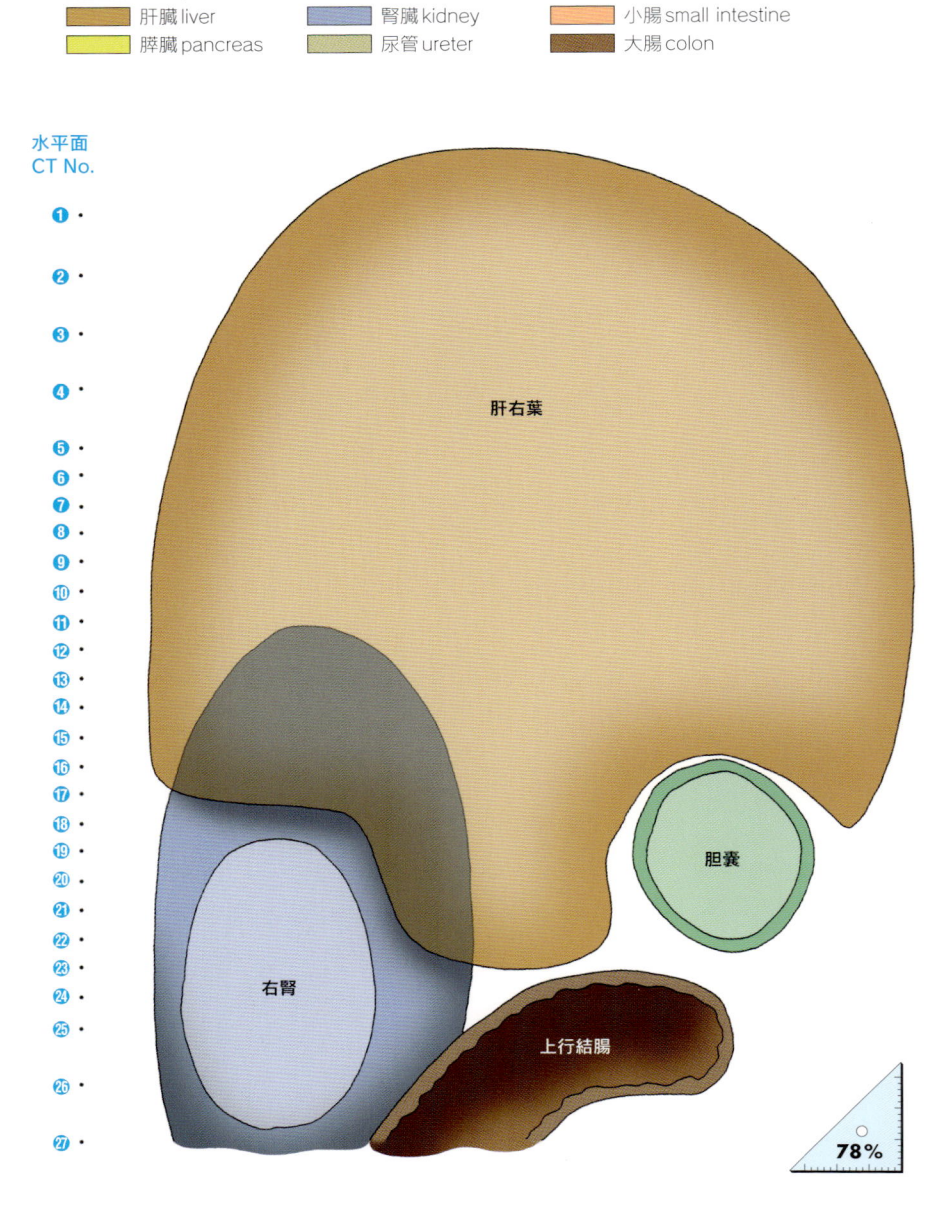

| | | |
|---|---|---|
| 動脈 artery | 胆嚢 gallbladder | 副腎 adrenal gland |
| 静脈 vein | 胆管 bile duct | 胃 stomach |
| 門脈 portal vein | 脾臓 spleen | 食道 esophagus |
| 肝臓 liver | 腎臓 kidney | 小腸 small intestine |
| 膵臓 pancreas | 尿管 ureter | 大腸 colon |

水平面 CT No.

肝右葉

胆嚢

右腎

上行結腸

78%

# I 腹部のオリエンテーション

## 矢状面 ❷ 下大静脈右側面

CBD ; common bile duct 総胆管
CHD ; common hepatic duct 総肝管
D1st ; 十二指腸第1部 (上部)
D2nd ; 十二指腸第2部 (下行部)
D3rd ; 十二指腸第3部 (水平部)
IVC ; inferior vena cava 下大静脈
LHV ; left hepatic vein 左肝静脈
MHV ; middle hepatic vein 中肝静脈
P₄ ; 門脈左内側区域枝
RHV ; right hepatic vein 右肝静脈
RPV ; right potal vein 門脈右枝
RRA ; right renal artery 右腎動脈
RRV ; right renal vein 右腎静脈
UP ; umbilical portion

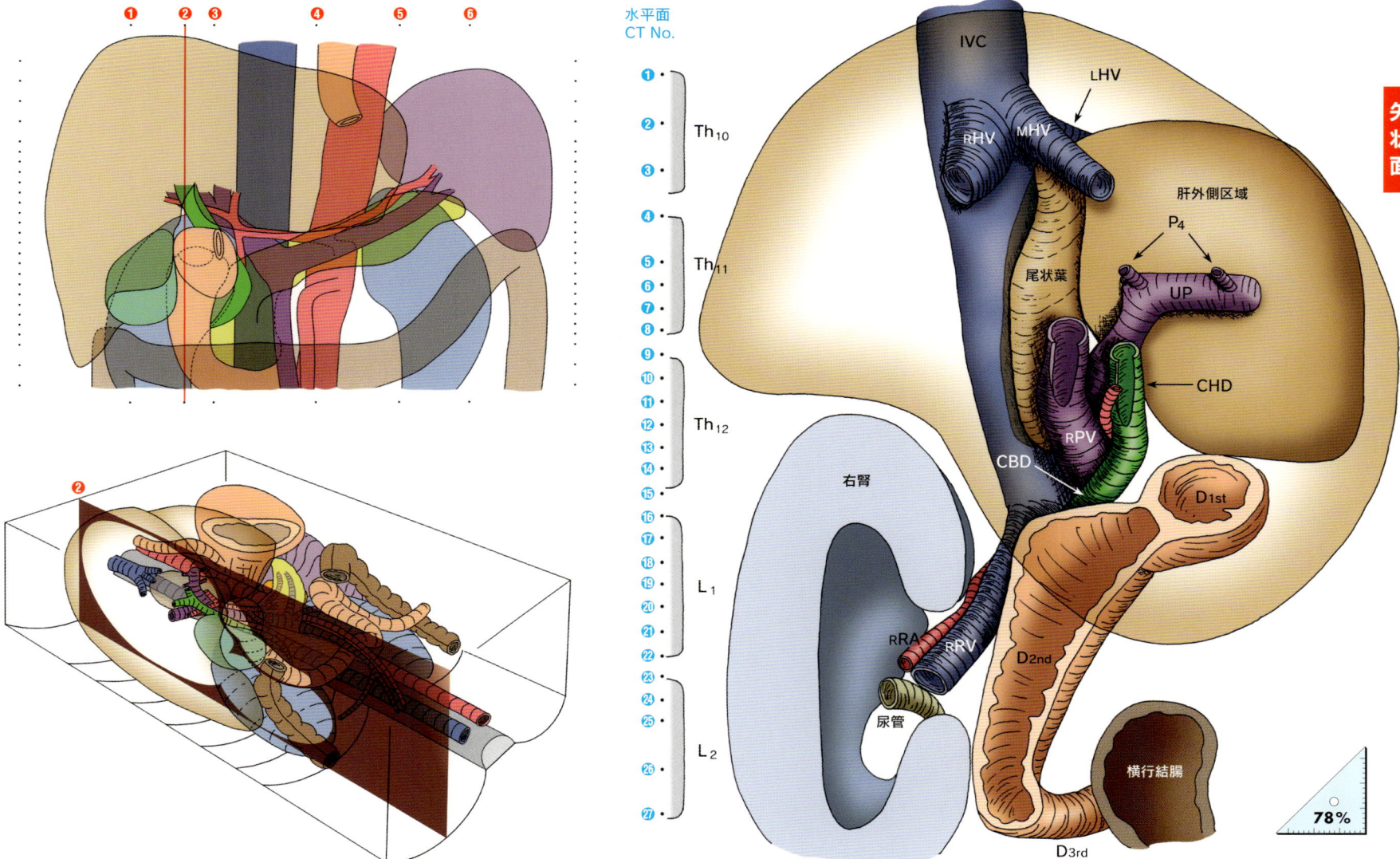

水平面 CT No.

44

# I 腹部のオリエンテーション

## 矢状面 ❸ 下大静脈面

CHD ; common hepatic duct 総肝管
D3rd ; 十二指腸第3部（水平部）
IVC ; inferior vena cava 下大静脈
LHV ; left hepatic vein 左肝静脈
MHV ; middle hepatic vein 中肝静脈
$P_2$ ; 門脈左外側上亜区域枝
$P_3$ ; 門脈左外側下亜区域枝
PV ; portal vein 門脈
RHA ; right hepatic artery 右肝動脈
RHV ; right hepatic vein 右肝静脈
RRA ; right renal artery 右腎動脈
RRV ; right renal vein 右腎静脈
SMV ; superior mesenteric vein
　　　上腸間膜静脈
UP ; umbilical portion

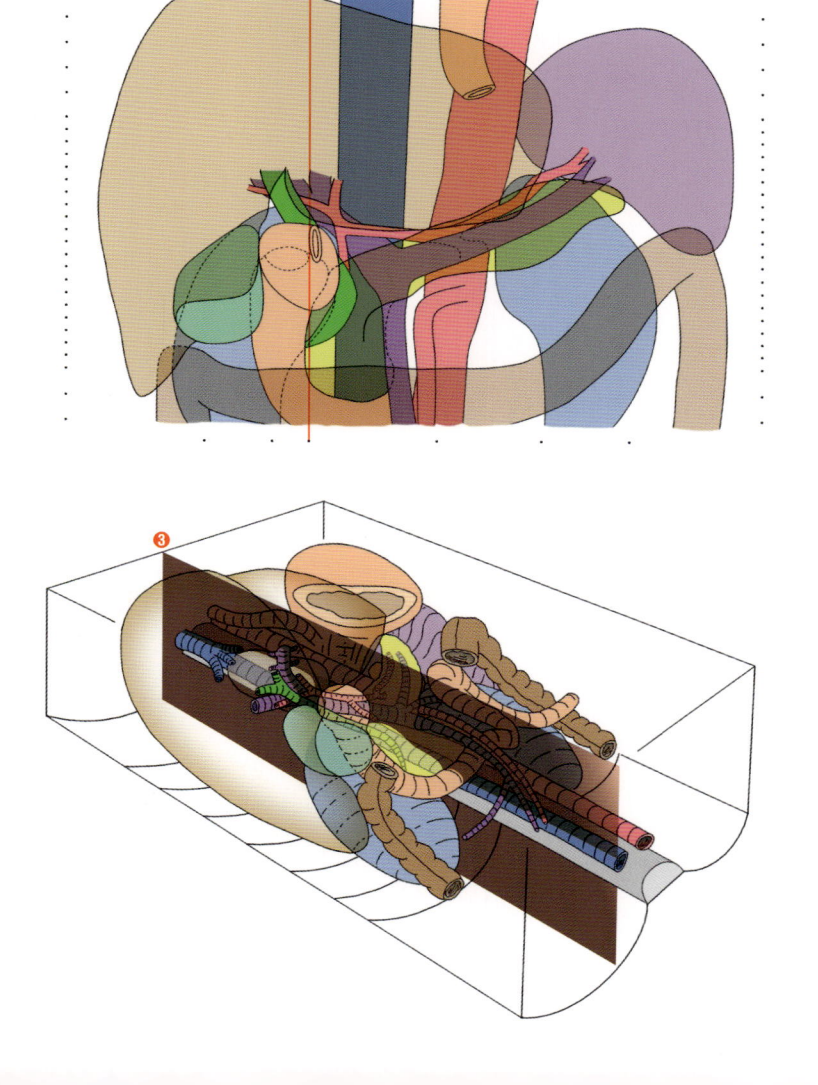

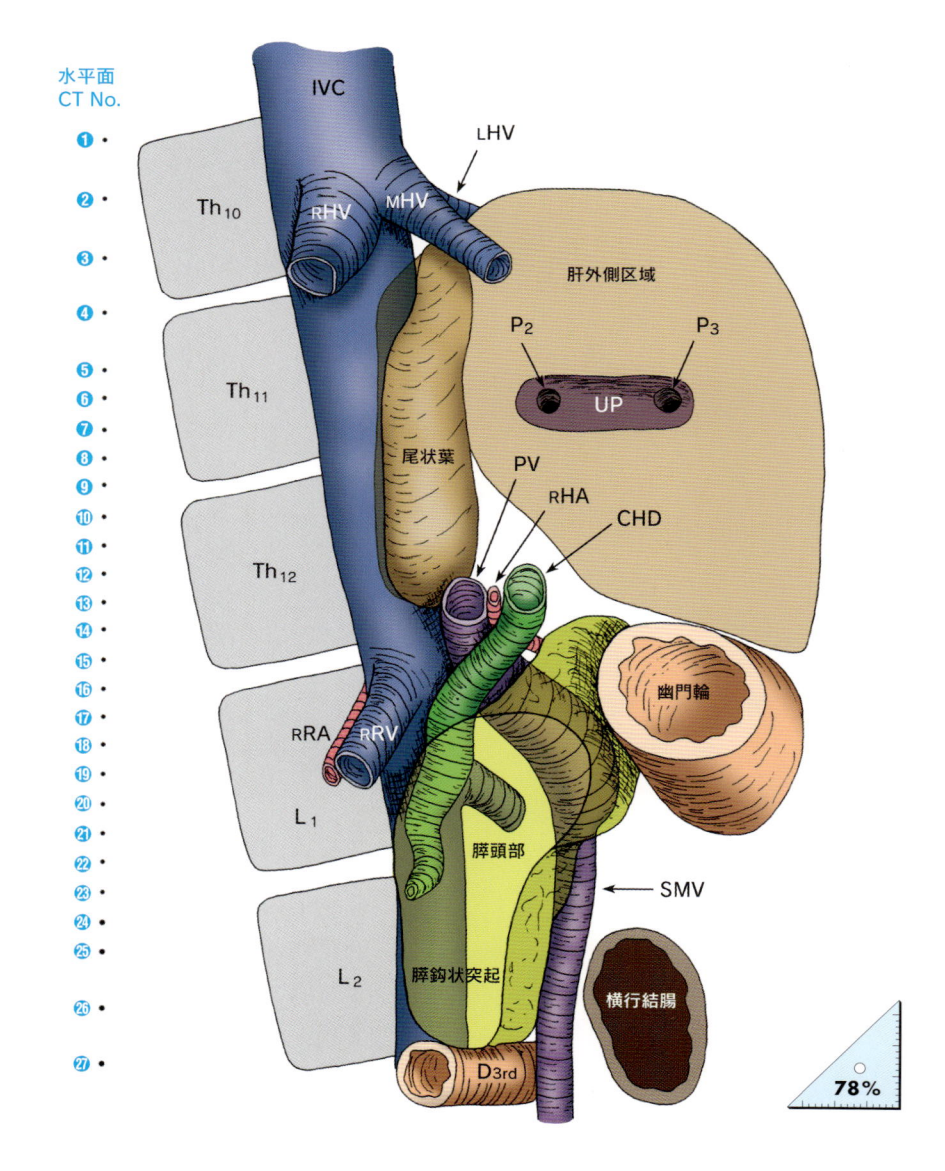

## I 腹部のオリエンテーション
# 矢状面 ❹ 大動脈面

Ao ; aorta　大動脈
CHA ; common hepatic artery　総肝動脈
D3rd ; 十二指腸第3部（水平部）
D4th ; 十二指腸第4部（上行部）
DJJ ; duodeno-jejunal junction
　十二指腸空腸移行部
IMV ; inferior mesenteric vein
　下腸間膜静脈
LRA ; left renal artery　左腎動脈
LRV ; left renal vein　左腎静脈
SA ; splenic artery　脾動脈
SB ; stomach, body　胃体部
SF ; stomach, fornix　胃底部
SMA ; superior mesenteric artery
　上腸間膜動脈
SV ; splenic vein　脾静脈

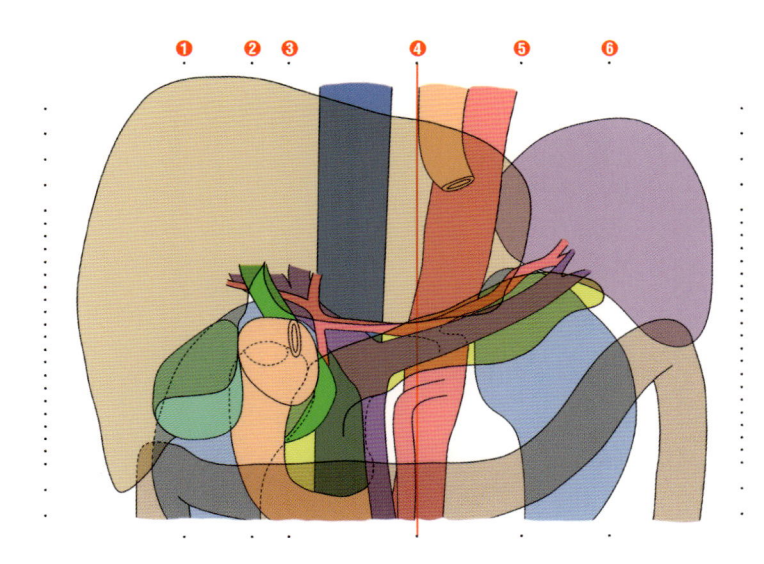

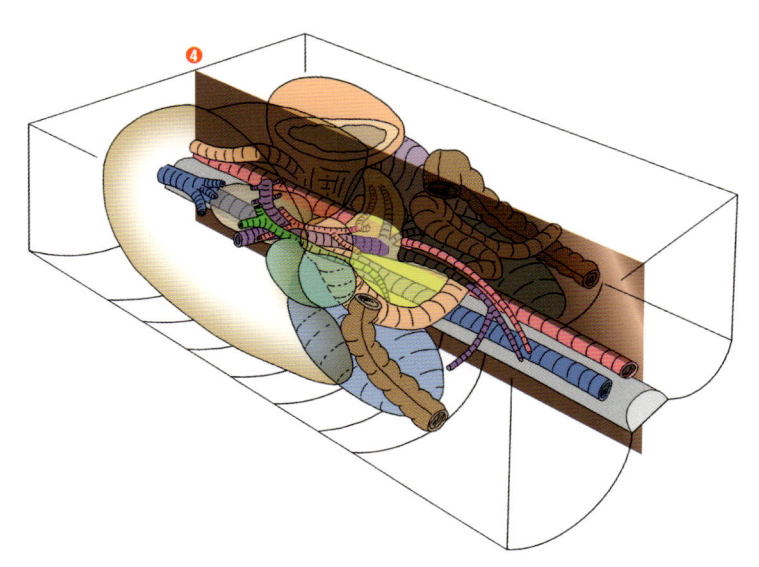

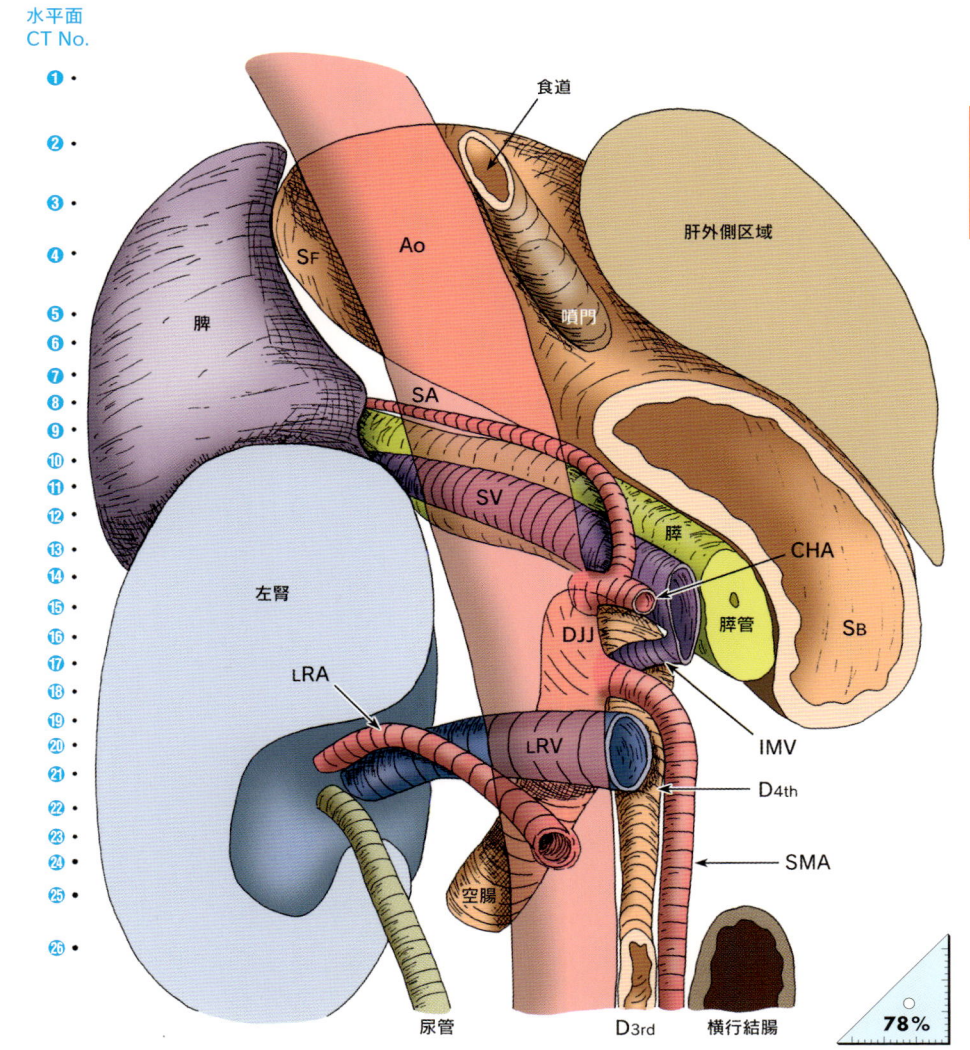

## I 腹部のオリエンテーション

# 矢状面 ❺ 大動脈左側面

DJJ ; duodeno-jejunal junction 十二指腸空腸移行部
IMV ; inferior mesenteric vein 下腸間膜静脈
LRA ; left renal artery 左腎動脈
LRV ; left renal vein 左腎静脈
SA ; splenic artery 脾動脈
SV ; splenic vein 脾静脈

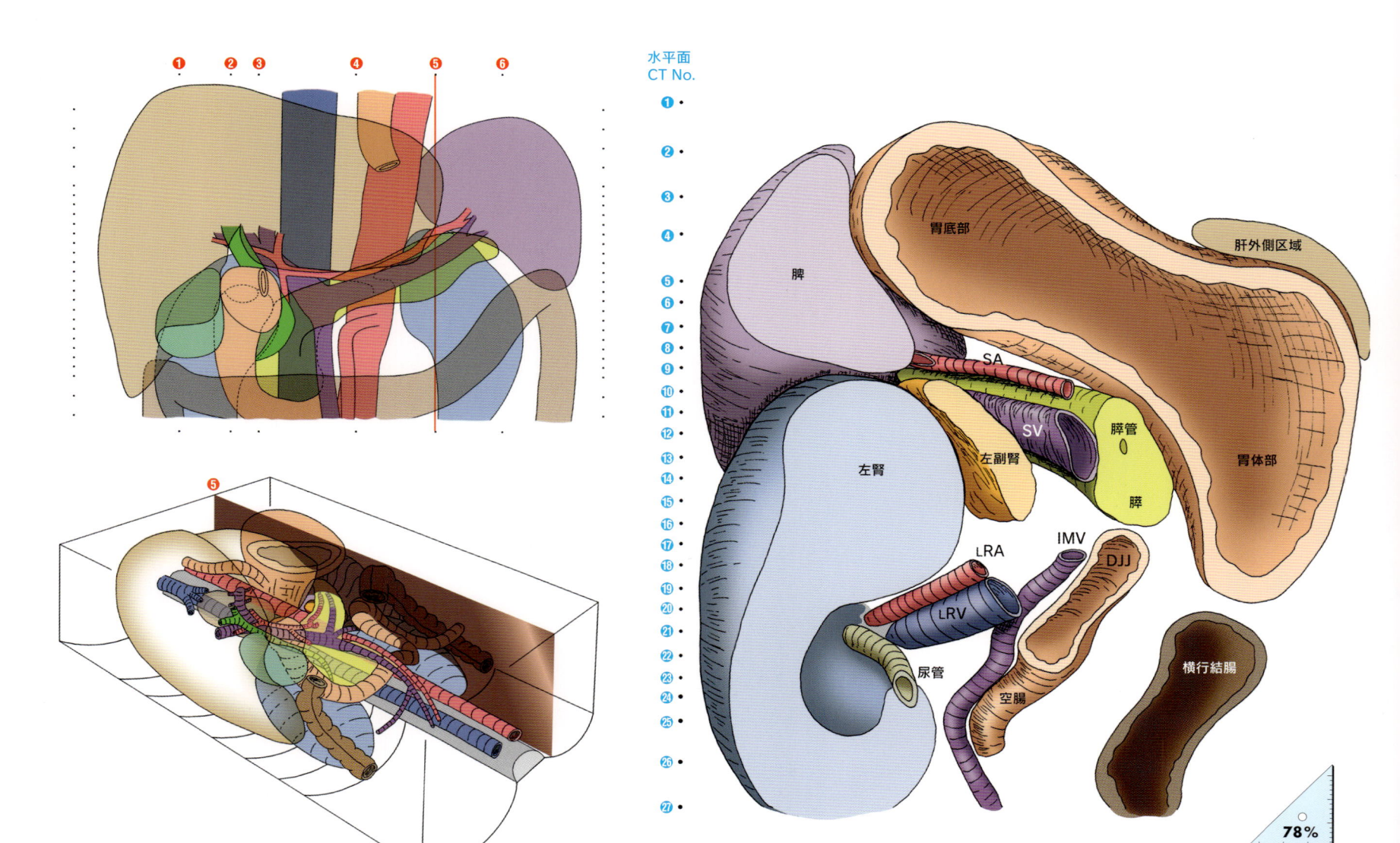

水平面 CT No.

78%

# Ⅰ 腹部のオリエンテーション
## 矢状面 ❻ 左側面

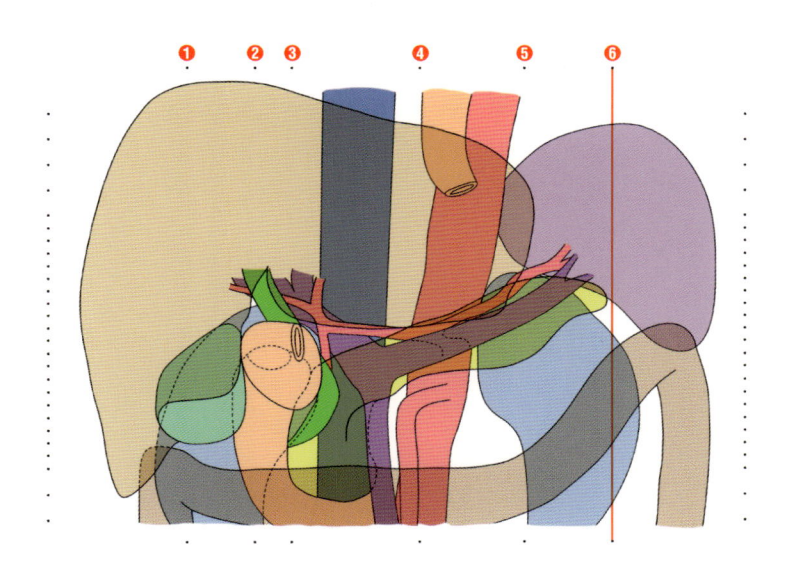

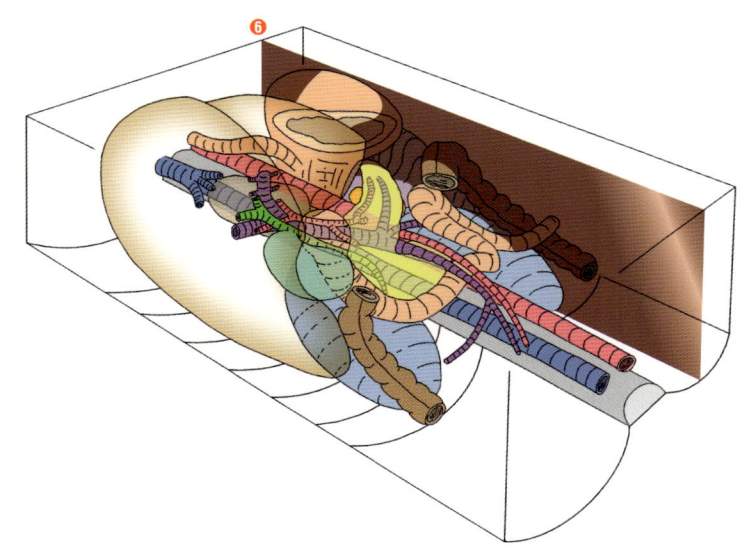

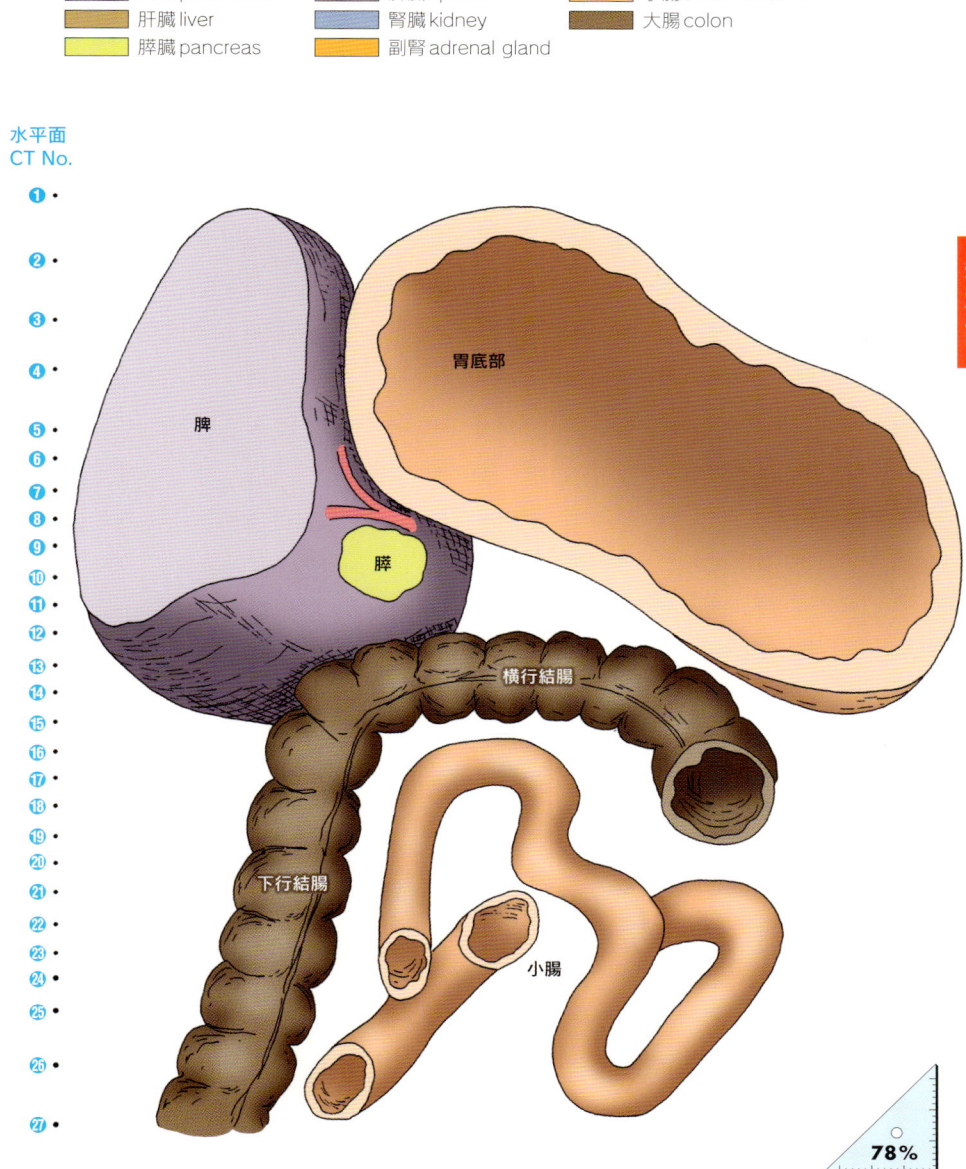

| 動脈 artery | 胆嚢 gallbladder | 胃 stomach |
| 静脈 vein | 胆管 bile duct | 食道 esophagus |
| 門脈 portal vein | 脾臓 spleen | 小腸 small intestine |
| 肝臓 liver | 腎臓 kidney | 大腸 colon |
| 膵臓 pancreas | 副腎 adrenal gland | |

水平面 CT No.

胃底部
脾
膵
横行結腸
下行結腸
小腸

78%

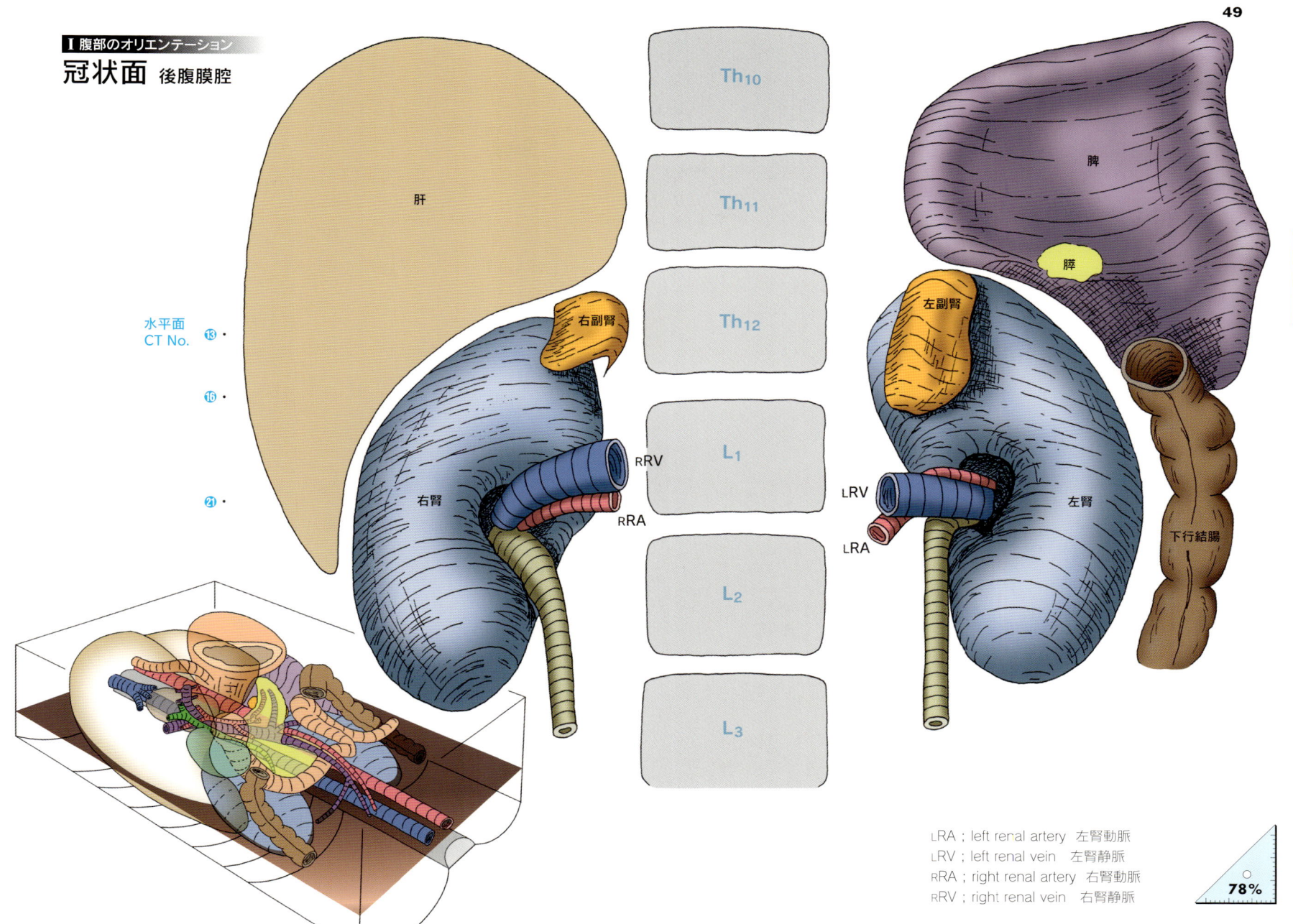

# Ⅰ 腹部のオリエンテーション
## 冠状面 後腹膜腔

肝

脾

膵

Th₁₀
Th₁₁
Th₁₂
L₁
L₂
L₃

右副腎
左副腎

水平面
CT No. ⑬
⑯
㉑

RRV
RRA
右腎

LRV
LRA
左腎

下行結腸

冠状面

LRA ; left renal artery　左腎動脈
LRV ; left renal vein　左腎静脈
RRA ; right renal artery　右腎動脈
RRV ; right renal vein　右腎静脈

78%

# II

## 3D ANATOMY

### 臓器のオリエンテーション

| | |
|---|---|
| 右上腹部 **52** | 大動脈 **130** |
| 左上腹部 **64** | 膵臓 **140** |
| 肝区域 **80** | 胆嚢・胆道 **154** |
| 肝右葉 **98** | 脾臓 **164** |
| 肝左葉 **110** | 腎臓 **168** |
| 肝静脈 **120** | 胃・食道 **172** |
| | 十二指腸 **178** |
| | 腹膜腔 **186** |

## II 臓器のオリエンテーション
# 右上腹部

　脊柱は仰臥位で第3腰椎が最も高く，第5胸椎が最も低い位置にある．このため，上腹部は頭側（横隔膜側）が最も低くなる（図a）．また，胸郭に被われた腹腔は胸郭外に比較して広く，後方に向かって大きく広がる（図b）．腹腔は横隔膜により胸腔と境されている．横隔膜の高さは心臓が存在するため，左側が1/2〜1椎体ほど低い位置にある（図c）．横隔膜は呼吸筋を有し，呼吸により変位する．内臓は主に後方が固定されているが，前方は可動性があるため呼吸とともに移動することができる．胸郭の厚みが薄いほど肝の可動範囲が広く，吸気時により多く胸郭外に移動する（55ページ参照）．

　腹腔は腹膜腔と後腹膜腔に分けられる．腹膜腔の後方に後腹膜腔があり，同腔にある腎は腹膜の外側を包む横筋筋膜（腎筋膜）によって境されている（図d）．横行結腸と横行結腸間膜（図hで緑色で示した部分）は腹腔を上腹部と下腹部とに分けている．

　右上腹部に存在する臓器は肝，胆嚢，膵，十二指

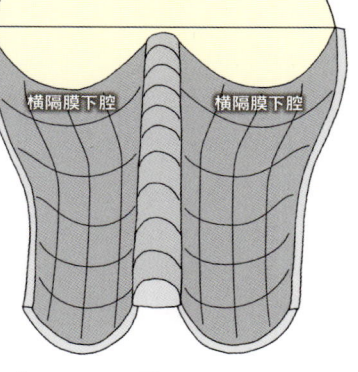

a　右側方やや尾側より見た腹腔

b　正面やや尾側より見た腹腔

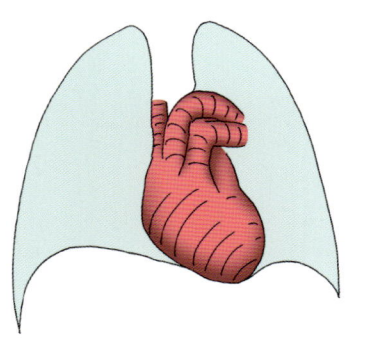

c　横隔膜の高さ（左が低い）

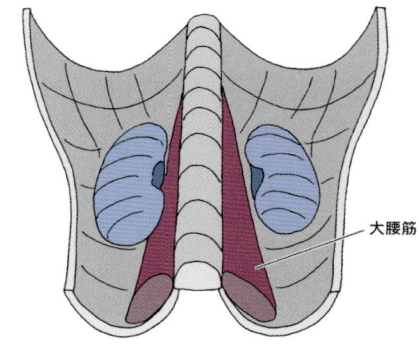

d　腎は後腹膜腔にある

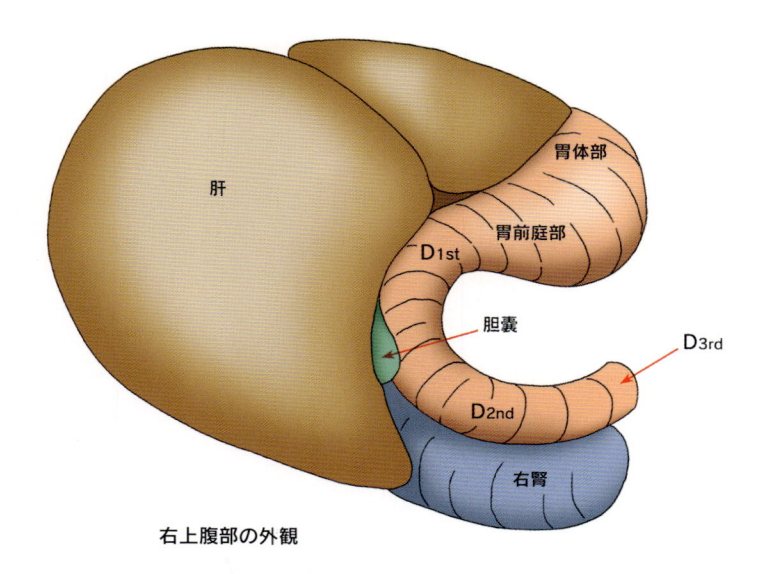

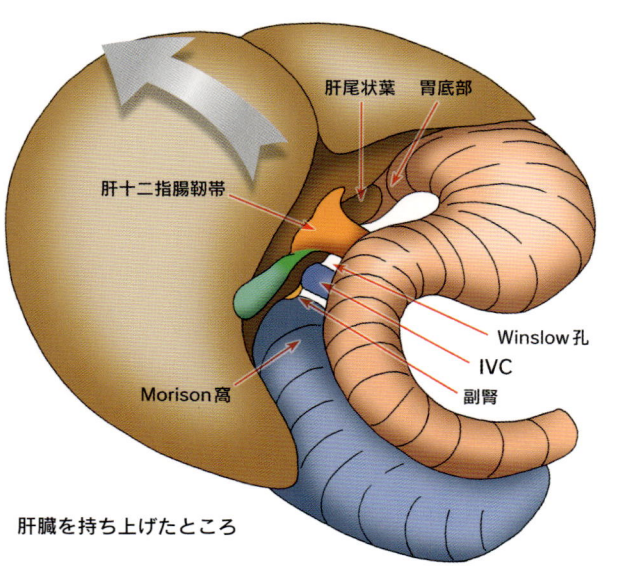

右上腹部の外観

肝臓を持ち上げたところ

Ao；aorta　大動脈
Ce；celiac artery　腹腔動脈
D1st；十二指腸第1部（上部）
D2nd；十二指腸第2部（下行部）
D3rd；十二指腸第3部（水平部）
IVC；inferior vena cava　下大静脈
LRA；left renal artery　左腎動脈
LRV；left renal vein　左腎静脈
rRA；right renal artery　右腎動脈
rRV；right renal vein　右腎静脈
SMA；superior mesenteric artery
　　上腸間膜動脈

腸，胃前庭部，結腸である．

### 十二指腸

十二指腸は脊椎をまたぐように位置する．膵頭部および鈎状突起を取り囲み，膵とともに十二指腸第2部（下行部），第3部（水平部）が後方に固定されている．第1部（上部）と第3部が最も前方に位置し，第2部が最も後方（右腎前面）に位置する（図e, f）．

### 膵臓

膵は脊椎をまたぐように固定されているため，膵頭部，尾部は後方に向かって屈曲する．膵と肝は，肝十二指腸靱帯で接続している．内に胆道，門脈，肝動脈を入れ，横に胆嚢が付随する．肝十二指腸靱帯の背側にはWinslow孔がある．3横指ほどの穴で，後方は下大静脈，頭側（上方）は肝尾状葉，尾側（下方）の壁は膵および十二指腸からなり，これは網嚢に通じている．

### 肝臓・胆囊

肝左葉は脊柱より前方，肝右葉は右腎前面から右横隔膜下にある大きなcavityの中に存在する（図g）．胆嚢は十二指腸の右側前方に位置する．

### 結腸

上行結腸は後方に固定され，右結腸曲（肝弯曲部）は右腎右側前方に位置する（図h）．■

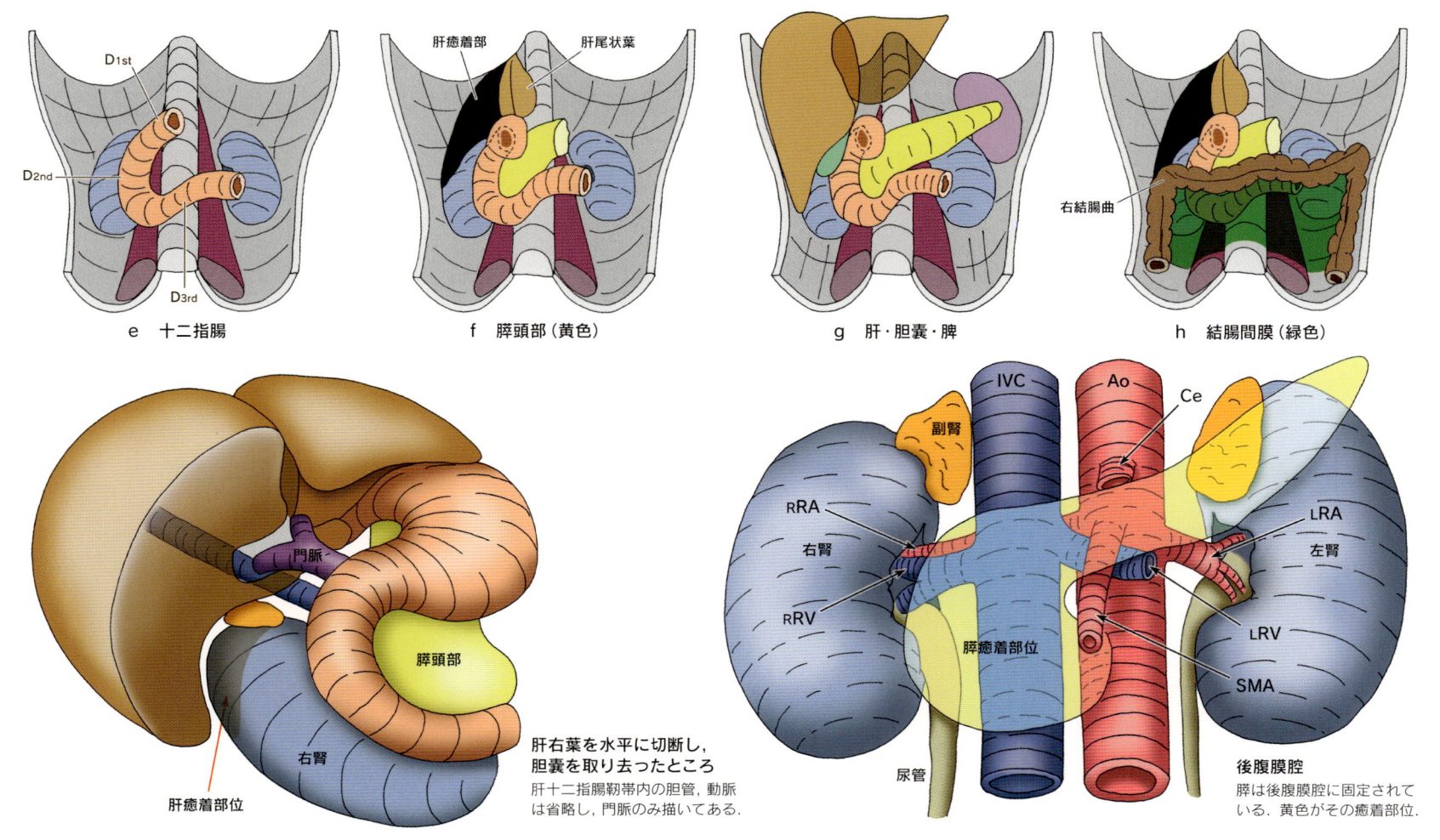

e　十二指腸

f　膵頭部（黄色）

g　肝・胆嚢・脾

h　結腸間膜（緑色）

肝右葉を水平に切断し，胆嚢を取り去ったところ
肝十二指腸靱帯内の胆管，動脈は省略し，門脈のみ描いてある．

後腹膜腔
膵は後腹膜腔に固定されている．黄色がその癒着部位．

右上腹部

## II 臓器のオリエンテーション
## 右上腹部

　腎，胆嚢，膵，十二指腸第2部は，肝右葉を音響窓として超音波が送られ，描出される．

　図Aは右上腹部に体軸に平行にプローブを置き，被検者右側に向かって超音波ビームを送っている．十二指腸をビームが通らないため，減衰せずに腎が描出される．中肝静脈，右肝静脈，下右肝静脈の断面が描出されている．

　図Bは肝を音響窓として腎が描出されている．肝右後下亜区域（$S_6$）が腎の上前方に接しているが，実際に癒着している部位は①，②である（前ページ下段の図を参照）．

　次ページに示すごとく，腹水は右腎前方に貯留する（Morison窩）．Morison窩は右腎と肝下面と十二指腸に囲まれた間隙で，Winslow孔に通じている．

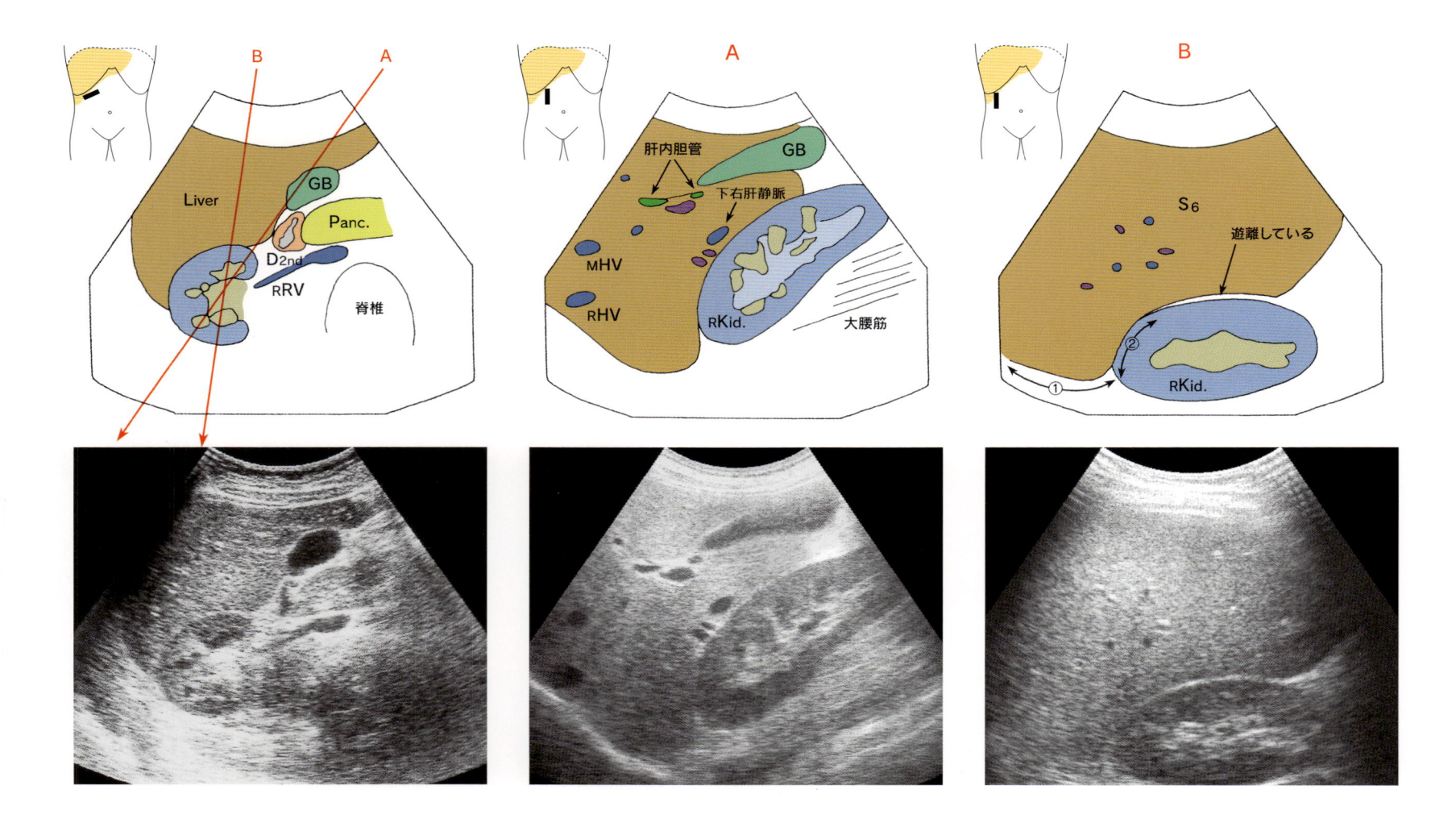

## Morison窩

本来，Morison窩は図Bのごとく密着しているためにspaceはない．しかし，下のエコー像にみられるようにMorison窩に腹水が貯留すると，肝下面が上方に，十二指腸が下方に移動してfree spaceが生じる．また，癒着部位を除いた肝下面と右腎の間もfree spaceとなる．

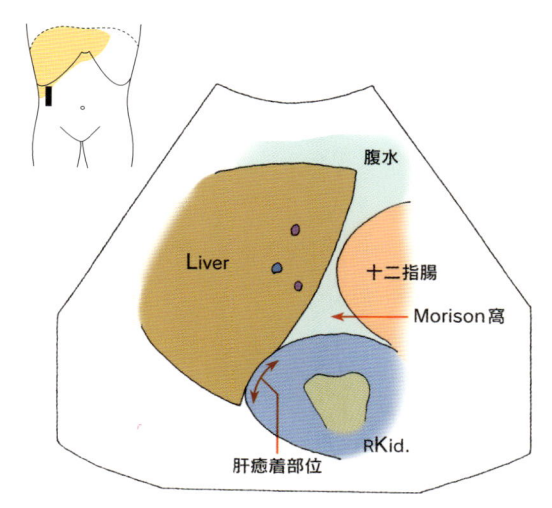

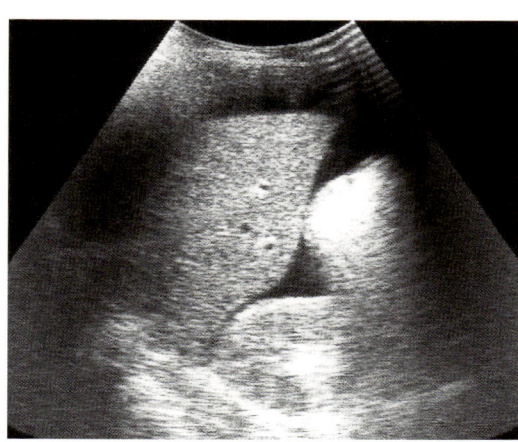

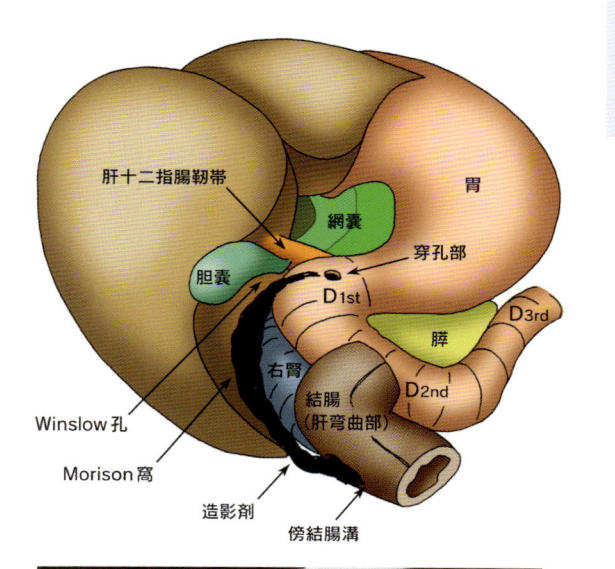

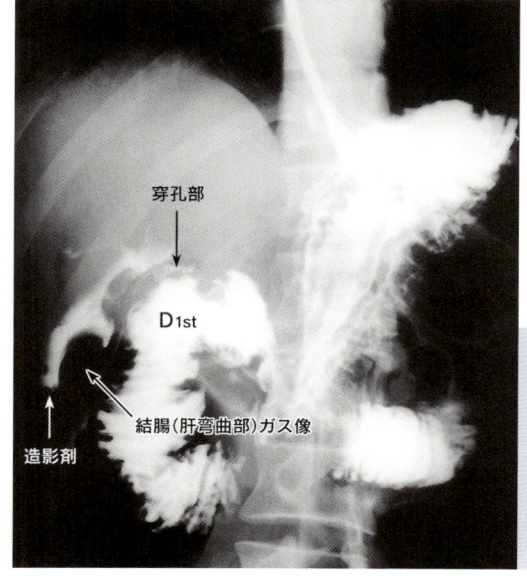

**体幹の厚みにより肝，膵，胃の位置関係が異なる．**

図aのように体幹が厚い人では，超音波による肝の描出にはプローブを頭側に大きく振らなければならない．また，膵の前方には胃が存在するために，ガスがあると描出ができない．
図bのように体幹が薄いと，肝を音響窓として膵を十分に描出することができる．また，肝の描出にも適している．

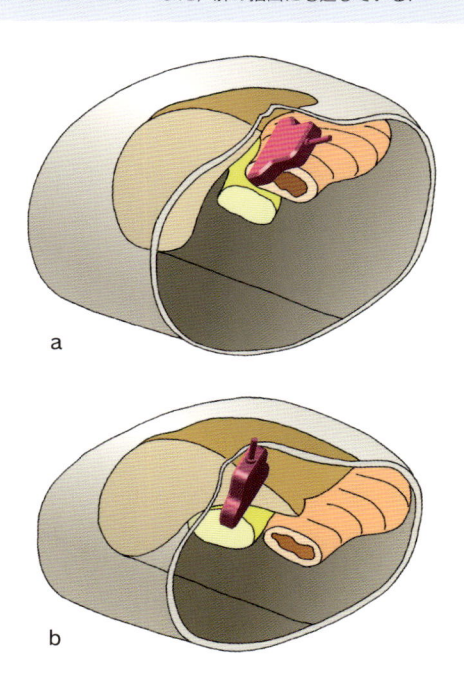

右上腹部

**十二指腸潰瘍穿孔症例の消化管造影写真** 穿孔部は十二指腸第1部（D1st）前壁にある．第1部は前方にあるため，背臥位では高い位置にある．ここから漏出した造影剤は，上のスケッチ図のごとく肝臓下面に沿って斜め後方に落下していく．この部位がMorison窩である．外科手術ではWinslow孔にドレーンを留置することがあるが，これはMorison窩に貯留した液を排出することを目的としている（187ページ参照）．

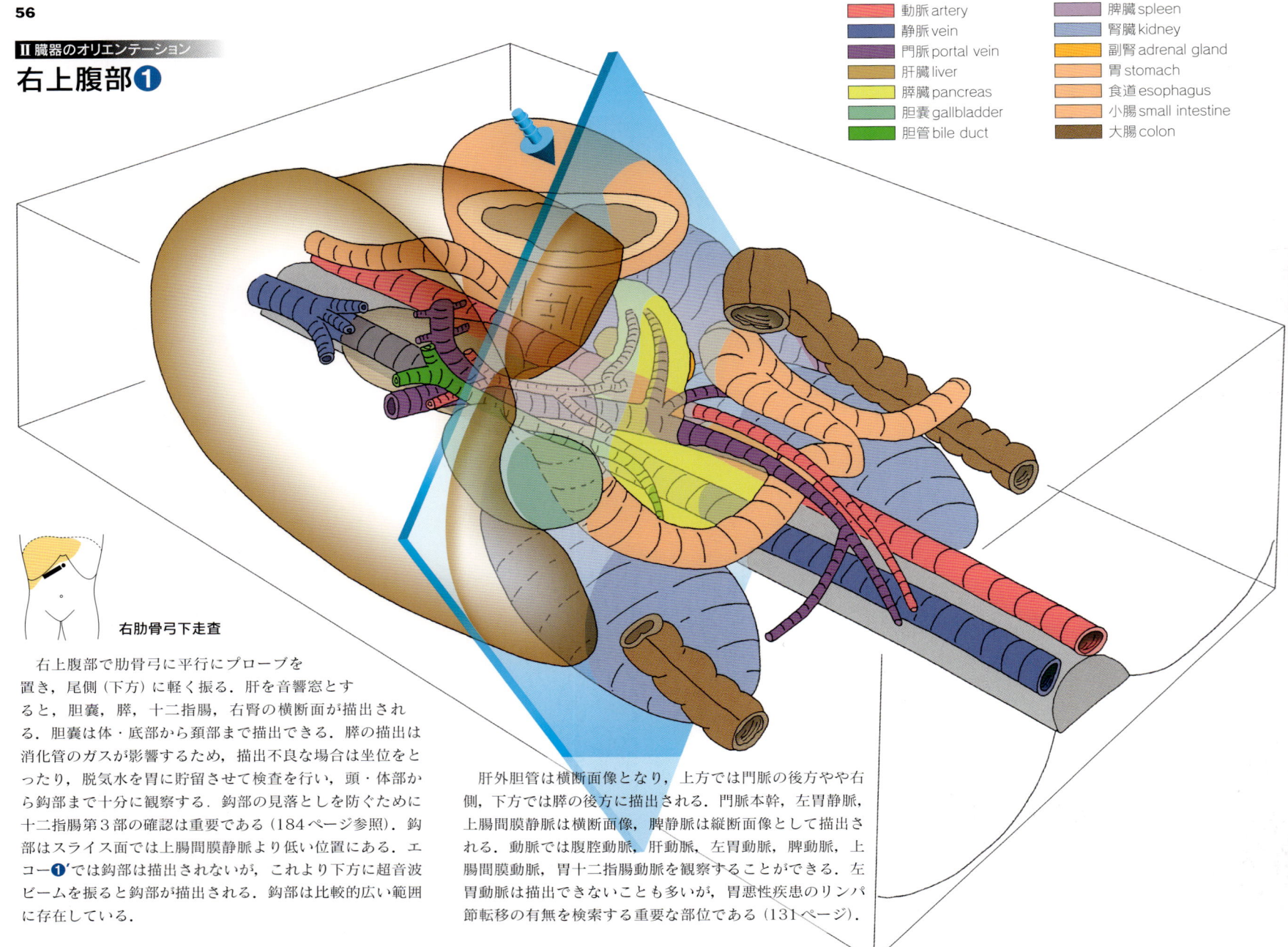

## II 臓器のオリエンテーション
# 右上腹部 ❶

| | |
|---|---|
| 動脈 artery | 脾臓 spleen |
| 静脈 vein | 腎臓 kidney |
| 門脈 portal vein | 副腎 adrenal gland |
| 肝臓 liver | 胃 stomach |
| 膵臓 pancreas | 食道 esophagus |
| 胆嚢 gallbladder | 小腸 small intestine |
| 胆管 bile duct | 大腸 colon |

**右肋骨弓下走査**

　右上腹部で肋骨弓に平行にプローブを置き，尾側（下方）に軽く振る．肝を音響窓とすると，胆嚢，膵，十二指腸，右腎の横断面が描出される．胆嚢は体・底部から頚部まで描出できる．膵の描出は消化管のガスが影響するため，描出不良な場合は坐位をとったり，脱気水を胃に貯留させて検査を行い，頭・体部から鉤部まで十分に観察する．鉤部の見落としを防ぐために十二指腸第3部の確認は重要である（184ページ参照）．鉤部はスライス面では上腸間膜静脈より低い位置にある．エコー❶'では鉤部は描出されないが，これより下方に超音波ビームを振ると鉤部が描出される．鉤部は比較的広い範囲に存在している．

　肝外胆管は横断面像となり，上方では門脈の後方やや右側，下方では膵の後方に描出される．門脈本幹，左胃静脈，上腸間膜静脈は横断面像，脾静脈は縦断面像として描出される．動脈では腹腔動脈，肝動脈，左胃動脈，脾動脈，上腸間膜動脈，胃十二指腸動脈を観察することができる．左胃動脈は描出できないことも多いが，胃悪性疾患のリンパ節転移の有無を検索する重要な部位である（131ページ）．

Ao ; aorta 大動脈
CBD ; common bile duct 総胆管
D2nd ; 十二指腸第2部
GB ; gallbladder 胆嚢

IVC ; inferior vena cava 下大静脈
LRV ; left renal vein 左腎静脈
Panc. ; pancreas 膵臓
RKid. ; right kidney 右腎

SMA ; superior mesenteric artery 上腸間膜動脈
St ; stomach 胃
SV ; splenic vein 脾静脈

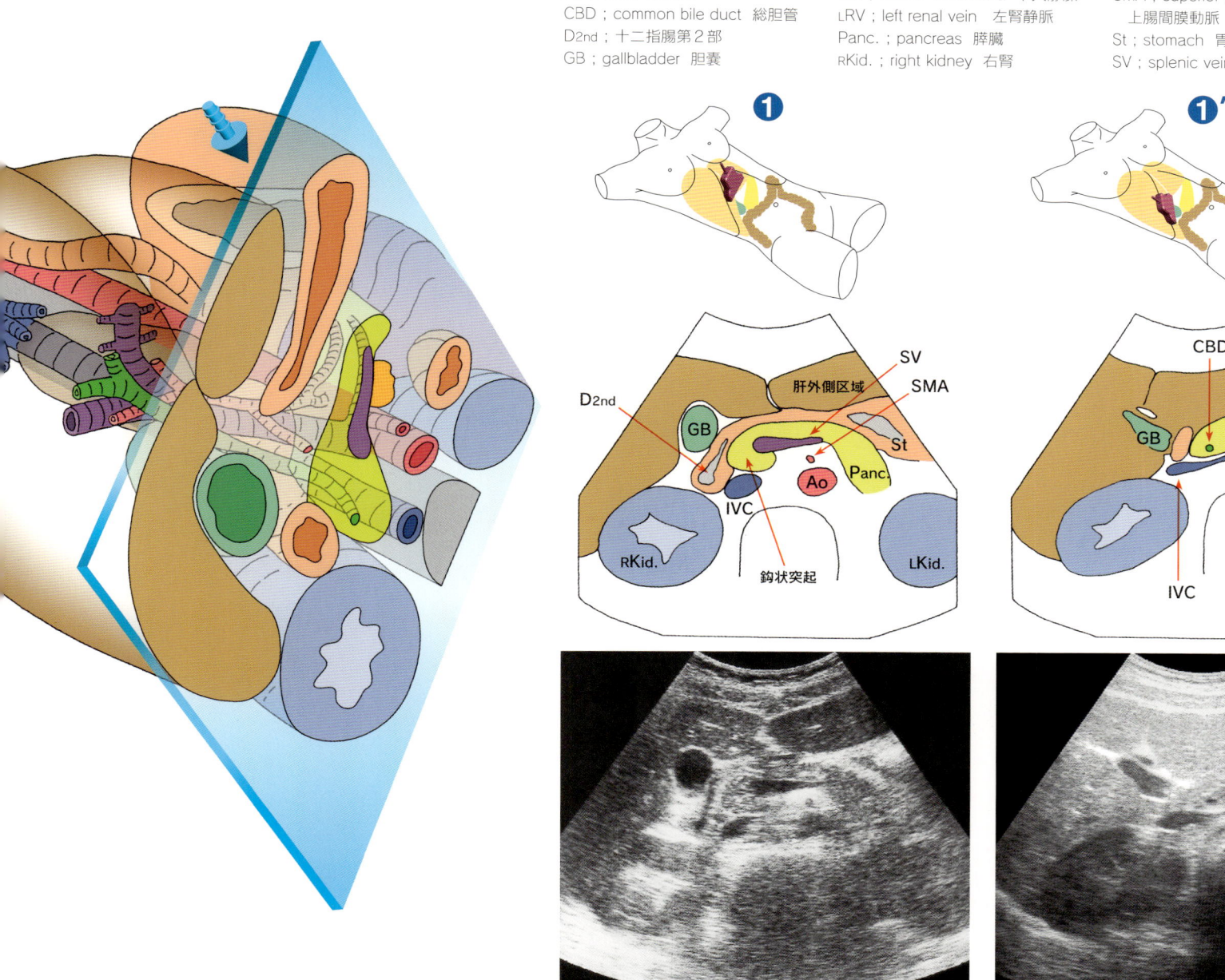

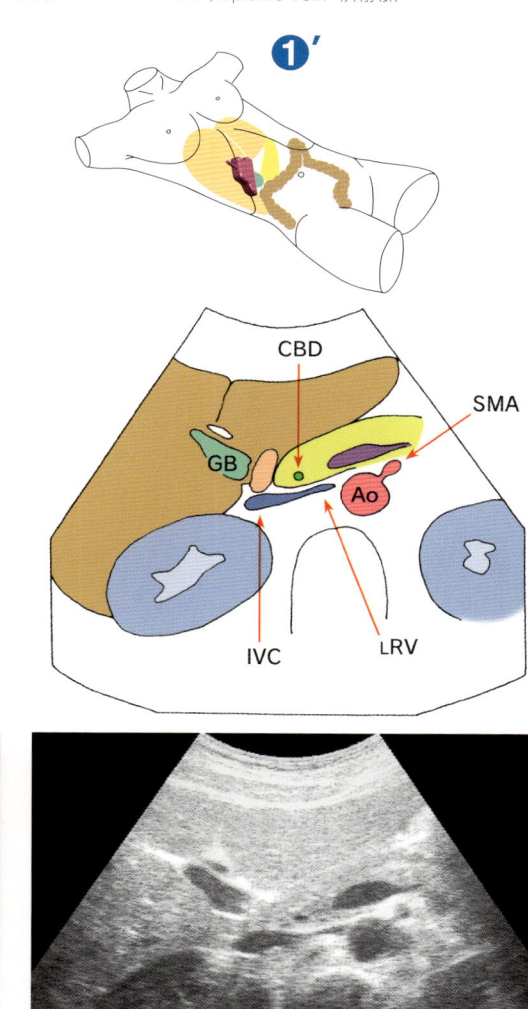

右上腹部

**❶**

SV
SMA
肝外側区域
D2nd
GB
St
Panc.
Ao
IVC
RKid.
LKid.
鉤状突起

**❶′**

CBD
SMA
GB
Ao
IVC
LRV

## II 臓器のオリエンテーション
# 右上腹部 ❷

| | |
|---|---|
| 動脈 artery | 脾臓 spleen |
| 静脈 vein | 腎臓 kidney |
| 門脈 portal vein | 副腎 adrenal gland |
| 肝臓 liver | 胃 stomach |
| 膵臓 pancreas | 食道 esophagus |
| 胆嚢 gallbladder | 小腸 small intestine |
| 胆管 bile duct | 大腸 colon |

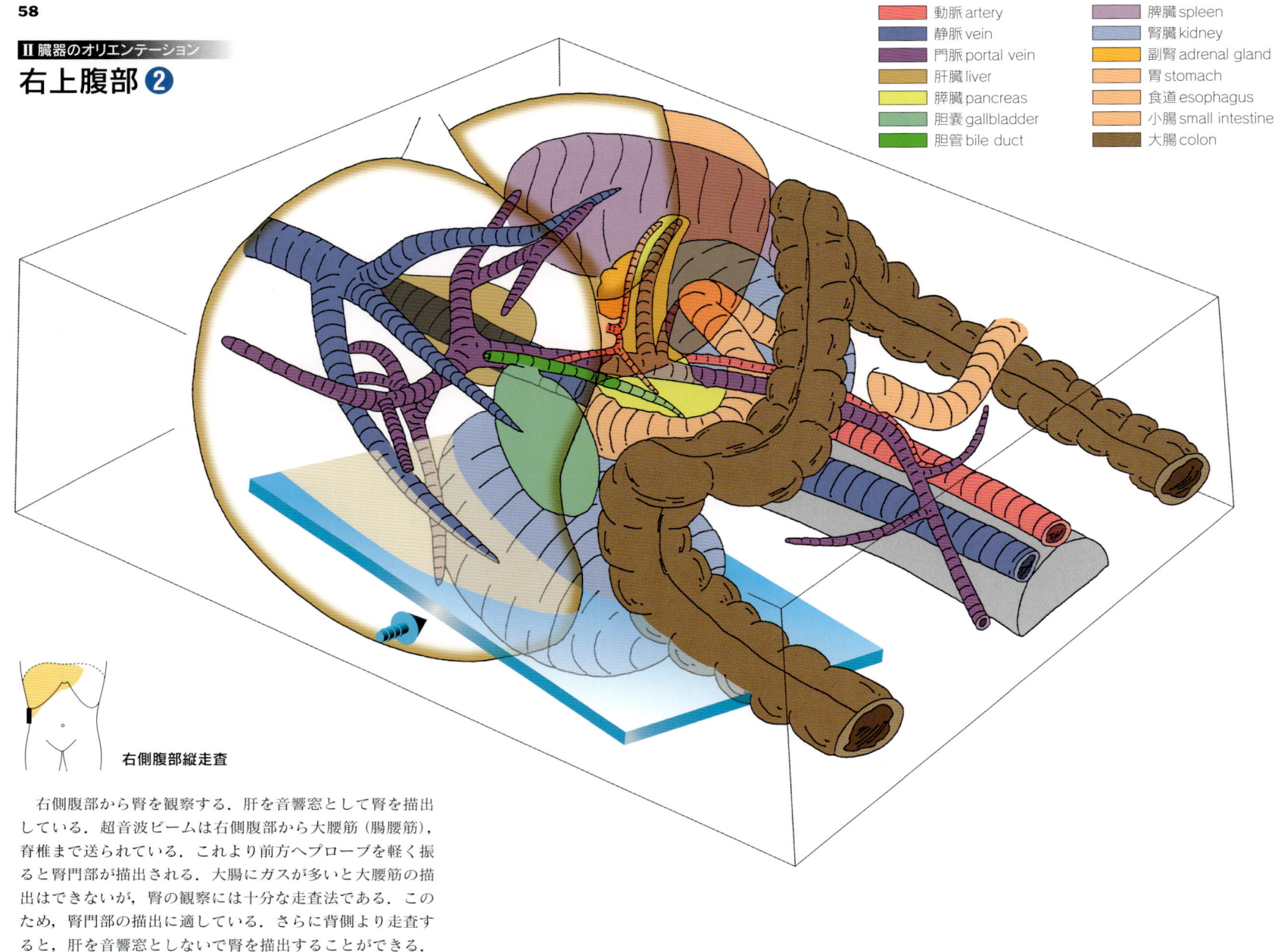

**右側腹部縦走査**

　右側腹部から腎を観察する．肝を音響窓として腎を描出している．超音波ビームは右側腹部から大腰筋（腸腰筋），脊椎まで送られている．これより前方へプローブを軽く振ると腎門部が描出される．大腸にガスが多いと大腰筋の描出はできないが，腎の観察には十分な走査法である．このため，腎門部の描出に適している．さらに背側より走査すると，肝を音響窓としないで腎を描出することができる．

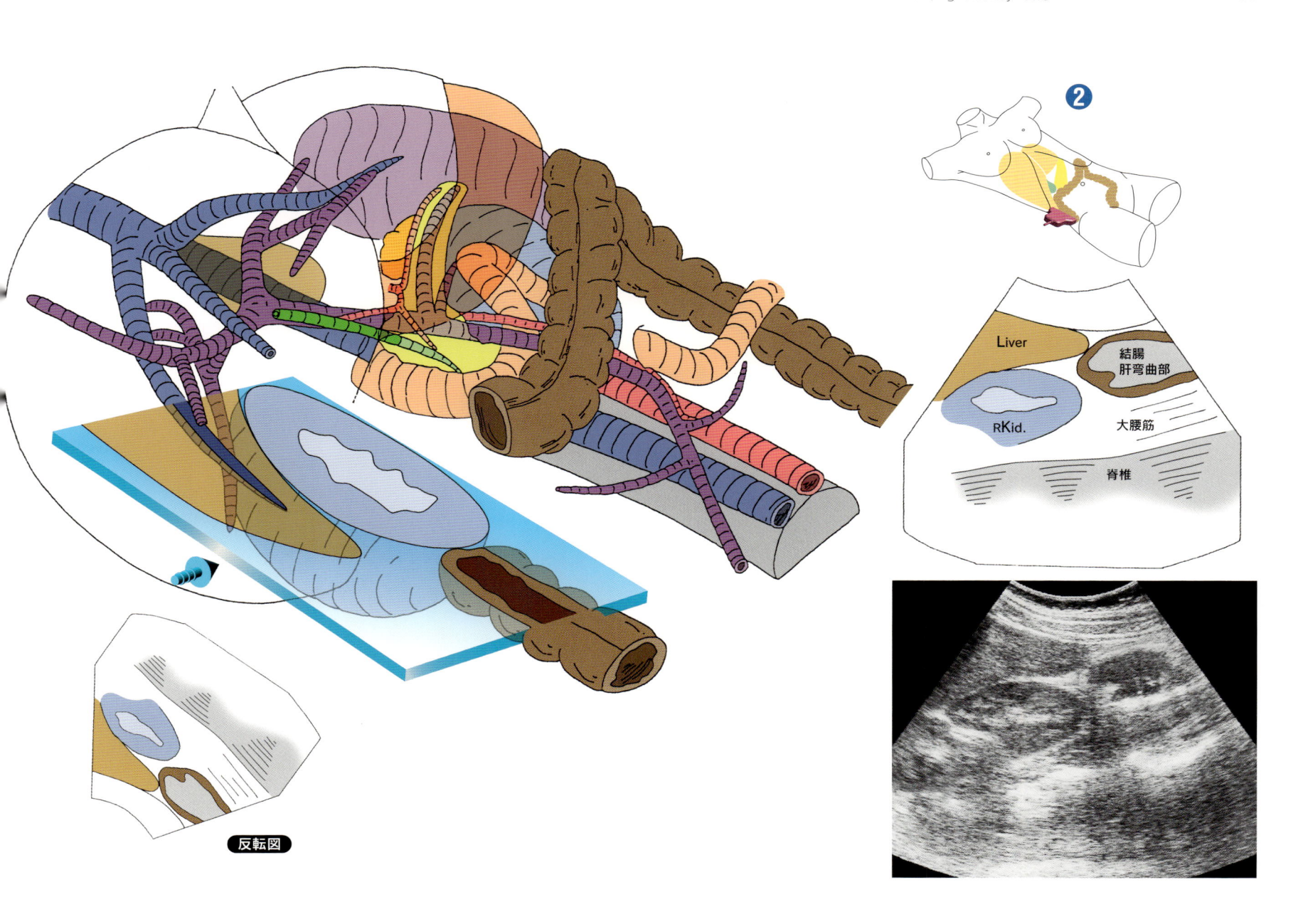

RKid. ; right kidney 右腎

**❷**

| | |
|---|---|
| Liver | 結腸肝弯曲部 |
| RKid. | 大腰筋 |
| | 脊椎 |

右上腹部

反転図

## II 臓器のオリエンテーション
# 右上腹部❸

| | |
|---|---|
| 動脈 artery | 脾臓 spleen |
| 静脈 vein | 腎臓 kidney |
| 門脈 portal vein | 副腎 adrenal gland |
| 肝臓 liver | 胃 stomach |
| 膵臓 pancreas | 食道 esophagus |
| 胆嚢 gallbladder | 小腸 small intestine |
| 胆管 bile duct | 大腸 colon |

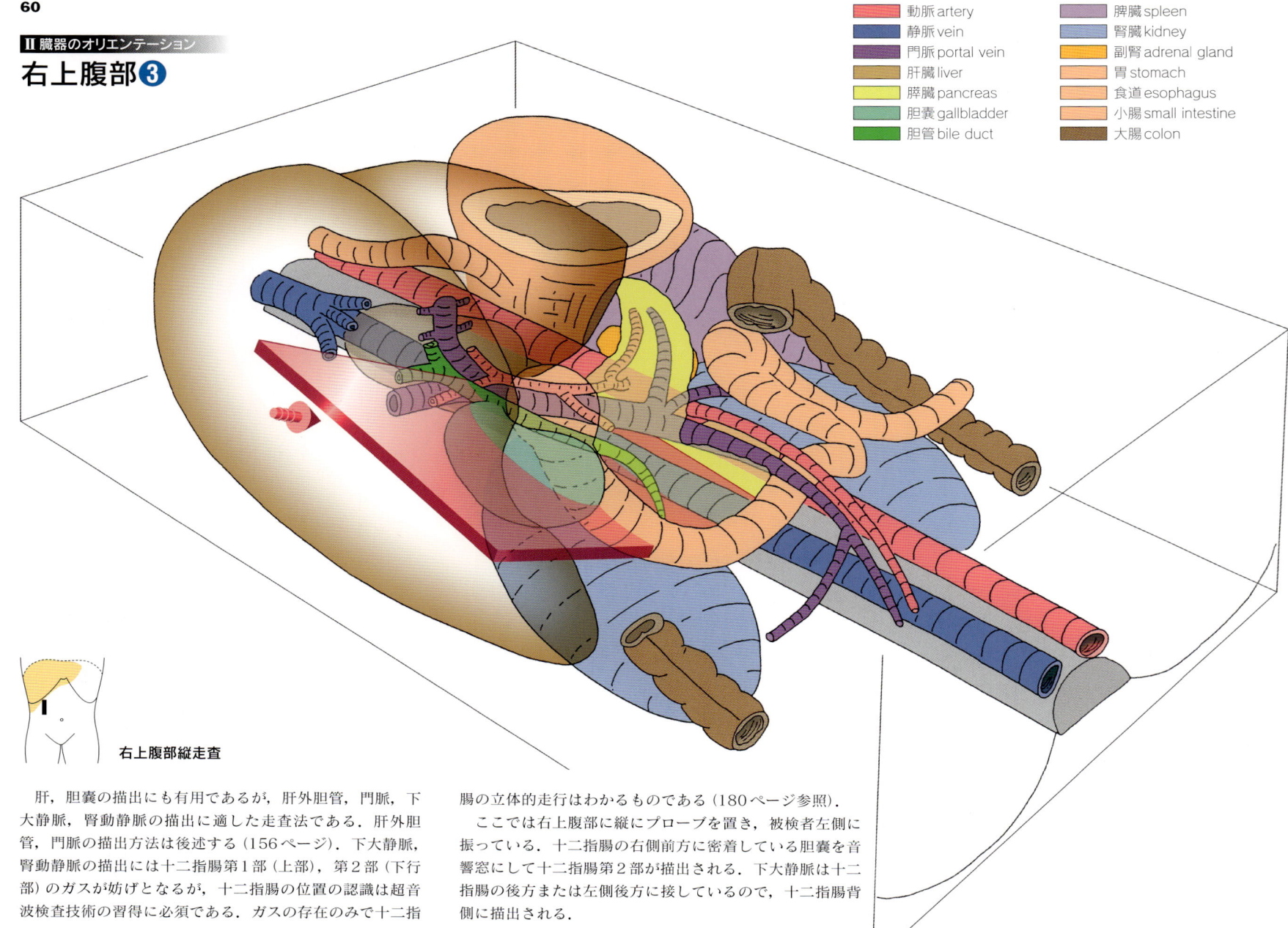

**右上腹部縦走査**

　肝，胆嚢の描出にも有用であるが，肝外胆管，門脈，下大静脈，腎動静脈の描出に適した走査法である．肝外胆管，門脈の描出方法は後述する（156ページ）．下大静脈，腎動静脈の描出には十二指腸第1部（上部），第2部（下行部）のガスが妨げとなるが，十二指腸の位置の認識は超音波検査技術の習得に必須である．ガスの存在のみで十二指腸の立体的走行はわかるものである（180ページ参照）．

　ここでは右上腹部に縦にプローブを置き，被検者左側に振っている．十二指腸の右側前方に密着している胆嚢を音響窓にして十二指腸第2部が描出される．下大静脈は十二指腸の後方または左側後方に接しているので，十二指腸背側に描出される．

CBD ; common bile duct 総胆管
D2nd ; 十二指腸第2部（下行部）
GB ; gallbladder 胆嚢
IVC ; inferior vena cava 下大静脈
PV ; portal vein 門脈
RRA ; right renal artery 右腎動脈

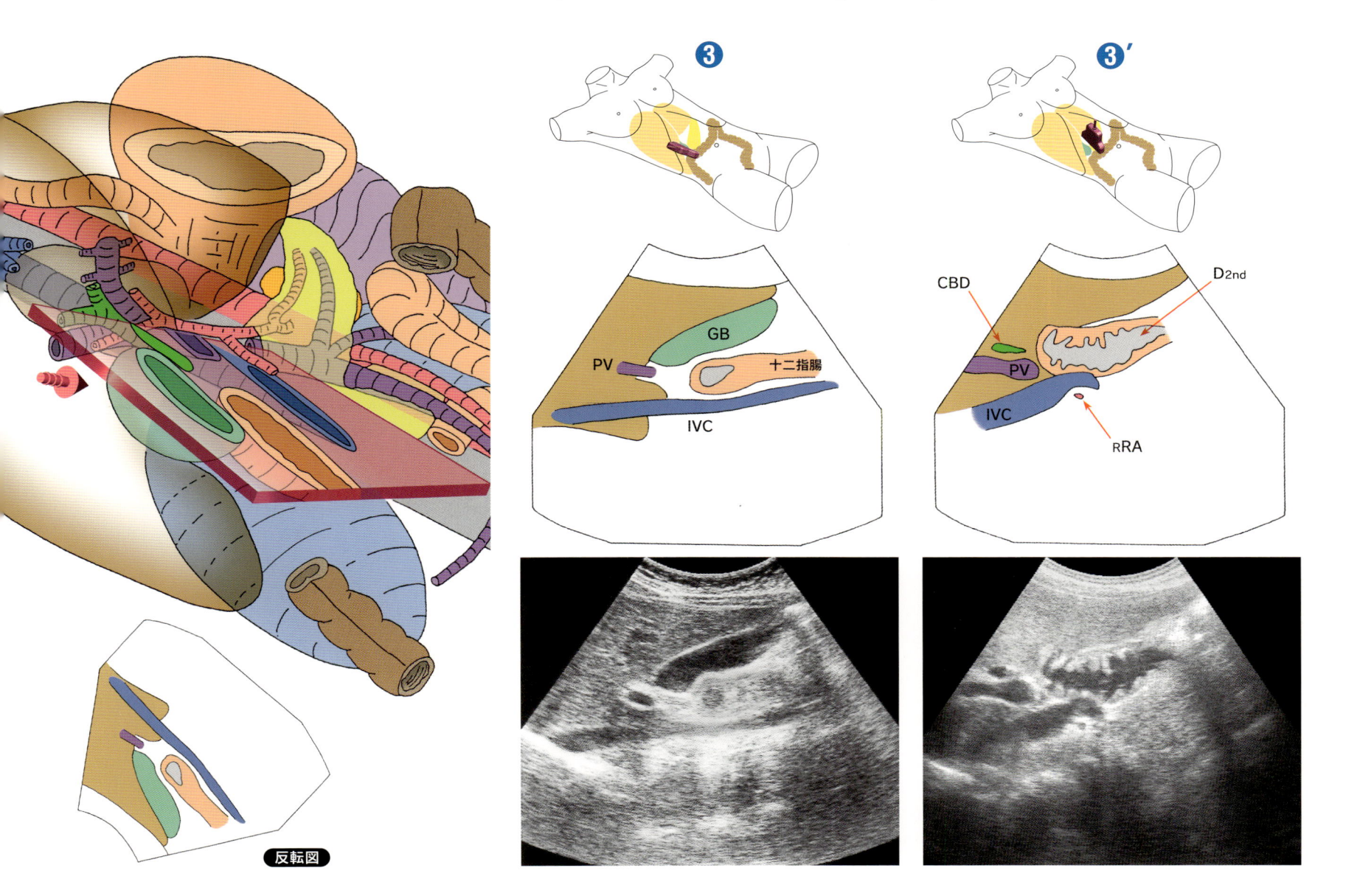

❸

❸′

PV
GB
十二指腸
IVC

CBD
D2nd
PV
IVC
RRA

反転図

右上腹部

## II 臓器のオリエンテーション
# 右上腹部 ❹

| | |
|---|---|
| 動脈 artery | 脾臓 spleen |
| 静脈 vein | 腎臓 kidney |
| 門脈 portal vein | 副腎 adrenal gland |
| 肝臓 liver | 胃 stomach |
| 膵臓 pancreas | 食道 esophagus |
| 胆嚢 gallbladder | 小腸 small intestine |
| 胆管 bile duct | 大腸 colon |

**右上腹部縦走査**

　肝,胆嚢の描出にも有用であるが,肝外胆管,門脈,下大静脈,腎動静脈の描出に適した走査法である.肝外胆管,門脈の描出方法は後述する(156ページ).下大静脈,腎動静脈の描出には十二指腸第1部(上部),第2部(下行部)のガスが妨げとなるが,十二指腸の位置の認識は超音波検査技術の習得に必須である.ガスの存在のみで十二指腸の立体的走行はわかるものである(180ページ参照).この走査では,十二指腸球部の後方を走行する(のちに膵後方から膵内に入る)肝外胆管が描出される.肝門部より右側でスキャンされているため,門脈は右枝で横断される.

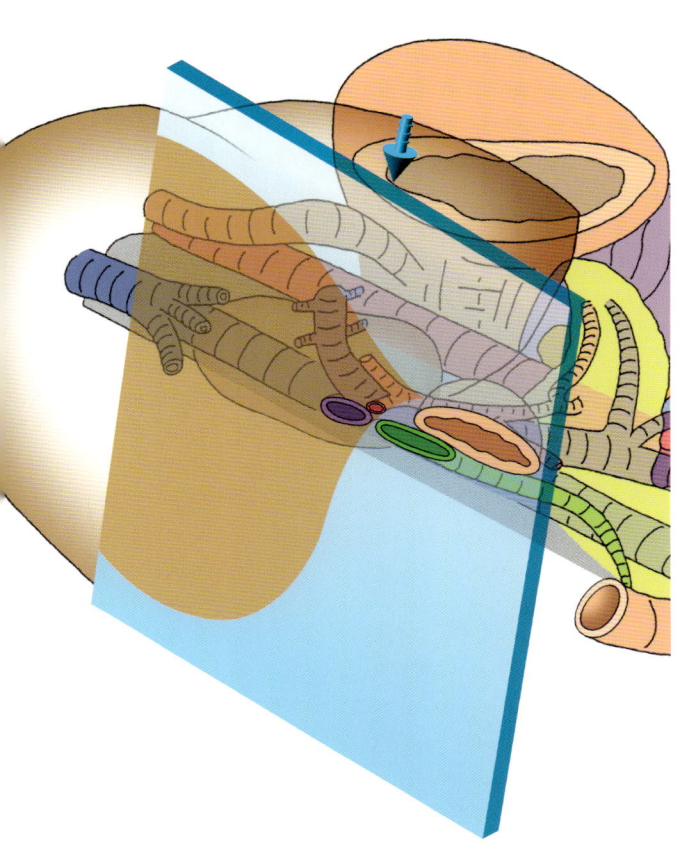

D1st；十二指腸第1部（上部）
D2nd；十二指腸第2部（下行部）
IVC；inferior vena cava　下大静脈
P4；門脈左内側区域枝

RPV；right portal vein　門脈右枝
SDA；superior duodenal angulus
　　　上十二指腸角

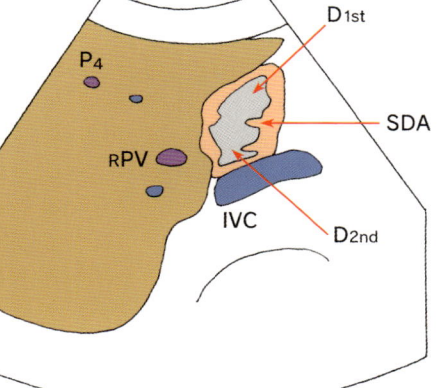

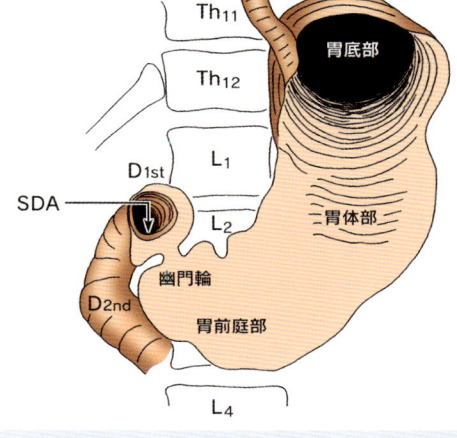

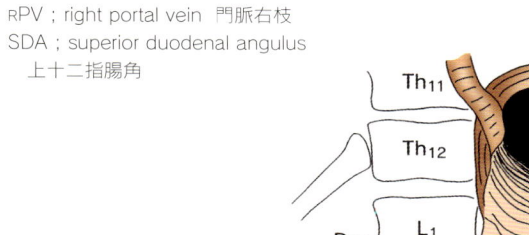

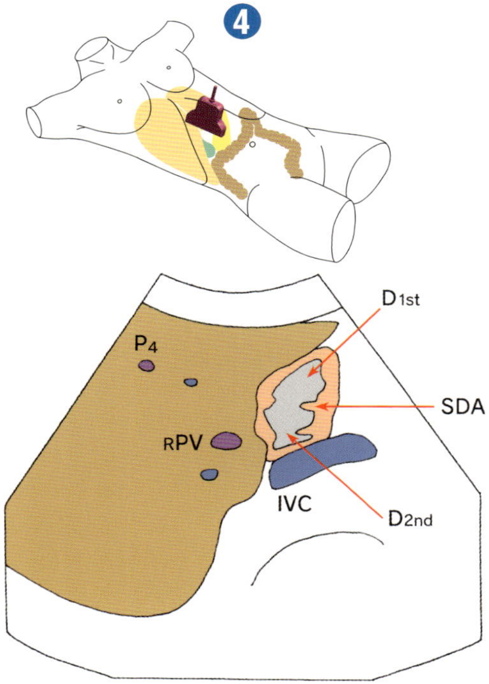

❹

幽門輪の開閉により送られてきた食物は，十二指腸第1部（上部）に入る．第1部は膵に固定されず可動性があり，幽門輪の運動に支障がない．第1部を出ると，後方または後方やや右側に向かう．この際に形成される角を上十二指腸角（SDA）という．ここから第2部（下行部）となる．第2部は膵および後方の組織に固定されており，胃前庭部より後方（背側）にあることに注意すべきである．食物はここを胆汁・膵液と混ざりながら流れていく．

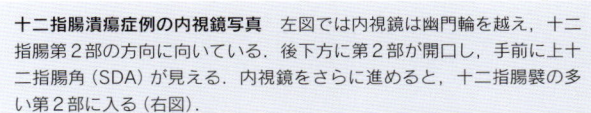

**十二指腸潰瘍症例の内視鏡写真**　左図では内視鏡は幽門輪を越え，十二指腸第2部の方向に向いている．後下方に第2部が開口し，手前に上十二指腸角（SDA）が見える．内視鏡をさらに進めると，十二指腸襞の多い第2部に入る（右図）．

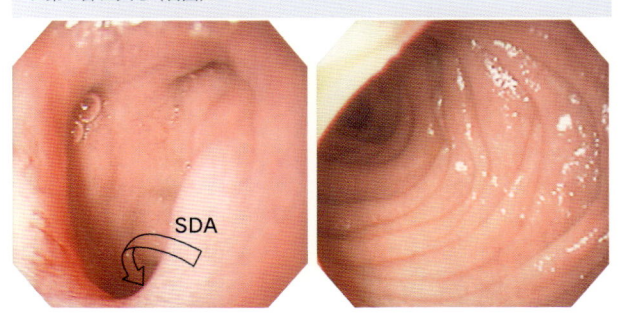

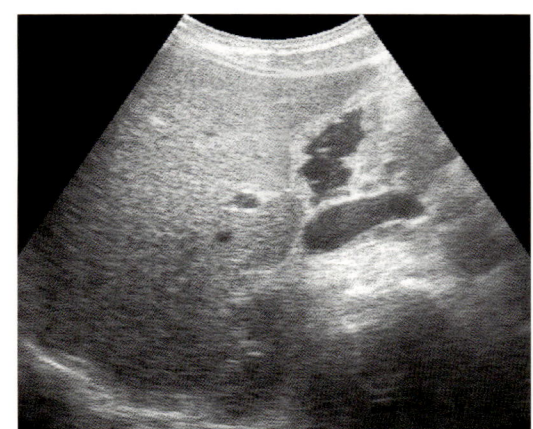

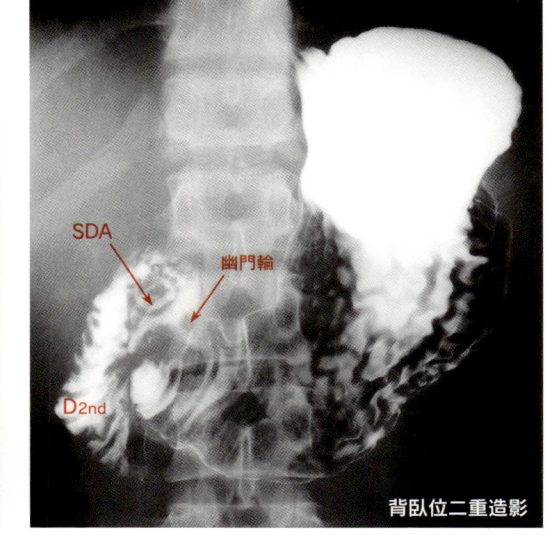

右上腹部

## II 臓器のオリエンテーション
# 左上腹部

脊柱は仰臥位で第3腰椎が最も高く，第5胸椎が最も低い位置にある．このため，上腹部は頭側（横隔膜側）が最も低くなる．また，胸郭に被われた腹腔は胸郭外に比較して広く，後方に向かって大きく広がる．腹腔の後方には後腹膜腔があり，同腔にある腎は腹膜の外側を包む横筋筋膜（腎筋膜）によって境されている（52ページ参照）．

左上腹部に存在する臓器は肝，胃，膵，十二指腸，脾，結腸である．

### 十二指腸
十二指腸は脊椎をまたぐように位置する．十二指腸第4部（上行部）は左腎前方にある（図a）．

### 脾臓
左上腹部後方から左側にかけて位置し，cavityの形に合わせた外側に凸の臓器である．頭側は横隔膜の弯曲に沿い，左腎に接する部位は腎の外縁に沿って変形している．脾の内側（脾門部）は胃と膵が付着し，凹となっている．

### 膵臓
膵は脊椎をまたぐように固定され，膵尾部は頭側に向かって後方に屈曲する（図b）．

### 胃
胃底部は左横隔膜下の大きなcavityを占めている（図c）．胃体部は膵前方の空間に位置する（図d）．つまり，膵より低い位置にある部分は嚢状に後方に突出し，これを胃底部と呼ぶ．

### 結腸
下行結腸は後方に固定され，左結腸曲（脾弯曲部）は左腎左方，脾下縁に位置する（図c）．

### 肝臓
肝左葉の外側区域は胃底部の右側前方に接し，腹部食道の前方に位置する（図d）．■

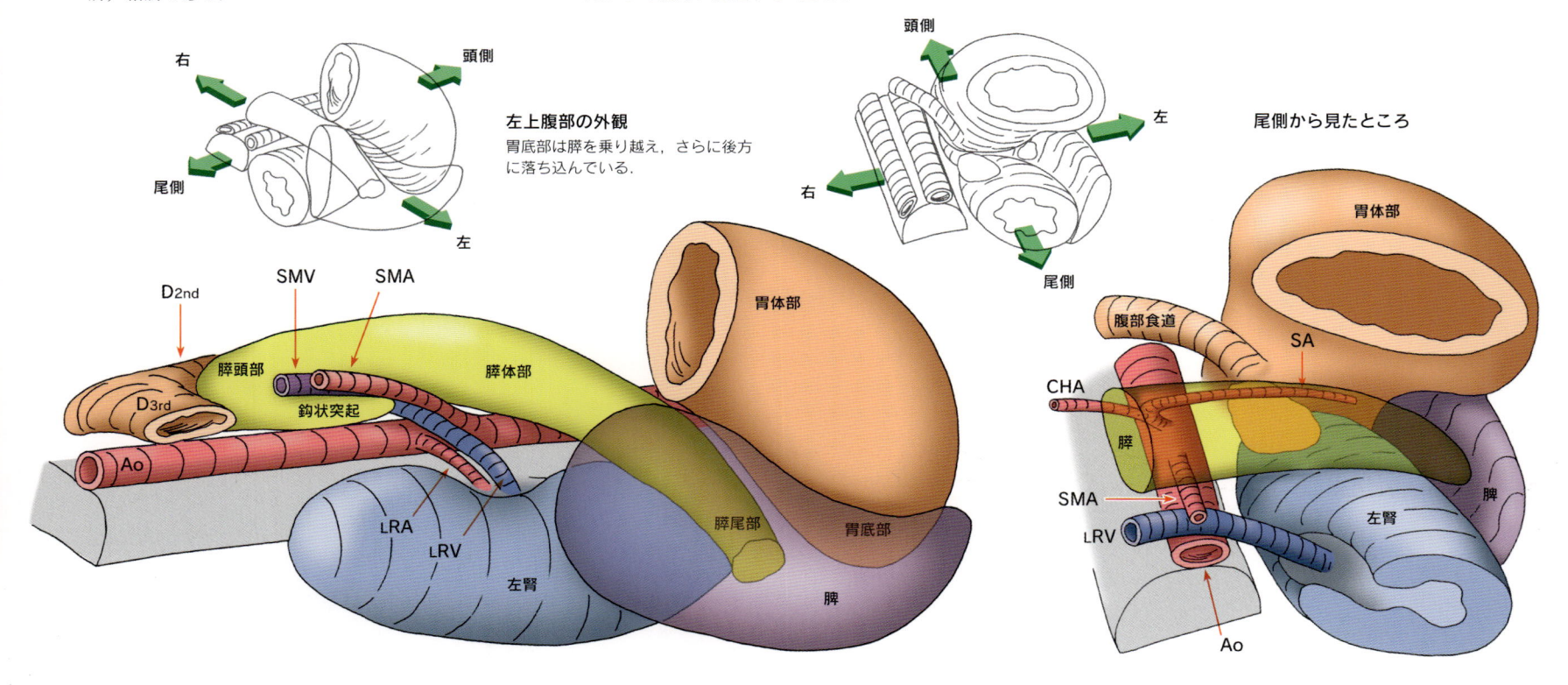

Ao ; aorta 大動脈
CHA ; common hepatic artery
　総肝動脈
D2nd ; 十二指腸第2部（下行部）
D3rd ; 十二指腸第3部（水平部）
D4th ; 十二指腸第4部（上行部）

DJJ ; duodeno-jejunal junction
　十二指腸空腸移行部
LRA ; left renal artery　左腎動脈
LRV ; left renal vein　左腎静脈
Panc. ; pancreas　膵臓
SA ; splenic artery　脾動脈

SA ; stomach, antrum　胃前庭部
SB ; stomach, body　胃体部
SF ; stomach, fornix　胃底部
SMA ; superior mesenteric artery
　上腸間膜動脈

SMV ; superior mesenteric vein
　上腸間膜静脈
Sp ; spleen　脾臓
St ; stomach　胃
SV ; splenic vein　脾静脈

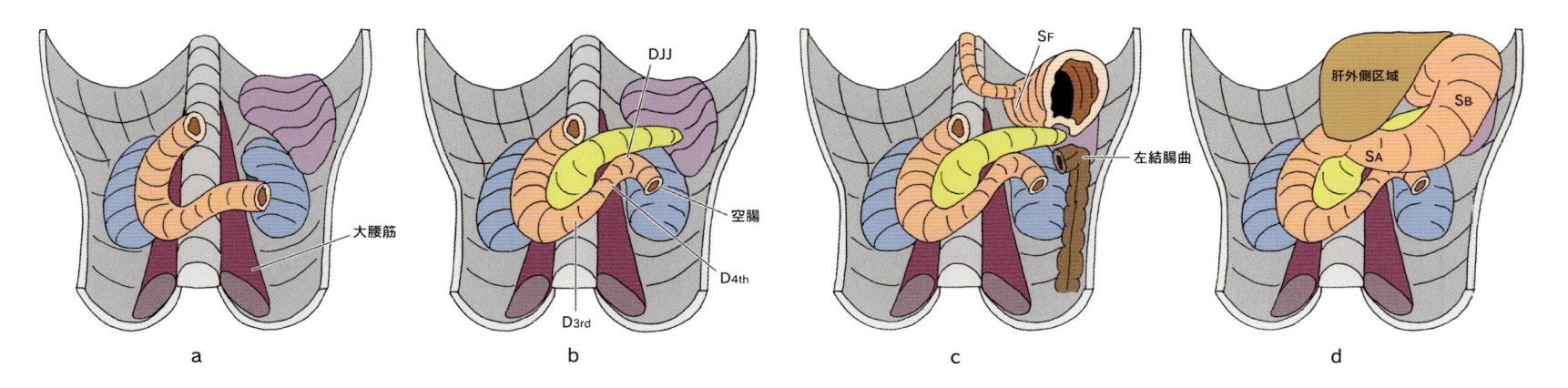

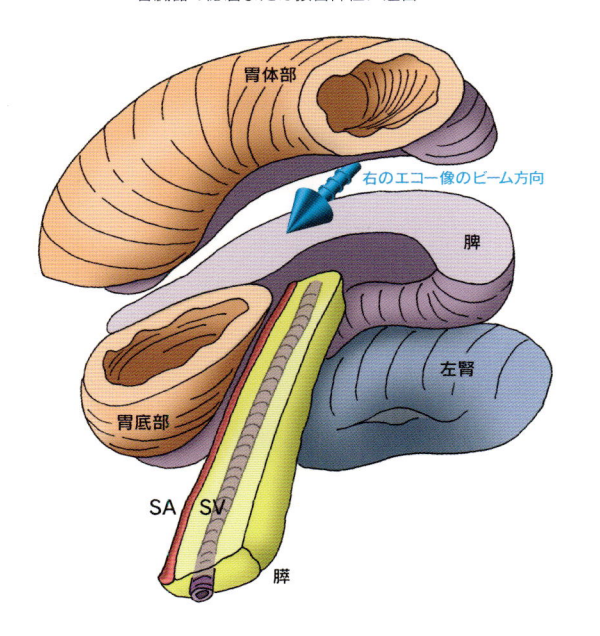

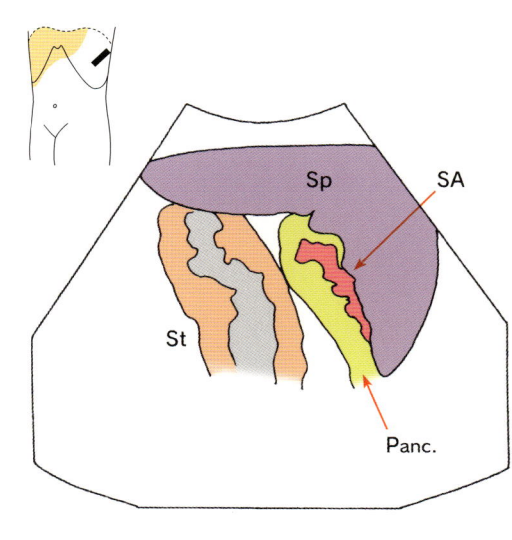

### 左肋間走査

胃内に脱気水を充満すると，左肋間走査で胃底部，膵，脾を描出することができる．胃底部は脾の上に乗るような形で左横隔膜下に存在する．膵尾部はこれより尾側（下方）に位置する．脾門部は前方やや右側を向き，胃底部や膵尾部と接合する．同部位を脾動静脈が走行する．（左のスケッチ図を参照）

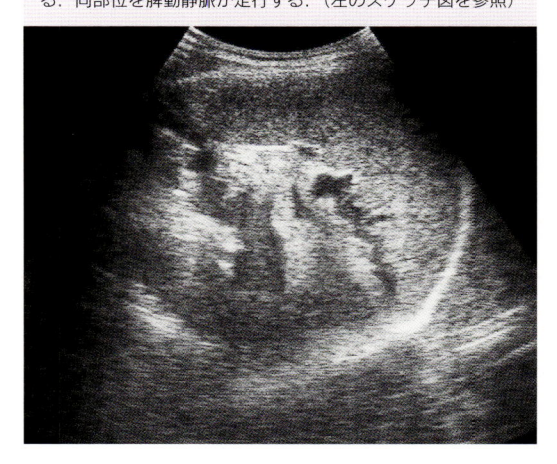

**左上腹部**

## II 臓器のオリエンテーション
# 左上腹部❶

| | |
|---|---|
| 🟥 | 動脈 artery |
| 🟦 | 静脈 vein |
| 🟪 | 門脈 portal vein |
| 🟫 | 肝臓 liver |
| 🟨 | 膵臓 pancreas |
| 🟩 | 胆嚢 gallbladder |
| 🟩 | 胆管 bile duct |
| 🟪 | 脾臓 spleen |
| 🟦 | 腎臓 kidney |
| 🟧 | 副腎 adrenal gland |
| 🟧 | 胃 stomach |
| 🟧 | 食道 esophagus |
| 🟨 | 小腸 small intestine |
| 🟫 | 大腸 colon |

**左肋間走査**

　吸気時に脾を音響窓として腎が描出される．この走査では下行結腸が横断されているが，プローブを振り上げるか，これより1肋間上げると，エコー❸のごとく胃底部が描出される．なお，後方は，肺内ガスのためにしばしば描出が不良となる．

　脾の大きさは正常者でもさまざまで，小さいものは腎と接する範囲が狭いため（右図参照），このような画像は得られない．

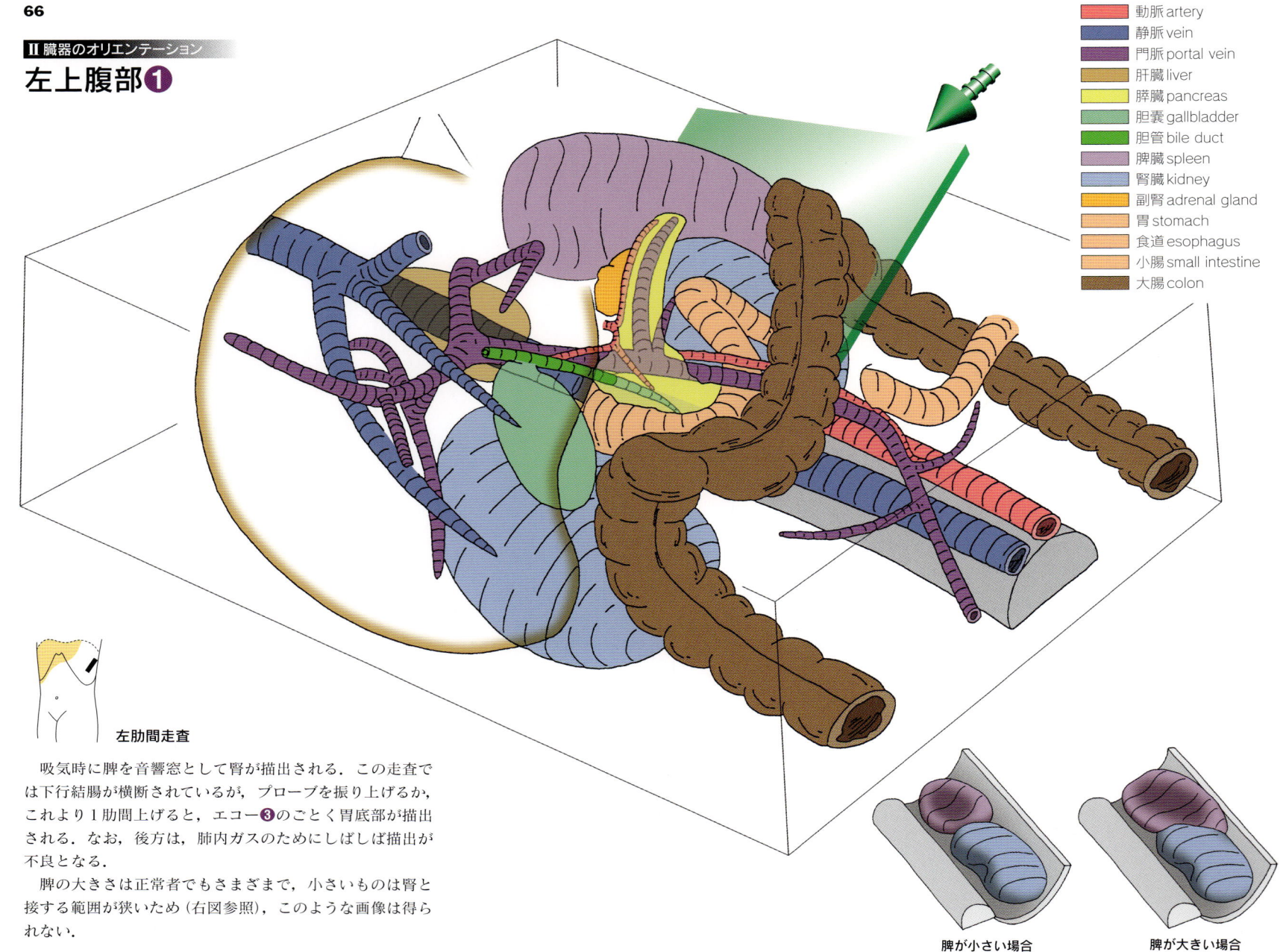

脾が小さい場合　　　脾が大きい場合

LKid. ; left kidney　左腎
SMA ; superior mesenteric artery　上腸間膜動脈
SMV ; superior mesenteric vein　上腸間膜静脈
Sp ; spleen　脾臓

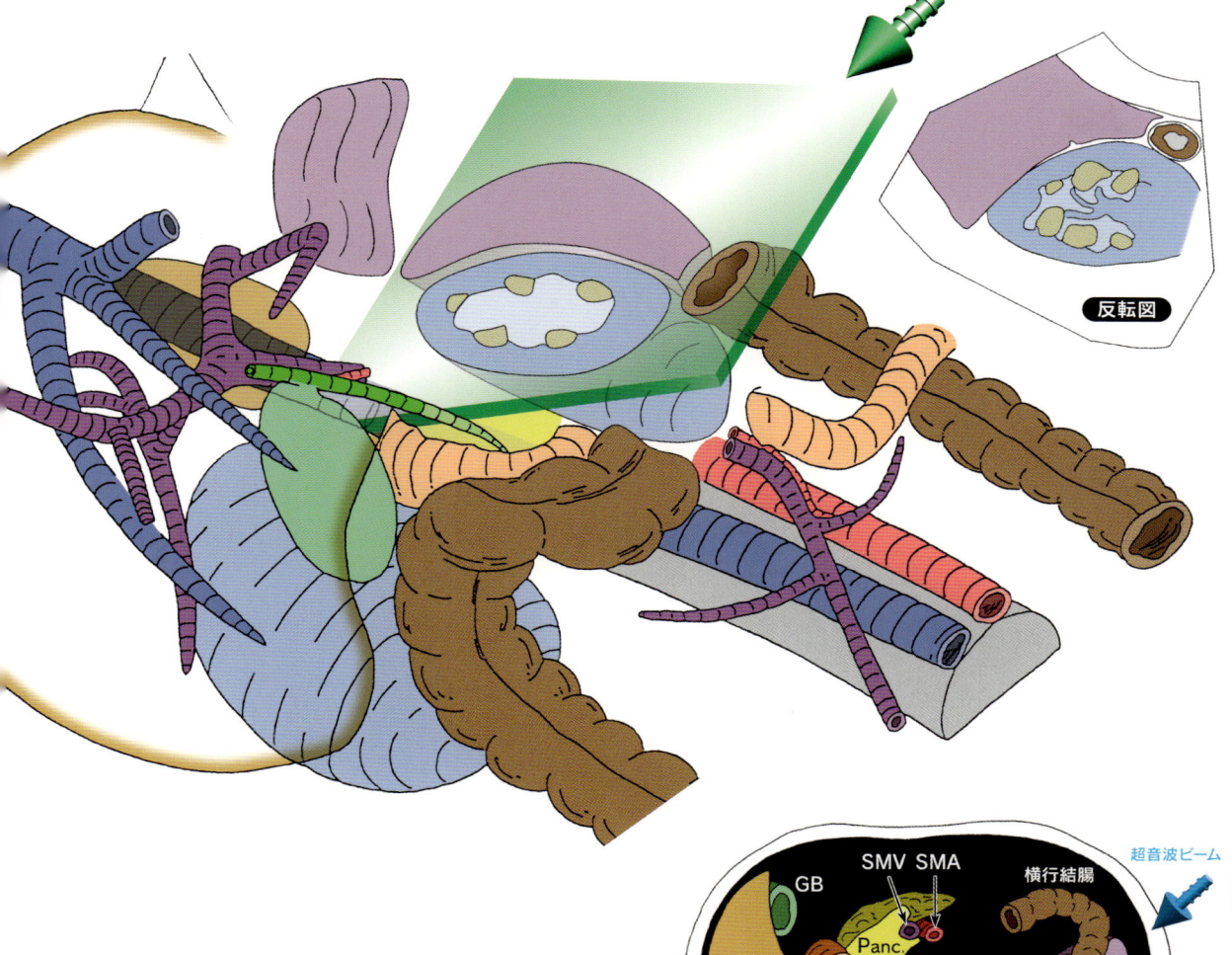

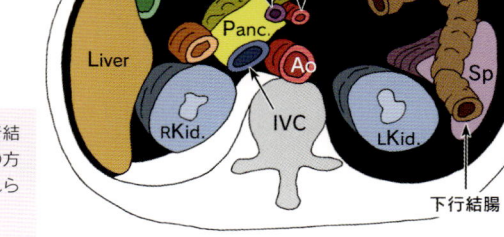

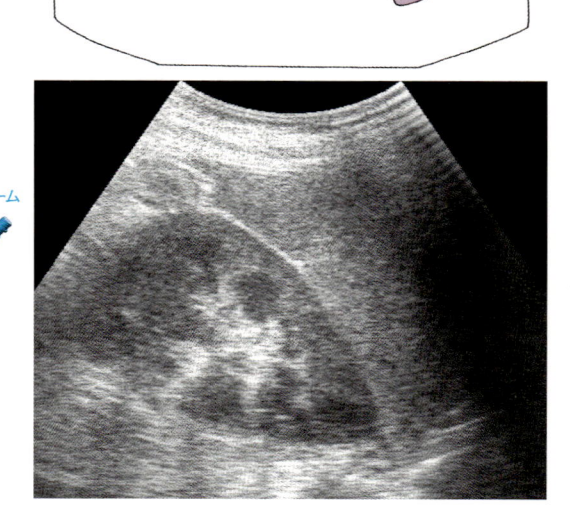

❶

反転図

SMV SMA　横行結腸
GB
Panc.
Liver
Ao
RKid.
IVC
LKid.
Sp
超音波ビーム
下行結腸

LKid.
Sp

左腎の左側を下行結腸が走行し，横行結腸はこれより前方に位置する．矢印の方向に超音波ビームを入射すると，これらの頭側に脾が描出される．

左上腹部

## II 臓器のオリエンテーション
# 左上腹部 ❷

| | |
|---|---|
| ■ | 動脈 artery |
| ■ | 静脈 vein |
| ■ | 門脈 portal vein |
| ■ | 肝臓 liver |
| ■ | 膵臓 pancreas |
| ■ | 胆嚢 gallbladder |
| ■ | 胆管 bile duct |
| ■ | 脾臓 spleen |
| ■ | 腎臓 kidney |
| ■ | 副腎 adrenal gland |
| ■ | 胃 stomach |
| ■ | 食道 esophagus |
| ■ | 小腸 small intestine |
| ■ | 大腸 colon |

**左上腹部縦走査**

　左上腹部にプローブを縦に置き，被検者正中側に軽く振ると，前ページのエコー❶に類似した縦断面像となる．通常，結腸内ガスのために腎の描出は不良となるが，下行結腸の位置の確認ができる．下行結腸の病変の検索にも重要な走査である．

　また，プローブを側腹部に縦に置き，被検者正中側に向かって超音波ビームを送ると，左腎の腎門部，腎動静脈が描出される（エコー❷'）．さらに背側より走査すると，結腸ガスの影響を受けずに腎を描出することができる．

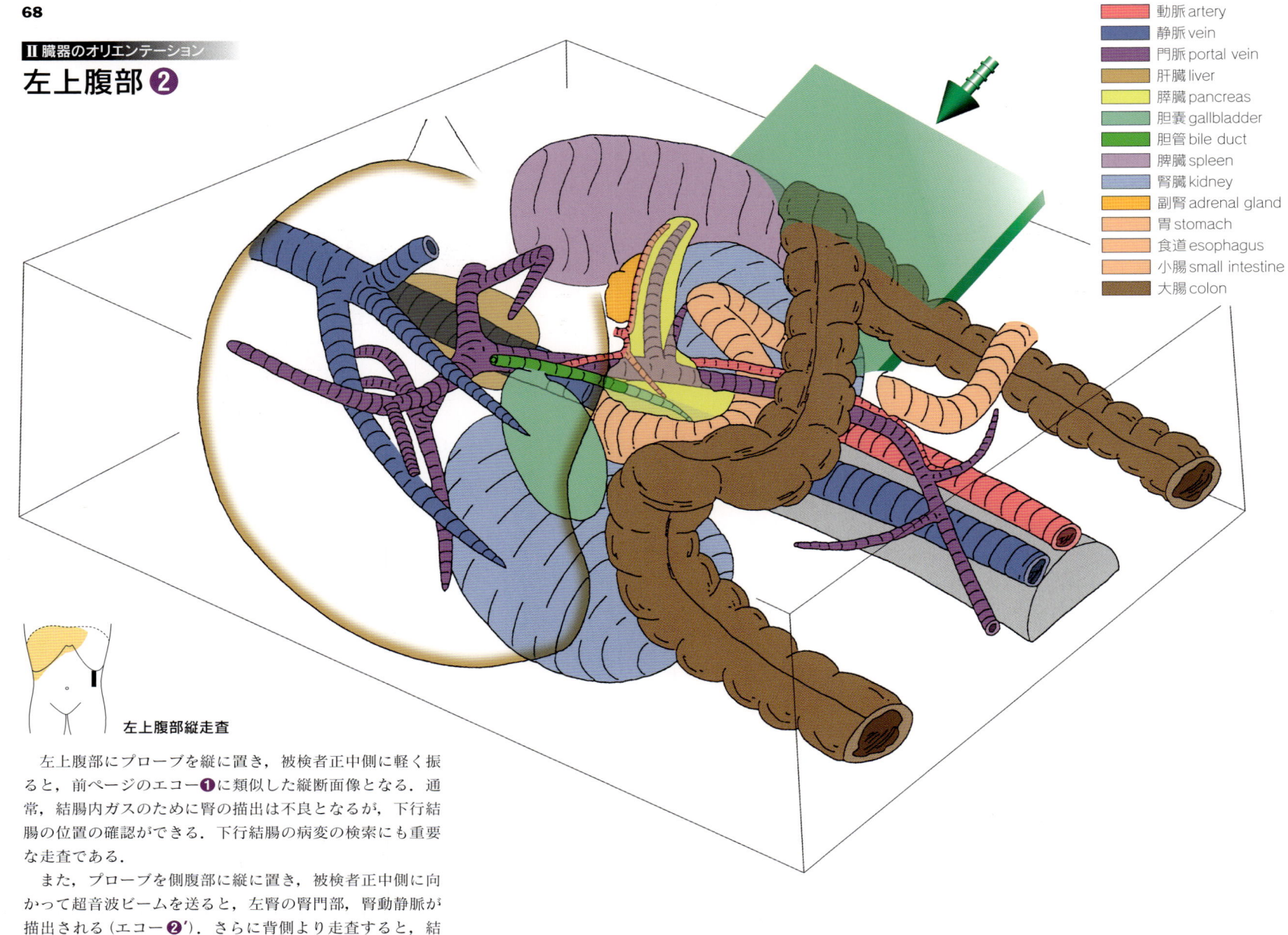

LKid. ; left kidney 左腎
Sp ; spleen 脾臓

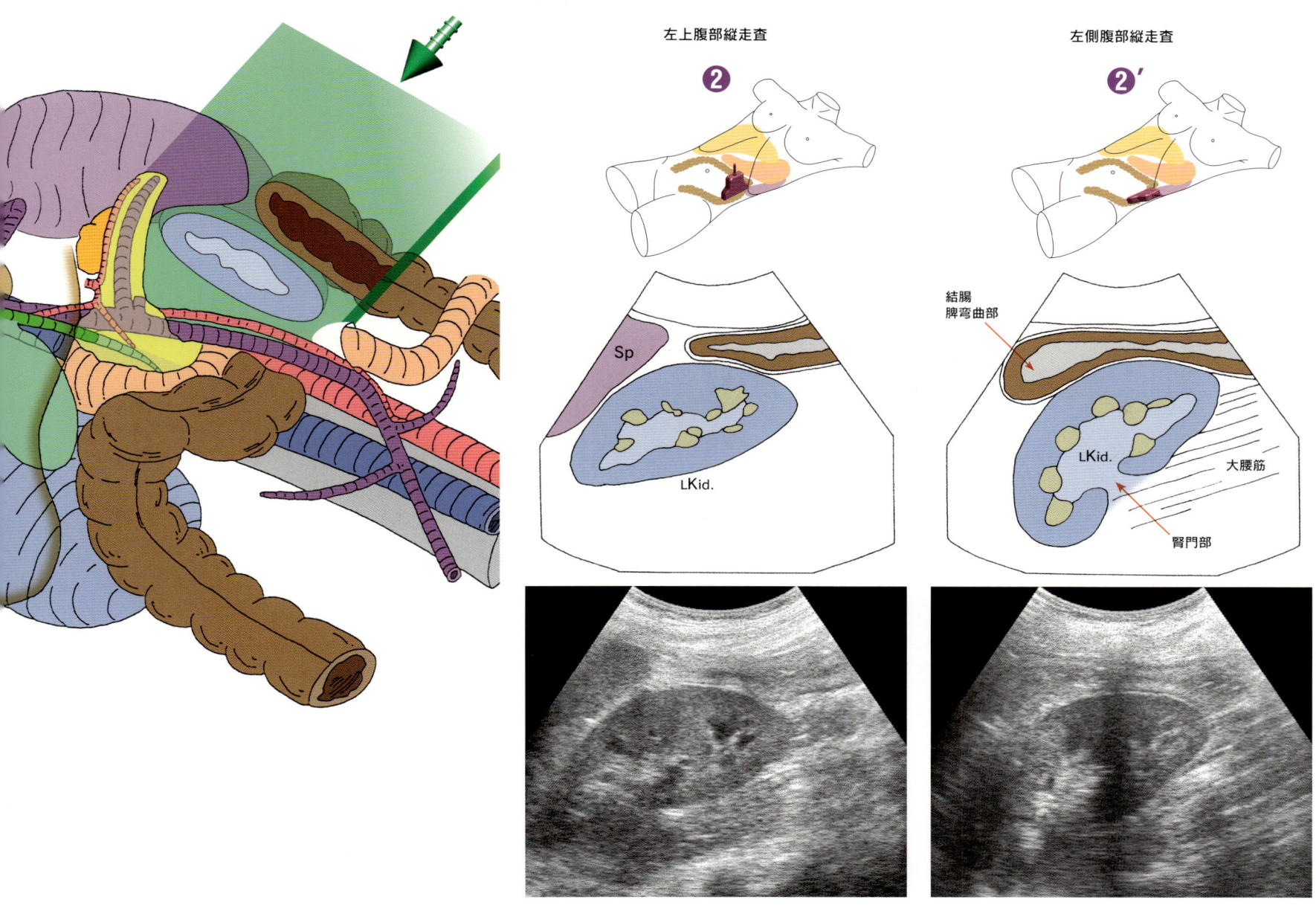

左上腹部縦走査 ❷

左側腹部縦走査 ❷′

結腸
脾弯曲部

大腰筋

腎門部

左上腹部

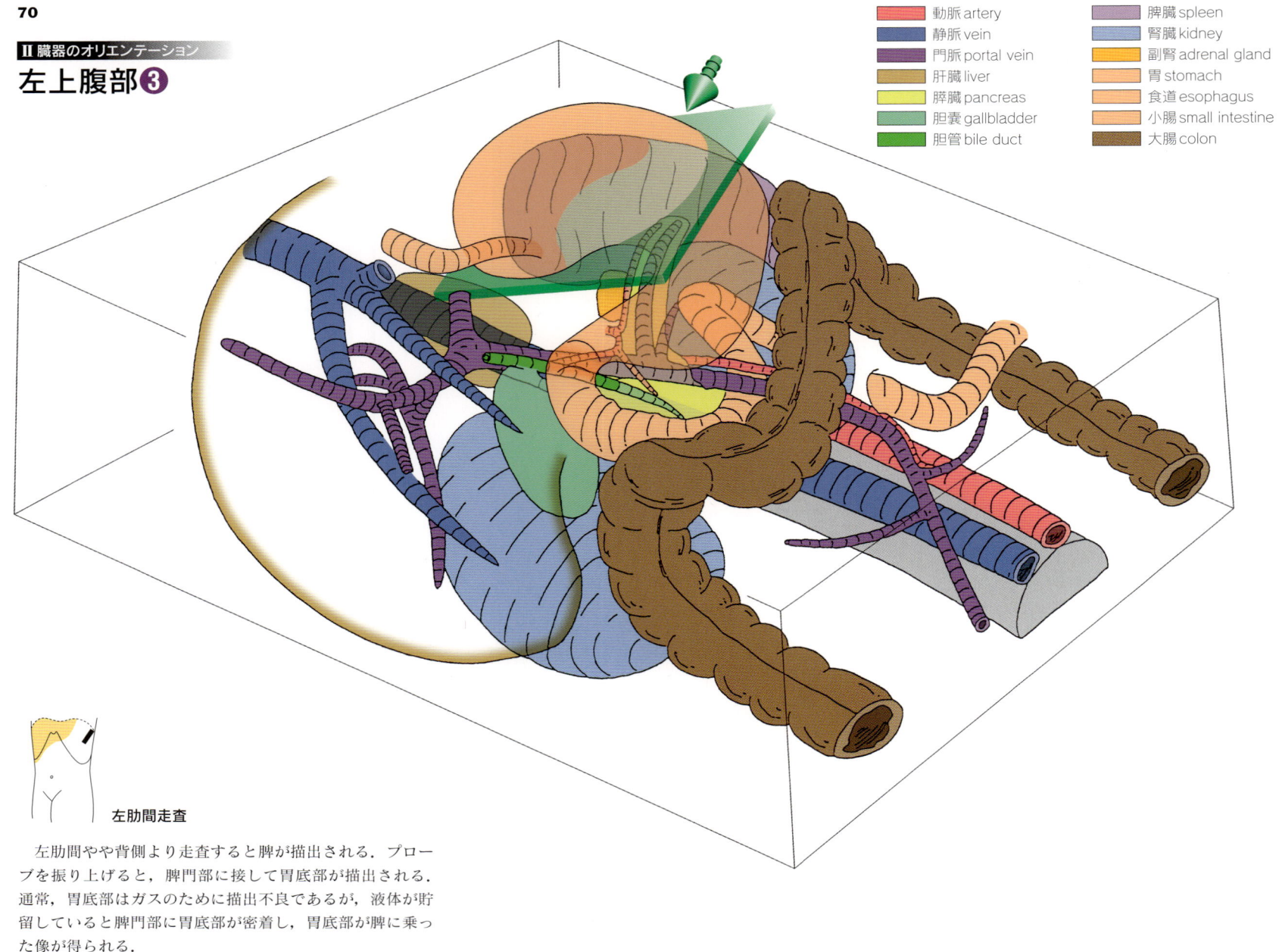

# II 臓器のオリエンテーション
## 左上腹部 ❸

| | |
|---|---|
| 動脈 artery | 脾臓 spleen |
| 静脈 vein | 腎臓 kidney |
| 門脈 portal vein | 副腎 adrenal gland |
| 肝臓 liver | 胃 stomach |
| 膵臓 pancreas | 食道 esophagus |
| 胆嚢 gallbladder | 小腸 small intestine |
| 胆管 bile duct | 大腸 colon |

**左肋間走査**

　左肋間やや背側より走査すると脾が描出される．プローブを振り上げると，脾門部に接して胃底部が描出される．通常，胃底部はガスのために描出不良であるが，液体が貯留していると脾門部に胃底部が密着し，胃底部が脾に乗った像が得られる．

S_B ; stomach, body　胃体部
S_F ; stomach, fornix　胃底部
Sp ; spleen　脾臓

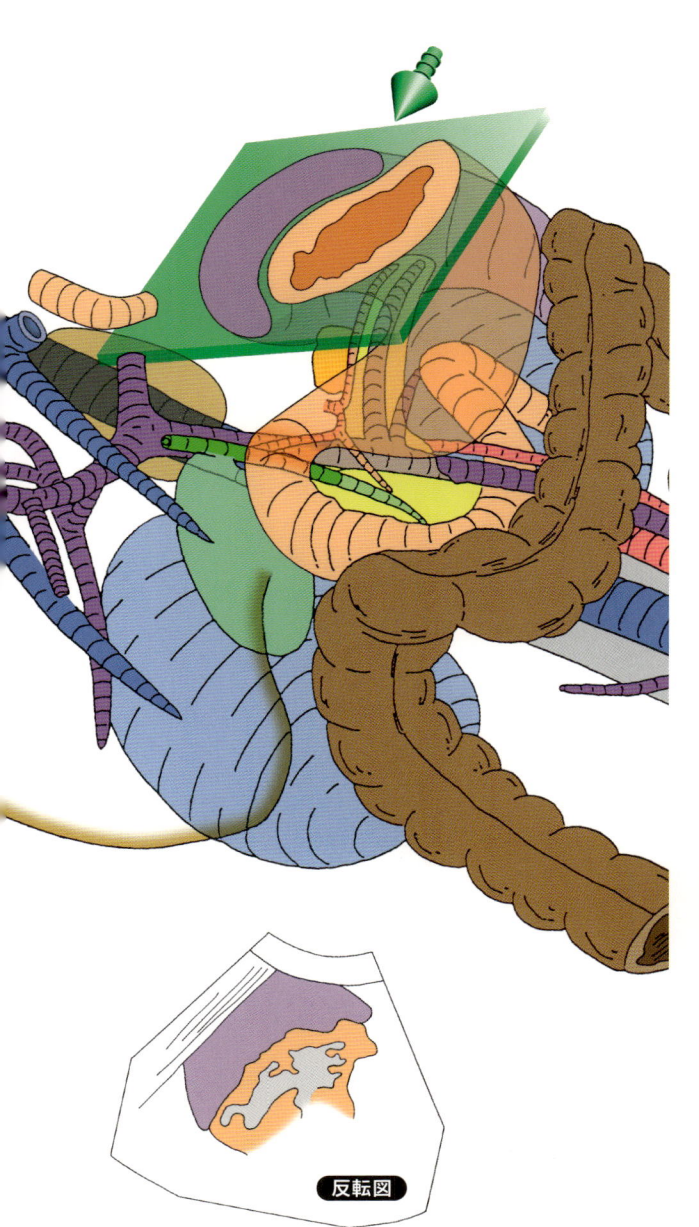

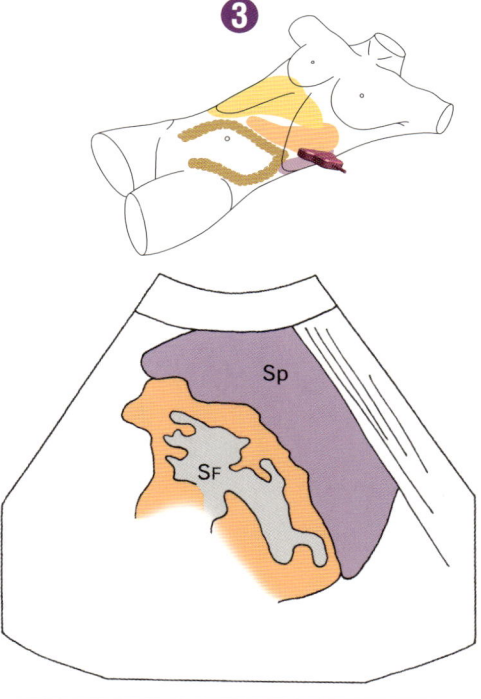

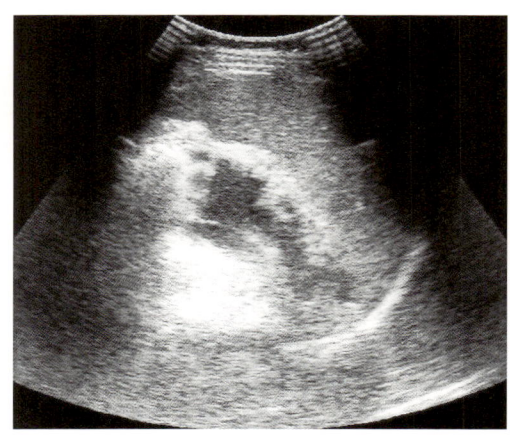

エコースケッチを120度右回転したものを，下のCTスケッチと対比して見て欲しい．CTスケッチの矢印の方向に超音波ビームを送ると，胃底部が脾の上に乗った像が得られる．背側からは矢印Bのごとく振り上げ，側方からは矢印Aのごとく水平に走査する．なお，後方には肺内ガスによる超音波の不透過像がみられる．

このような立体的位置関係を理解することにより，胃内ガスを避けて膵尾部を描出することができる．エコー❹に示すように，実際にほとんどの症例で膵尾部を検索することが可能である．

――敵（ガス）を知らねば，攻められない．
――ここまでと思えば，奥行きを知らずに終わる．
――大を知って，小が完了する．

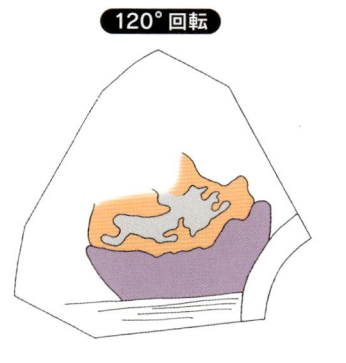

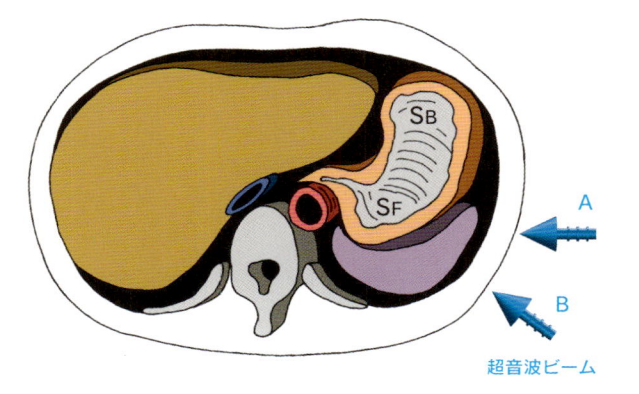

左上腹部

## II 臓器のオリエンテーション
# 左上腹部 ❹

| | |
|---|---|
| ■ 動脈 artery | ■ 脾臓 spleen |
| ■ 静脈 vein | ■ 腎臓 kidney |
| ■ 門脈 portal vein | ■ 副腎 adrenal gland |
| ■ 肝臓 liver | ■ 胃 stomach |
| ■ 膵臓 pancreas | ■ 食道 esophagus |
| ■ 胆囊 gallbladder | ■ 小腸 small intestine |
| ■ 胆管 bile duct | ■ 大腸 colon |

**左肋間走査**

　左肋間やや背側より脊椎前方に向けて走査すると，脾が描出される．前ページのエコー❸よりやや尾側をスキャンしている．膵は長軸方向に描出され，脾動静脈が見えている．周囲に脂肪が多いため画像が鮮明でないこともあるが，必ず膵尾部を描出することのできる部位がある．

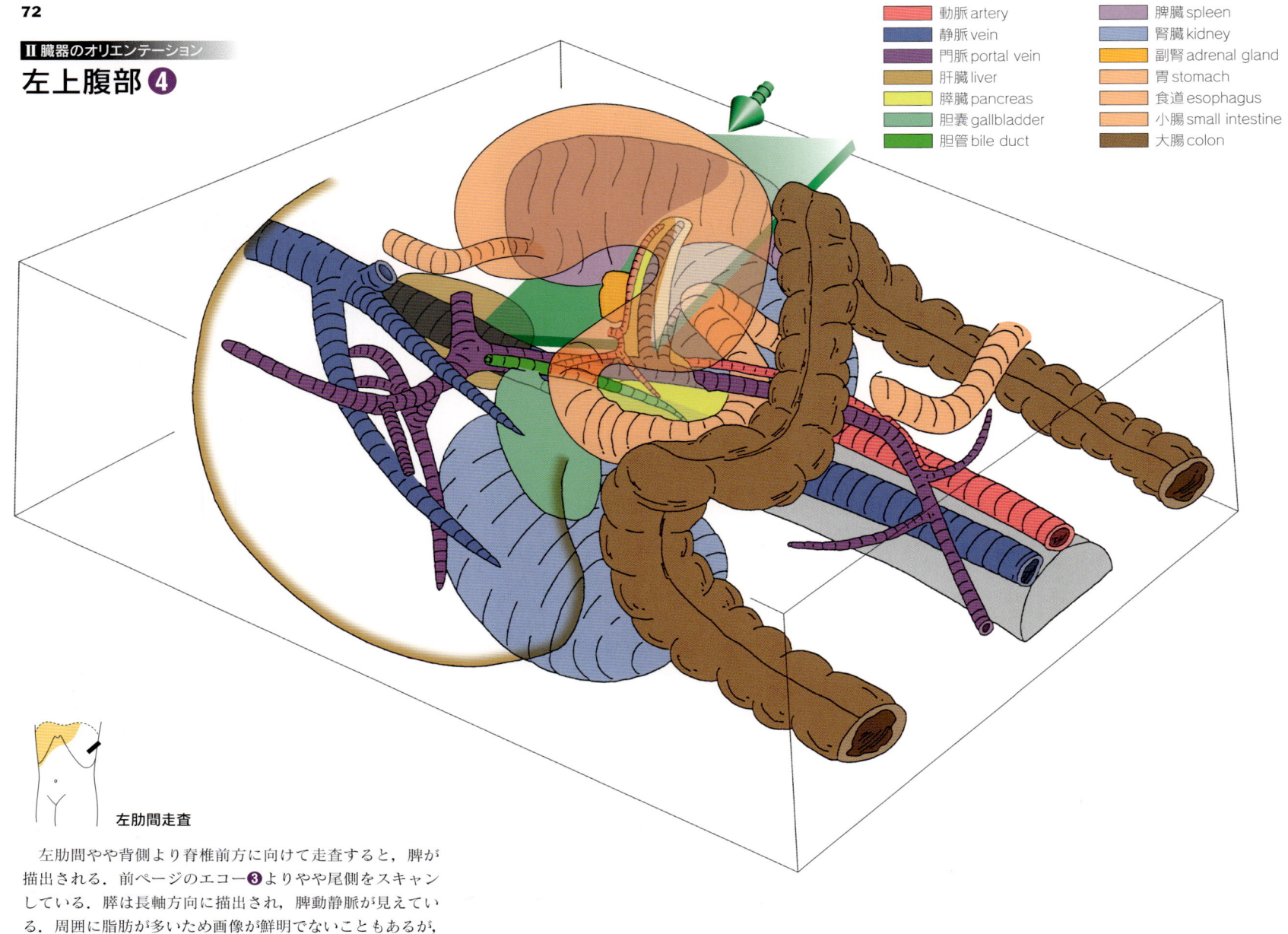

LKid. ; left kidney 左腎
Panc. ; pancreas 膵臓
SA ; splenic artery 脾動脈
Sp ; spleen 脾臓
St ; stomach 胃
SV ; splenic vein 脾静脈

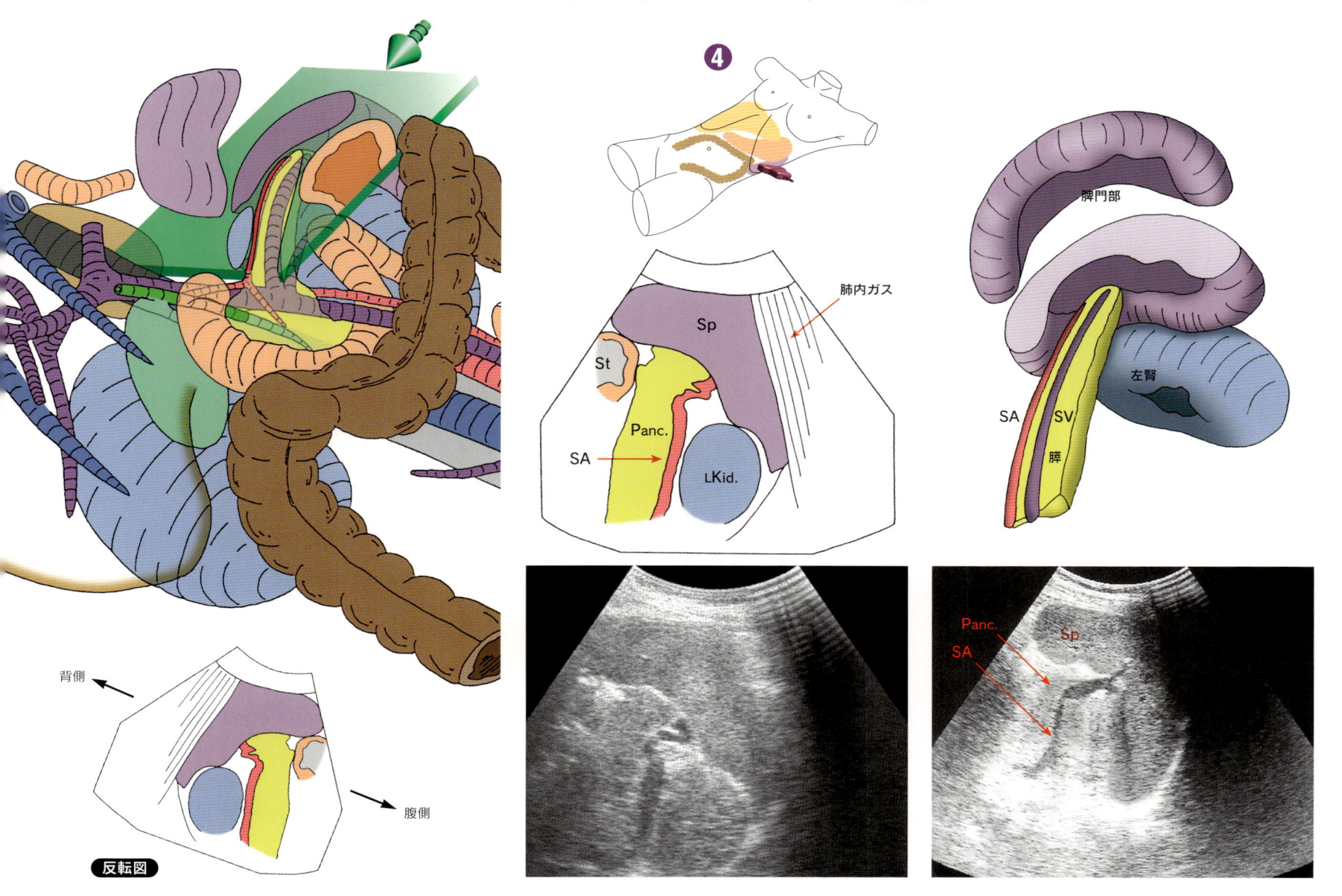

❹

肺内ガス
Sp
St
Panc.
SA
LKid.

背側
腹側
反転図

脾門部
左腎
SA  SV
膵

Panc.  Sp
SA

左上腹部

## II 臓器のオリエンテーション
# 左上腹部 ❺

| 色 | 名称 |
|---|---|
| ■ | 動脈 artery |
| ■ | 静脈 vein |
| ■ | 門脈 portal vein |
| ■ | 肝臓 liver |
| ■ | 膵臓 pancreas |
| ■ | 胆嚢 gallbladder |
| ■ | 胆管 bile duct |
| ■ | 脾臓 spleen |
| ■ | 腎臓 kidney |
| ■ | 副腎 adrenal gland |
| ■ | 胃 stomach |
| ■ | 食道 esophagus |
| ■ | 小腸 small intestine |
| ■ | 大腸 colon |

**上腹部正中縦走査**

上腹部正中より被検者の左斜め後方に向かって超音波ビームを送っている．膵の長軸に沿った断面であるため，膵の上方（頭側）を走行する脾動脈と膵の背面を走行する脾静脈が描出される．この超音波ビームは脊椎の前面を通り，さらに後腹膜腔まで達しているので，脊椎より低い位置にある左腎が描出されている．

この臓器スケッチは被検者の右斜め上方より見て描いたもので，各臓器の頭側面が手前に見えている．

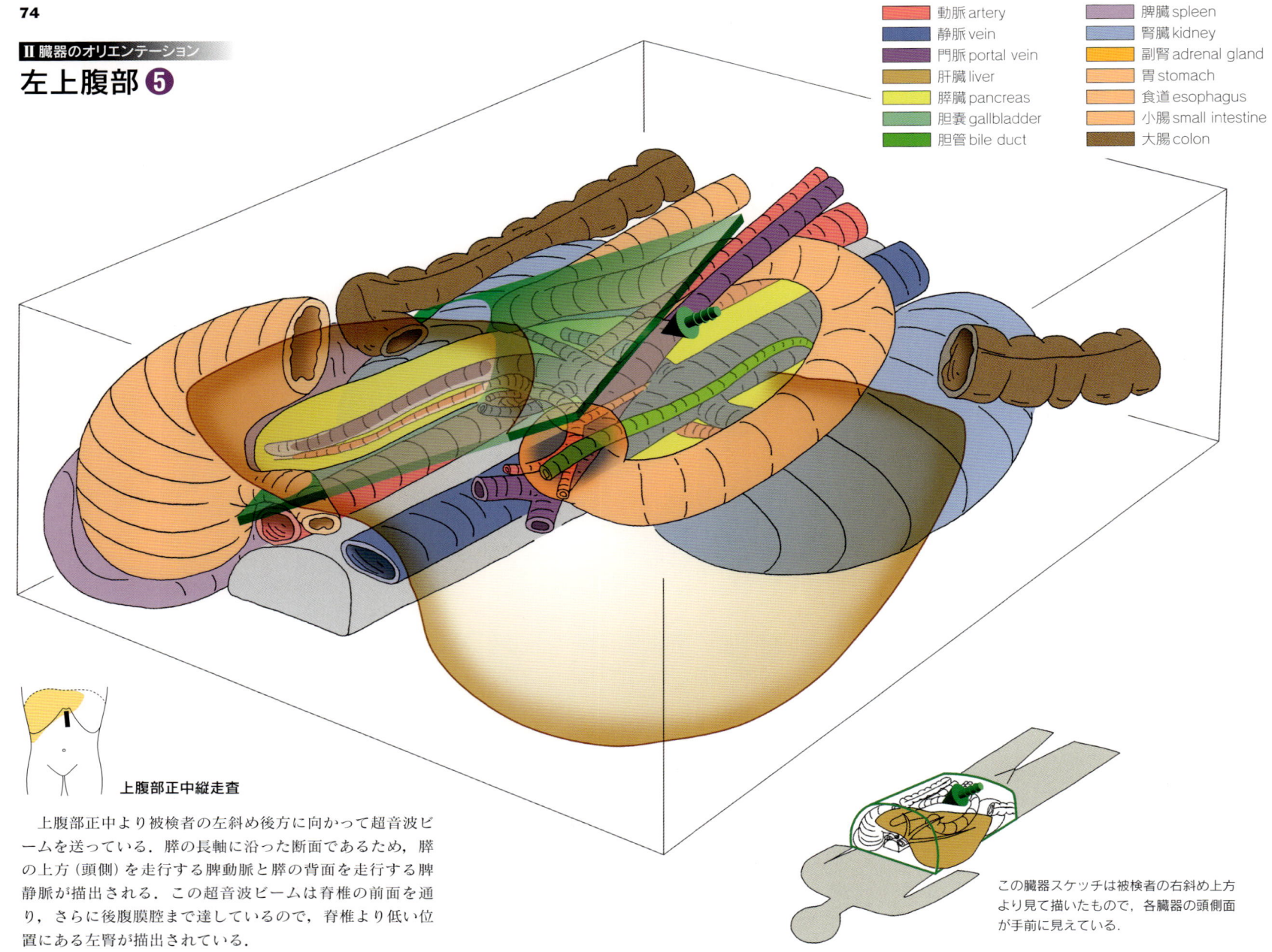

Eso ; esophagus 食道　　SA ; splenic artery 脾動脈
LKid. ; left kidney 左腎　　St ; stomach 胃
Panc. ; pancreas 膵臓　　SV ; splenic vein 脾静脈

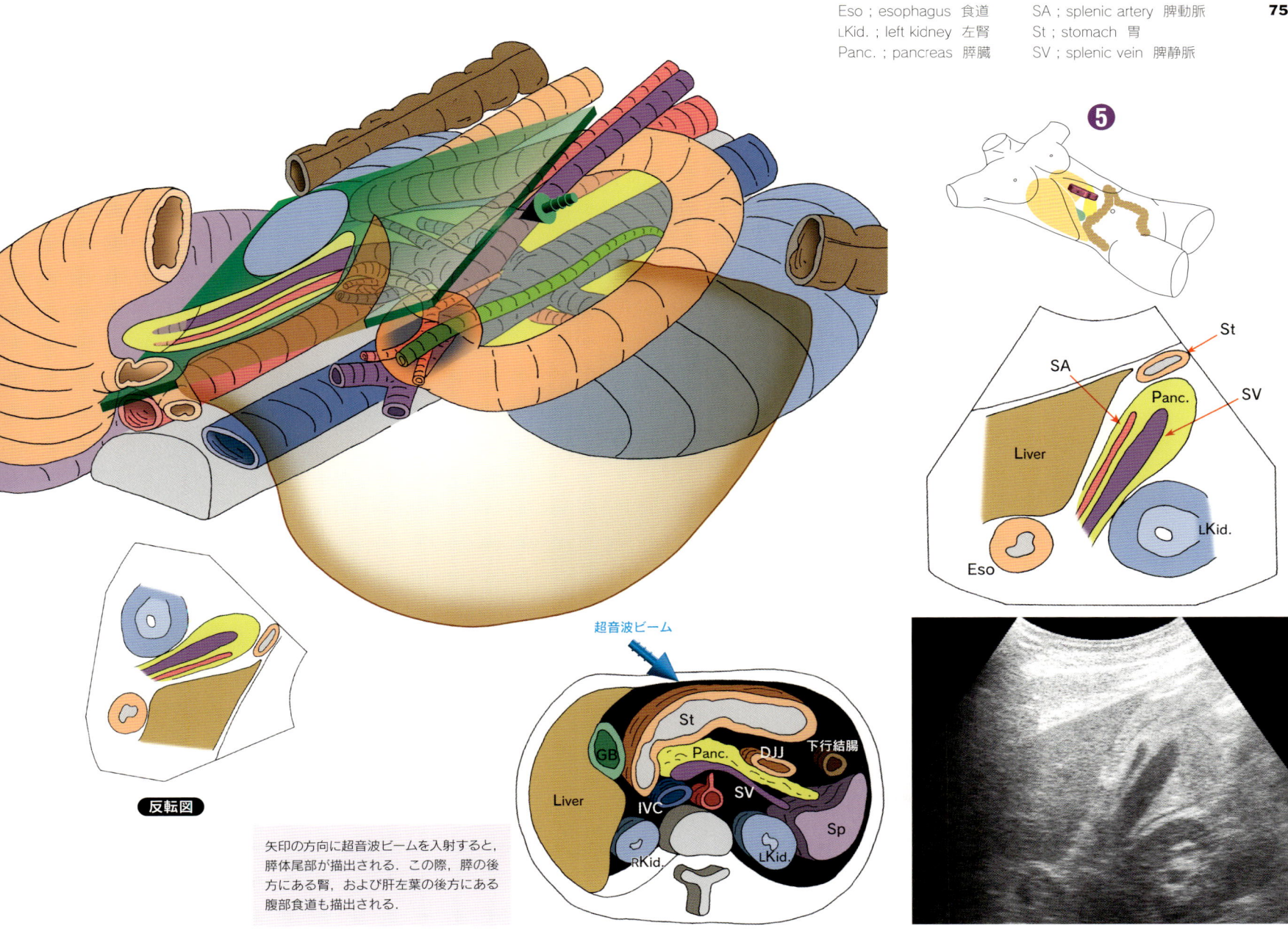

75

❺

矢印の方向に超音波ビームを入射すると，膵体尾部が描出される．この際，膵の後方にある腎，および肝左葉の後方にある腹部食道も描出される．

反転図

超音波ビーム

左上腹部

下行結腸

## II 臓器のオリエンテーション
## 左上腹部 ❻

| | |
|---|---|
| ■ 動脈 artery | ■ 脾臓 spleen |
| ■ 静脈 vein | ■ 腎臓 kidney |
| ■ 門脈 portal vein | ■ 副腎 adrenal gland |
| ■ 肝臓 liver | ■ 胃 stomach |
| ■ 膵臓 pancreas | ■ 食道 esophagus |
| ■ 胆嚢 gallbladder | ■ 小腸 small intestine |
| ■ 胆管 bile duct | ■ 大腸 colon |

**上腹部正中縦走査**

上腹部正中より被検者の左側に向かって超音波ビームを送っている．必ずしも見える断面ではないが，解剖を取得する上で有用な走査である．肝が音響窓となって大動脈，左腎および大腰筋が描出されているが，通常は胃内ガスのために見えにくい．膵は下大静脈前面にある部位が描出されている．

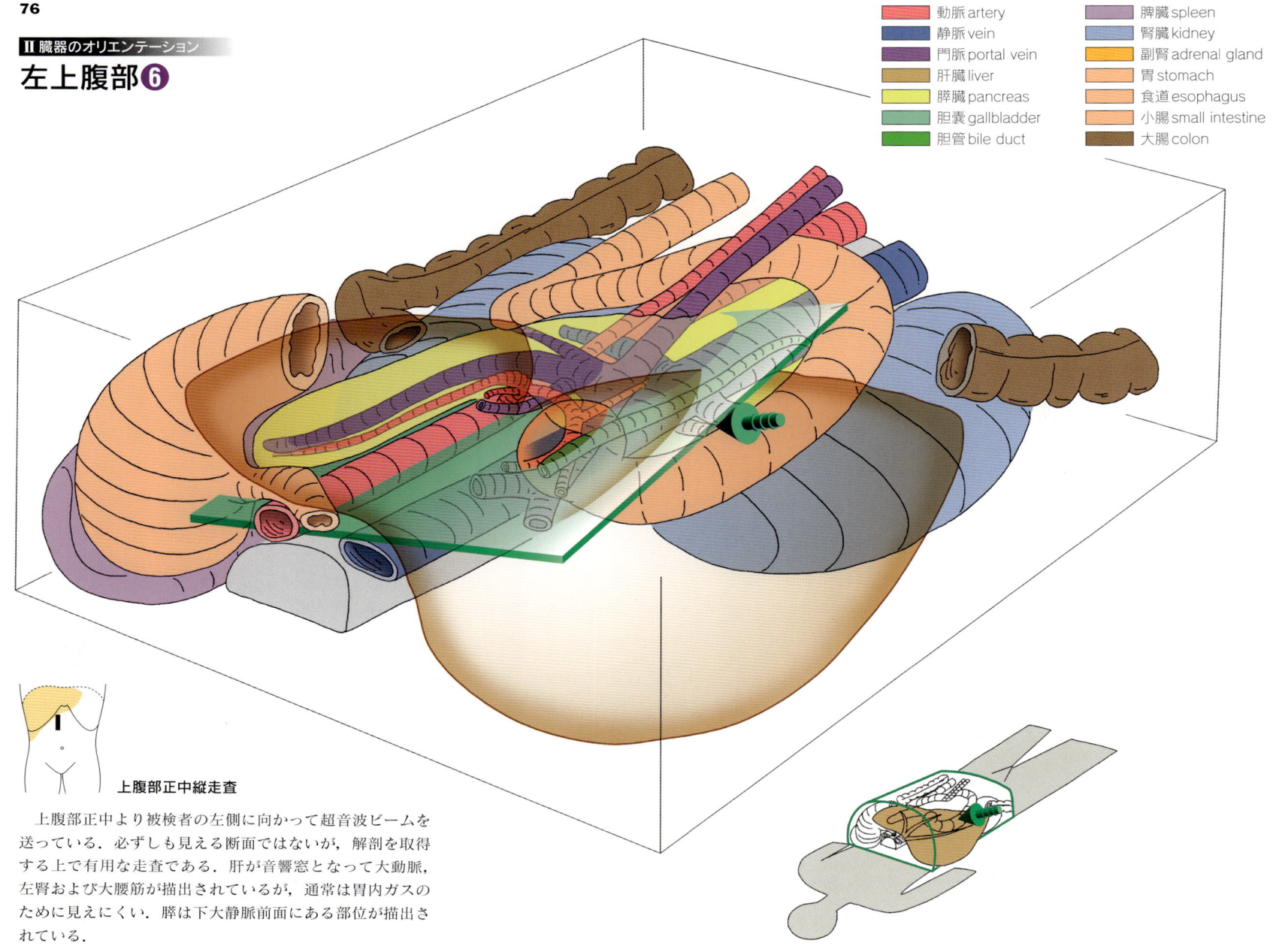

| | | | |
|---|---|---|---|
| Ao ; aorta 大動脈 | | S<sub>B</sub> ; stomach, body 胃体部 | |
| D3rd ; 十二指腸第3部 | | S<sub>F</sub> ; stomach, fornix 胃底部 | |
| LKid. ; left kidney 左腎 | | Sp ; spleen 脾臓 | |
| Panc. ; pancreas 膵臓 | | St ; stomach 胃 | |

❻

左上腹部

反転図

正中より左上腹部を見た矢状面のスケッチ（脊椎は除いてある）．これとエコー像が非常に類似していることがわかる．
（矢状面の詳細は45ページ参照）

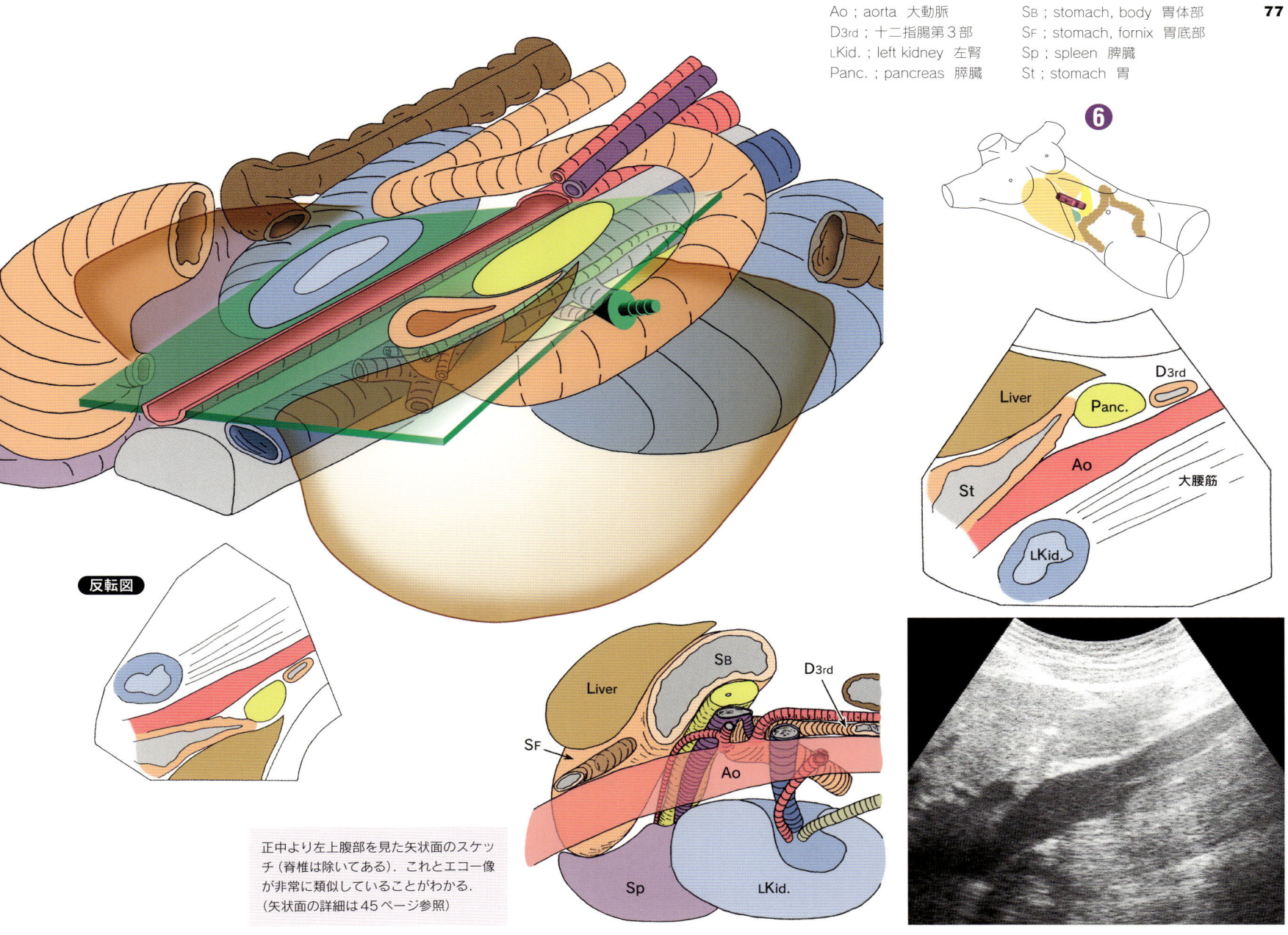

## II 臓器のオリエンテーション
# 左上腹部 ❼

| | |
|---|---|
| 動脈 artery | 脾臓 spleen |
| 静脈 vein | 腎臓 kidney |
| 門脈 portal vein | 副腎 adrenal gland |
| 肝臓 liver | 胃 stomach |
| 膵臓 pancreas | 食道 esophagus |
| 胆嚢 gallbladder | 小腸 small intestine |
| 胆管 bile duct | 大腸 colon |

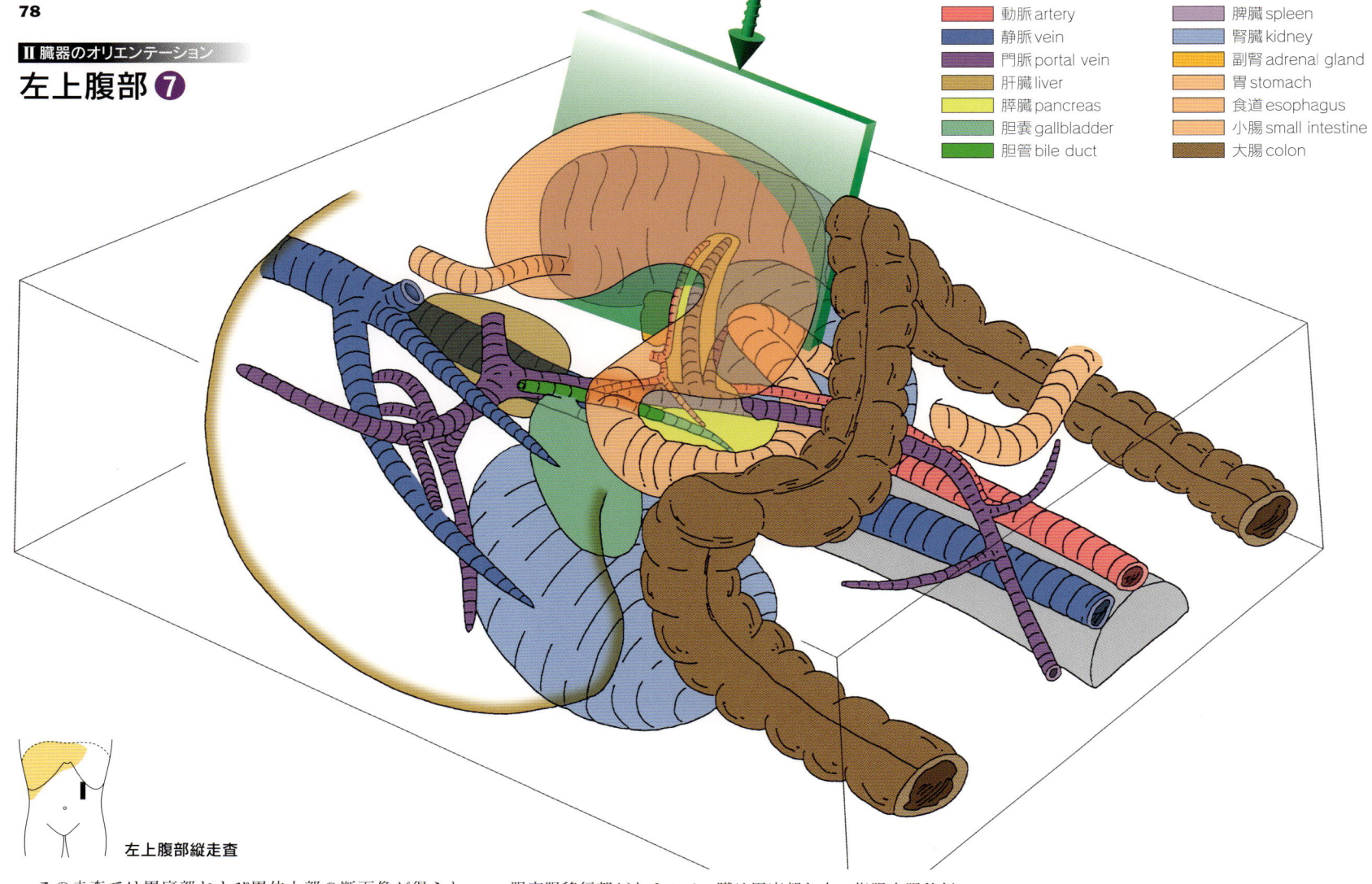

**左上腹部縦走査**

　この走査では胃底部および胃体上部の断面像が得られる．胃内にガスが少ないか，液体が貯留していないと描出はできないが，習熟すればガスのみで位置関係を把握することができる．

　胃底部は膵より上方（頭側）に位置する．このため断面図では胃底部，膵が並ぶ．また，膵より下方（尾側）に十二指腸空腸移行部があるので，膵は胃底部と十二指腸空腸移行部にはさまれるように存在する．十二指腸空腸移行部は実際にはガス像として見られるが，知識をもって描出すれば容易にわかるものである．この立体的な解剖を知ることは描出しにくい超音波画像を解析するだけでなく，消化管造影の理解にも大いに役に立つ．

DJJ ; duodeno-jejunal junction
　十二指腸空腸移行部
Eso ; esophagus　食道
Panc. ; pancreas　膵臓
S$_B$ ; stomach, body　胃体部
S$_F$ ; stomach, fornix　胃底部

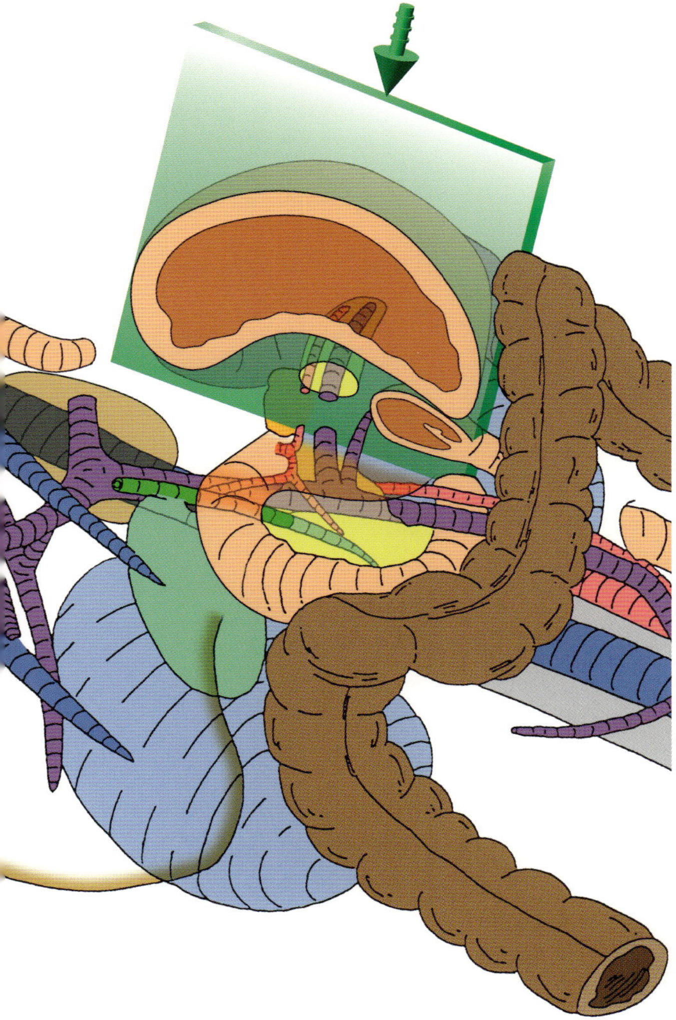

**79**

❼

左上腹部

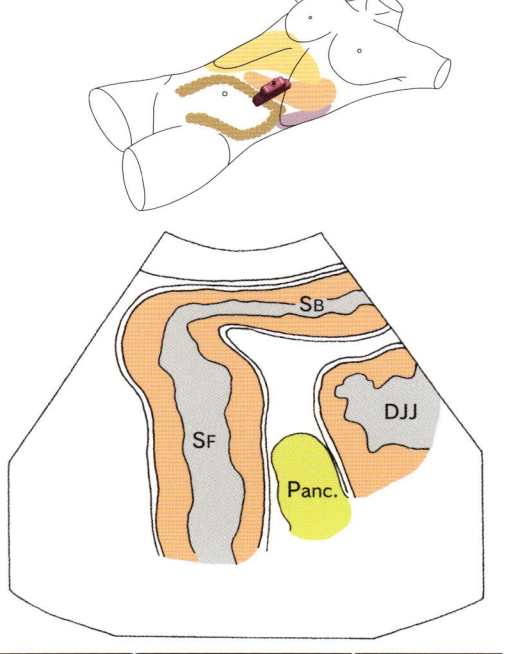

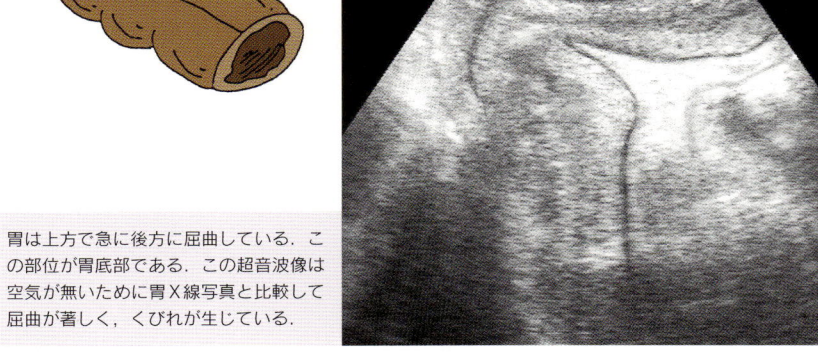

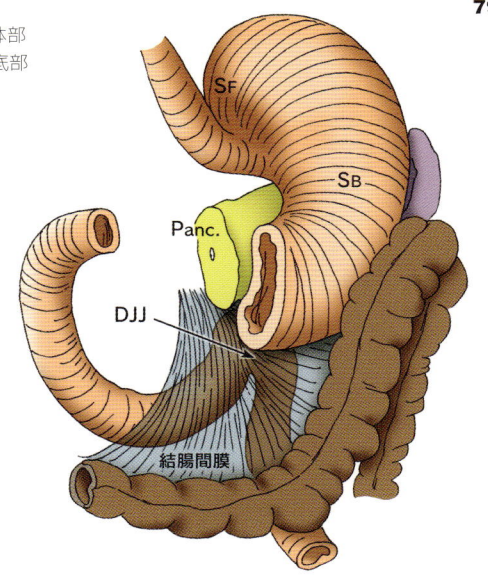

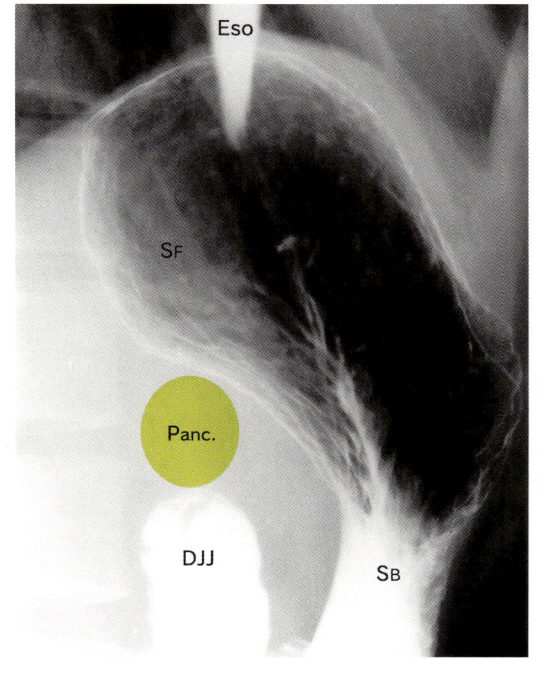

胃は上方で急に後方に屈曲している．この部位が胃底部である．この超音波像は空気が無いために胃X線写真と比較して屈曲が著しく，くびれが生じている．

## II 臓器のオリエンテーション

# 肝臓　肝区域

　肝はRex-Cantlie線（中肝静脈と胆囊を結ぶ平面）によって右葉と左葉に分けられる．左葉は鎌状間膜によって内側区域と外側区域に分けられる．右葉は右肝静脈の走行する平面によって前区域と後区域に分けられる．この中肝静脈および右肝静脈によって分けられる3区域，すなわち肝左葉，肝前区域，肝後区域は，ほぼ同じ大きさである．

### 流入血管

　肝への流入血管は，肝血流量の約25％を占める肝動脈と，肝血流量の約75％を占める門脈の2つである．門脈は主に消化管からの血流を集め，肝門から肝に流入する．門脈は右枝と左枝（第1次分枝）に分岐し，右枝は前区域枝と後区域枝（第2次分枝）に分かれる．前区域，後区域をそれぞれの枝が栄養することになる．左枝は横走部からumbilical portion（第2次分枝）となる．この枝が肝外側区域および内側区域を栄養する．

### 流出血管

　肝からの流出血管には，肝右葉前区域と後区域の間を走行する右肝静脈，肝右葉と左葉の間を走行する中肝静脈（Rex-Cantlie線を含む平面），肝外側区域を走行する左肝静脈の3つの主幹肝静脈がある．

### 肝内胆管

　下のスケッチ図には肝内胆管は描かれていないが，門脈に接して走行する．肝内胆管は前区域枝と後区域枝が共通幹を形成して右肝管となり左肝管と合流する走行が最も多いが，前区域枝，後区域枝，左肝管が1箇所で合流するなど，種々の形態がある．

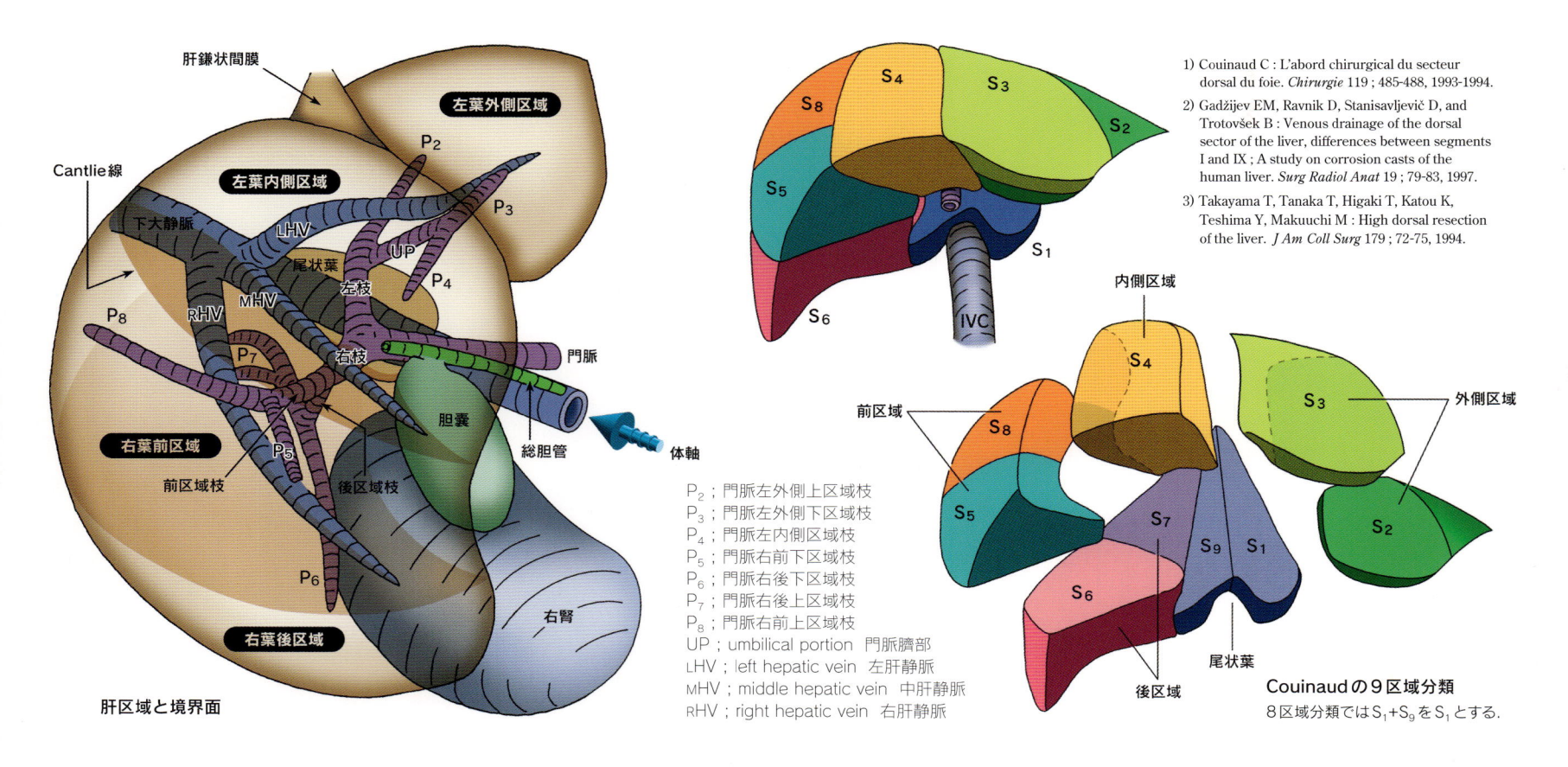

1) Couinaud C : L'abord chirurgical du secteur dorsal du foie. *Chirurgie* 119 ; 485-488, 1993-1994.
2) Gadžijev EM, Ravnik D, Stanisavljevič D, and Trotovšek B : Venous drainage of the dorsal sector of the liver, differences between segments I and IX ; A study on corrosion casts of the human liver. *Surg Radiol Anat* 19 ; 79-83, 1997.
3) Takayama T, Tanaka T, Higaki T, Katou K, Teshima Y, Makuuchi M : High dorsal resection of the liver. *J Am Coll Surg* 179 ; 72-75, 1994.

P$_2$；門脈左外側上区域枝
P$_3$；門脈左外側下区域枝
P$_4$；門脈左内側区域枝
P$_5$；門脈右前下区域枝
P$_6$；門脈右後下区域枝
P$_7$；門脈右後上区域枝
P$_8$；門脈右前上区域枝
UP；umbilical portion　門脈臍部
LHV；left hepatic vein　左肝静脈
MHV；middle hepatic vein　中肝静脈
RHV；right hepatic vein　右肝静脈

**肝区域と境界面**

**Couinaudの9区域分類**
8区域分類ではS$_1$＋S$_9$をS$_1$とする．

## 肝区域

　機能的・構造的にみた場合，肝はRex-Cantlie線によって左右に分けられる．尾状葉も同様にRex-Cantlie線で分けることができる．

　Couinaudの分類[1]は，門脈の分枝によって肝を$S_1$～$S_9$の9区域に分ける．従来より8区域分類が多く用いられてきたが，最近は$S_1$と$S_9$の解剖学的な違いから，9区域分類が多く用いられる．$S_1$と$S_9$では静脈血の肝静脈への流入形態が全く異なり[2]，実際には異なる領域として扱われてきた[3]．■

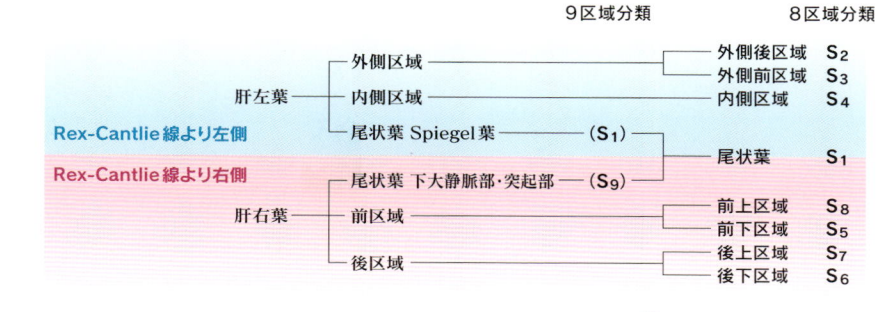

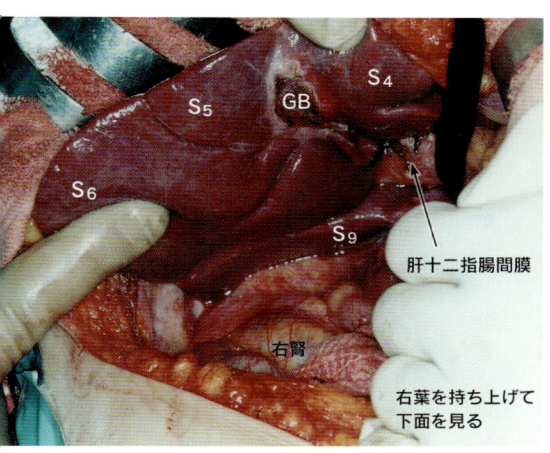

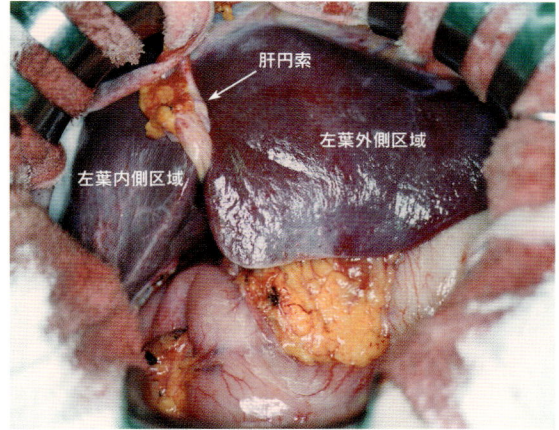

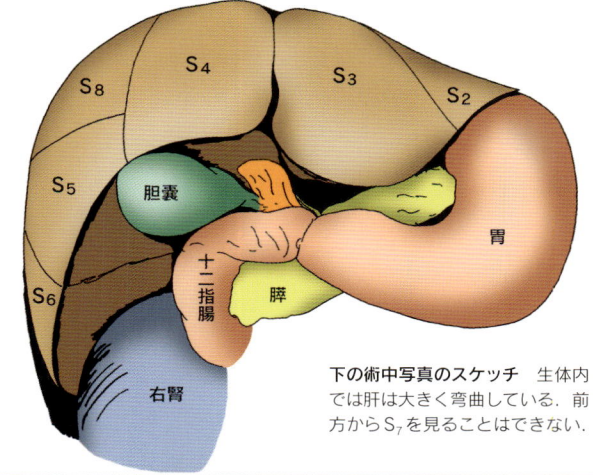

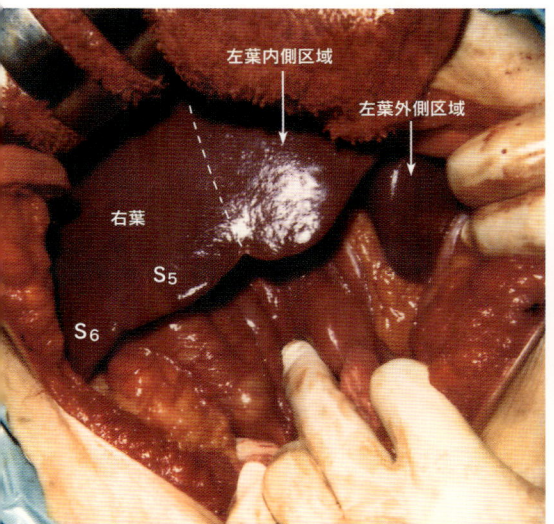

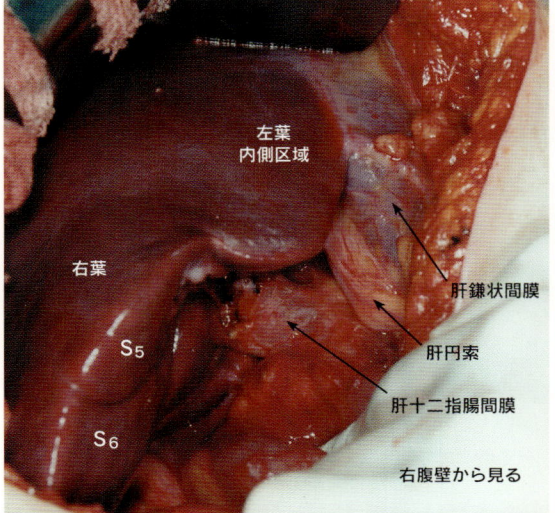

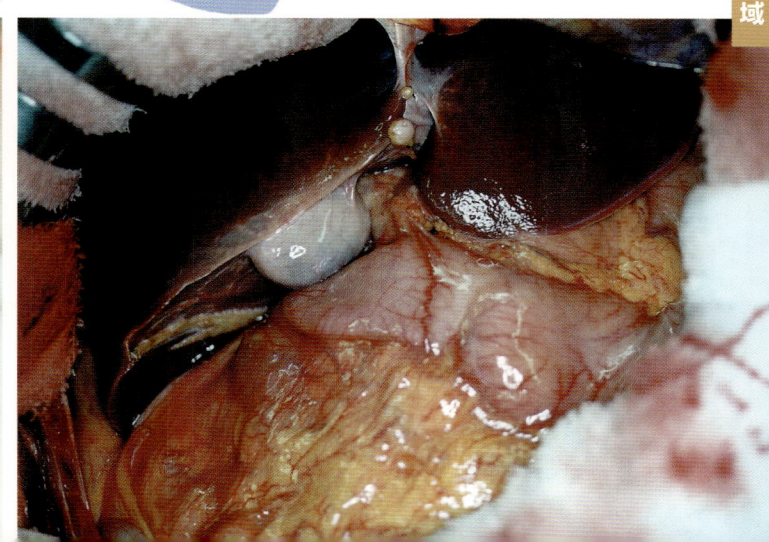

| | 9区域分類 | 8区域分類 | |
|---|---|---|---|
| 肝左葉 | 外側区域 | 外側後区域 | $S_2$ |
| | | 外側前区域 | $S_3$ |
| | 内側区域 | 内側区域 | $S_4$ |
| Rex-Cantlie線より左側 | 尾状葉 Spiegel葉 | ($S_1$) | |
| Rex-Cantlie線より右側 | 尾状葉 下大静脈部・突起部 | ($S_9$) | 尾状葉 $S_1$ |
| 肝右葉 | 前区域 | 前上区域 | $S_8$ |
| | | 前下区域 | $S_5$ |
| | 後区域 | 後上区域 | $S_7$ |
| | | 後下区域 | $S_6$ |

$S_5$　GB　$S_4$
$S_6$
$S_9$　肝十二指腸間膜
右腎
右葉を持ち上げて下面を見る

肝円索
左葉内側区域　左葉外側区域

$S_8$　$S_4$　$S_3$　$S_2$
$S_5$　胆嚢　胃
$S_5$　十二指腸　膵
$S_6$
右腎

下の術中写真のスケッチ　生体内では肝は大きく湾曲している．前方から$S_7$を見ることはできない．

左葉内側区域　左葉外側区域
右葉
$S_5$
$S_6$

左葉内側区域
右葉
$S_5$
$S_6$
肝鎌状間膜
肝円索
肝十二指腸間膜
右腹壁から見る

肝区域

## II 臓器のオリエンテーション
# 肝臓　発生と形態

　肝の形態および区域を正確に理解するには，発生学的に器官の形成過程を知る必要がある．肝の原基は，胎生第3週の中頃に十二指腸の前方（腹側）から突出して形成される．その後，伸展可能な空間を埋めながら急速に増大する．肝実質は軟らかい組織であるため，完成した肝は腹腔の空間に合わせて非常に複雑な形態となる．このことを踏まえ，肝の臨床解剖，特に肝区域を理解して欲しい．

### 肝臓の原基
　十二指腸の前方に囊腫状に突出し，肝の形成が始まる．肝と十二指腸との間の交通部が狭小となり，胆管が形成され，この前方に胆嚢が発生する．肝を左区域（のちに左葉），中区域（のちに右葉前区域），右区域（のちに右葉後区域）の3区域に分けた場合，胆嚢は中区域と左区域の間に癒着する．正中にある肝は分化する過程で右後方へも移動し，逆に胃は左へ移動する．このため前方に向いていた肝十二指腸間膜（門脈，肝外胆管，肝動脈）は右上方を向くことになる．つまり，肝3区域は下方（尾側）から見て反時計まわりに回転し，左区域は脊椎前方に，中区域・右区域は脊椎右後方に移動する．

### 腹腔の空間と肝臓の形態
　腹腔内で肝は空間に応じて形を変える．肝左区域（のちに肝左葉）は腹壁直下にあり，腹壁により左下方へ，また脊椎および胃に後下方より圧迫されるため薄く広がっている（111ページ参照）．特に左外側区域の辺縁は鋭となり胃に乗った形になる．これに対して中区域・右区域（のちに肝右葉）は，大きな空間である右上腹部を占拠する．腹腔は横隔膜で境されているが，横隔膜下腔は広く，また仰臥位で最も低い位置まで広がっている．これは第3腰椎が最も高く，第5胸椎が最も低い位置にあるためである．また，腹腔の後方には後腹膜腔があり，同腔にある右腎が肝を右前方に圧迫する．したがって，中区域・右区域（のちに肝右葉）は上後方に向かって成長することになる．中区域（のちに肝右葉前区域）の上方は右横隔膜直下を占め，右区域（のちに右葉後区域）の下方は右腎によって前方および右側に圧排され伸ばされる．

### 肝臓の分化と移動
　肝の臨床解剖を理解するために，肝の分化と移動の過程を次ページの模式図で説明する．■

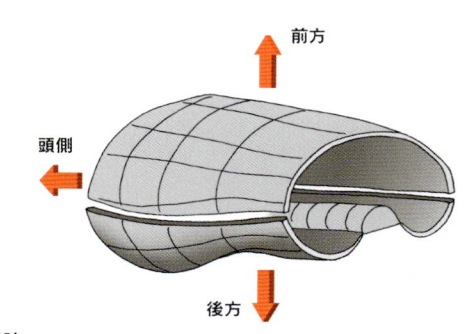

**下方（尾側）から見た器官の分化過程**
肝は右後上方へ（青矢印），脾は左後上方へ（赤矢印），それぞれ移動していく．

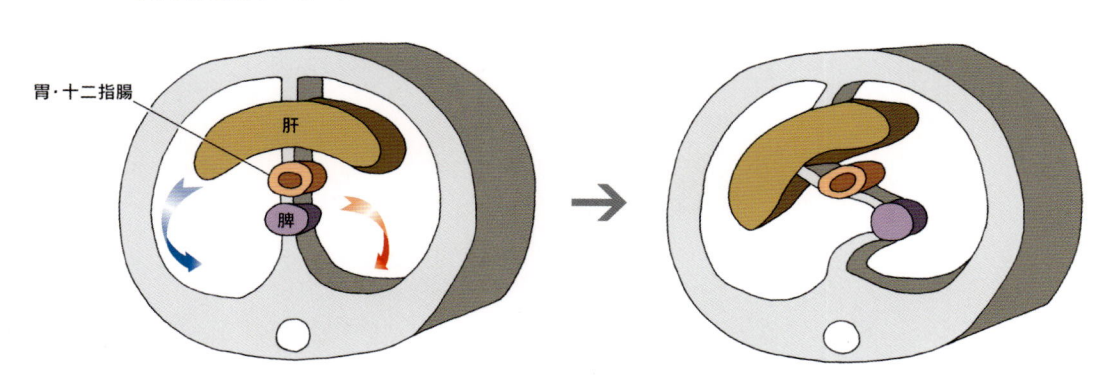

胃・十二指腸
肝
脾

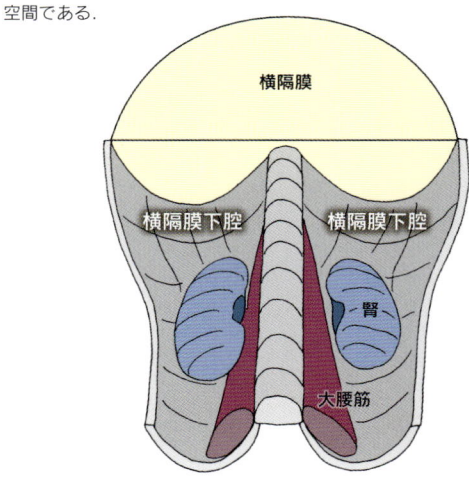

**腹腔**
横隔膜下腔が最も広い空間である．

前方／頭側／後方

横隔膜
横隔膜下腔　横隔膜下腔
腎
大腰筋

## 肝区域

**前下方より見たところ**　　**右下方より見たところ**

前区域 S8 S5　内側区域 S4　外側区域 S2 S3
後区域 S7 S6
摘出標本
尾状葉 S1+S9
胆嚢

生体内肝臓

### 肝臓の分化と移動

肝を左区域（のちに左葉），中区域（のちに右葉前区域），右区域（のちに右葉後区域）の3区域に分ける．これらは脊椎の前方に発生する．各器官の分化はまだ初期段階で，脊椎の前方に一列に並んでいる．

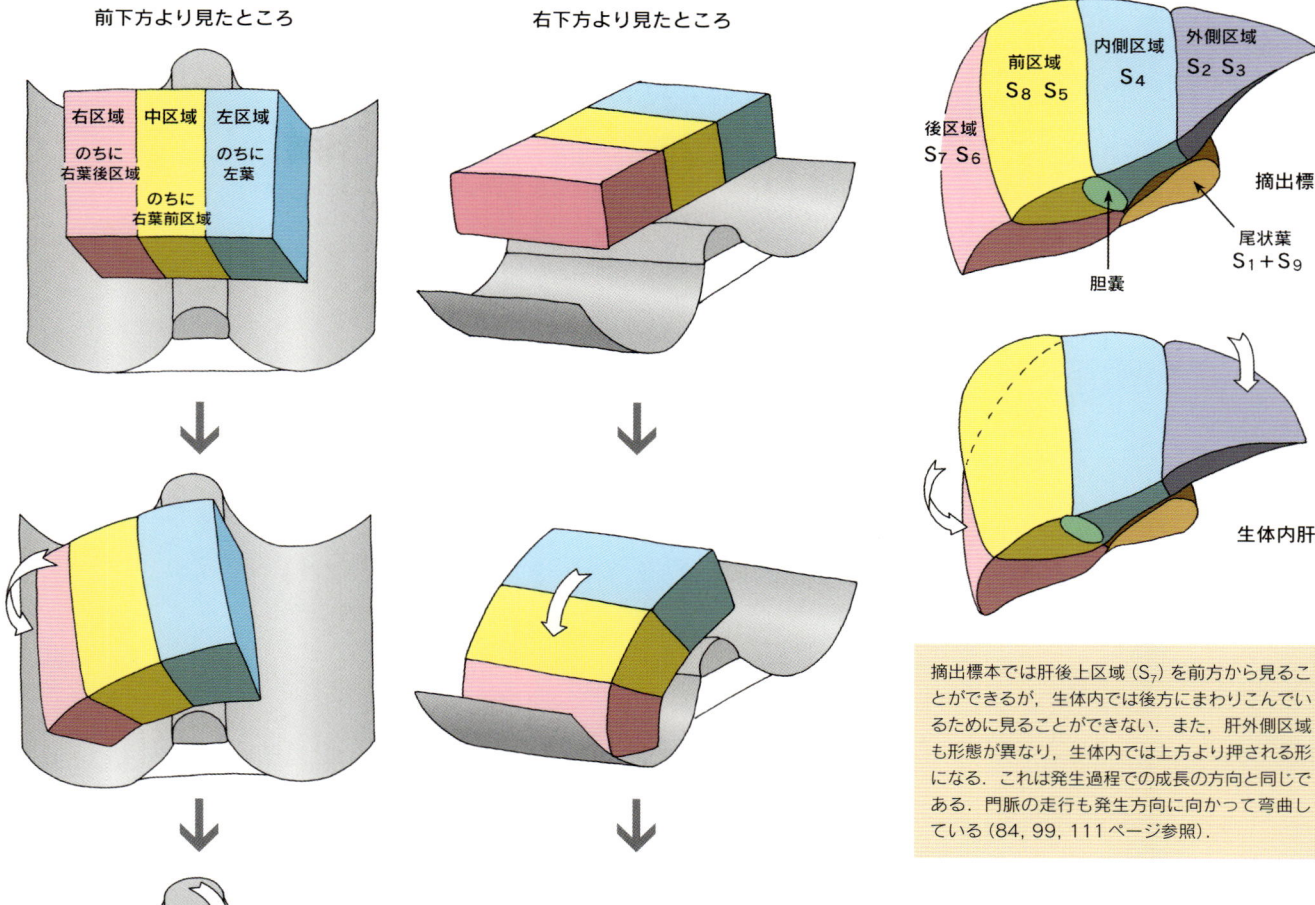

右区域 のちに右葉後区域　中区域 のちに右葉前区域　左区域 のちに左葉

肝は脊椎に巻き付くように右方へ移動していく．

摘出標本では肝後上区域（S7）を前方から見ることができるが，生体内では後方にまわりこんでいるために見ることができない．また，肝外側区域も形態が異なり，生体内では上方より押される形になる．これは発生過程での成長の方向と同じである．門脈の走行も発生方向に向かって弯曲している（84, 99, 111ページ参照）．

左区域（のちに左葉）は腹壁により左前方から圧迫されるため，脊椎前方を伸びるように広がる．

中区域（のちに右葉前区域）は頭側（S8）が右横隔膜下腔に落ち込むように右後方へ移動していく．

右区域（のちに右葉後区域）は右腎をよけながら，右後方（背側）に斜めに折れ曲がるように中区域の後方に移動する．

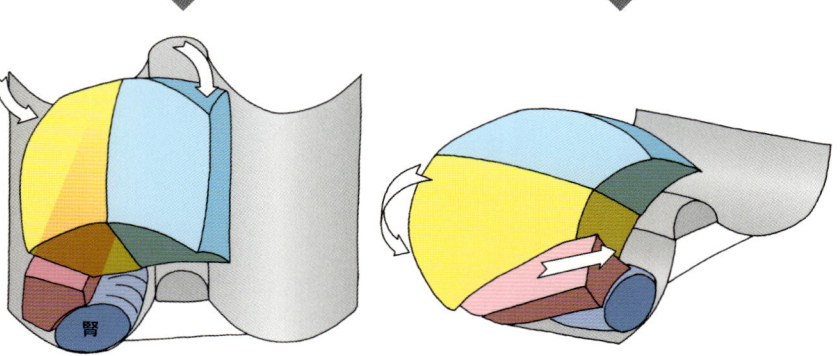

腎

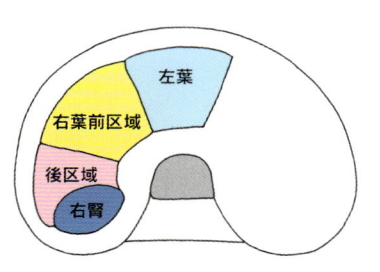

左葉
右葉前区域
後区域
右腎

横断面（CTスライス面）

## II 臓器のオリエンテーション
# 肝臓　肝臓の軸と占拠する部位

## 肝臓の傾き

　肝臓の傾きは，症例ごとに異なる（図1）．これは，肝臓の発生過程での右への移動の程度が異なるためである（前ページ参照）．このことを理解すれば，多様性のある肝臓の構造が一元的に見えてくる．そこで，構造の基本原理を理解するために，症例を提示しよう．

　図2に示した一症例は，肝右葉の前方に結腸が上行している．このため肝臓が圧迫されて平坦，または凹面になっている．このことは，肝臓が他の臓器によって変形されることを示している．写真aとbは前区域，dは後区域を描出しているが，通常は前区域が後区域の前方にあるのに，症例では上方に位置している（図3）．つまり，肝門の高さで接合しているのである．前区域と後区域の間には発生過程において門脈裂が存在するが，移動する過程でずれが生じていることになる．

　このような変形は，肝臓が発生過程で空間に合わせて移動してきた結果である．したがって，肝臓の構造を理解するためには，各区域の移動方向を示す軸と占拠する空間を読み取る必要がある．症例の門脈構造は正常と相違がない．軸と空間が違うだけである．

### 図1　3症例でみる肝臓の傾き

造影CTで門脈臍部を通るスライス面を示した．3症例は，各区域の位置が異なっている．このため各区域の大きさも異なり，右端に示した症例では後区域が最も小さくなっている．

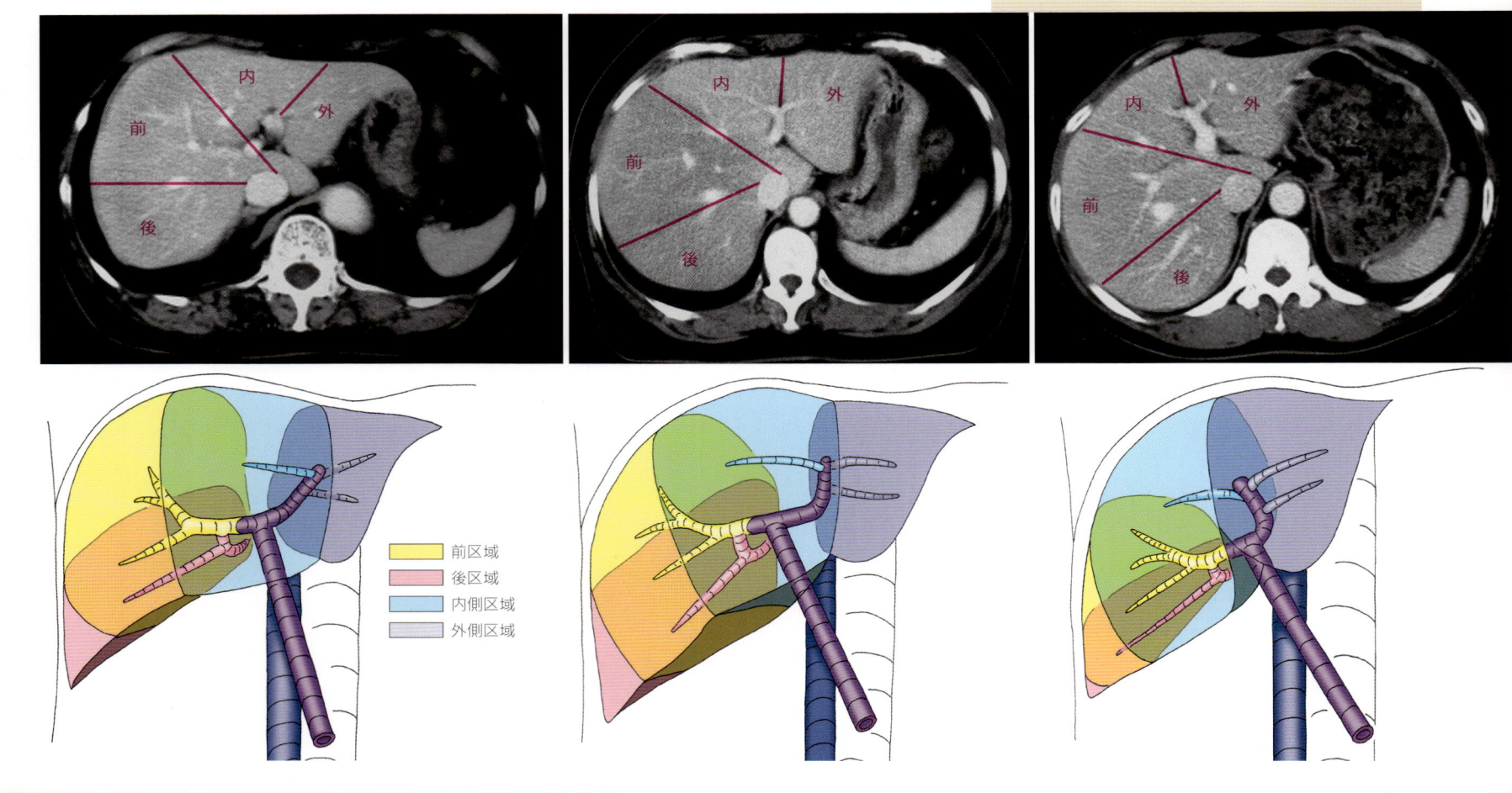

凡例：
- 前区域
- 後区域
- 内側区域
- 外側区域

### 図2 同一症例の造影CT

胆石症術後の患者．肝右葉の前方に結腸があるために，肝臓の前方は平坦になっている．a, b, c, dはそれぞれ図3に示した高さでスライスしたもの．前区域は門脈右枝の上方（a, b）にみられ，後区域は門脈右枝の下方（d）にみられる．発生過程において後区域が前区域の下方に移動したと考えられる．

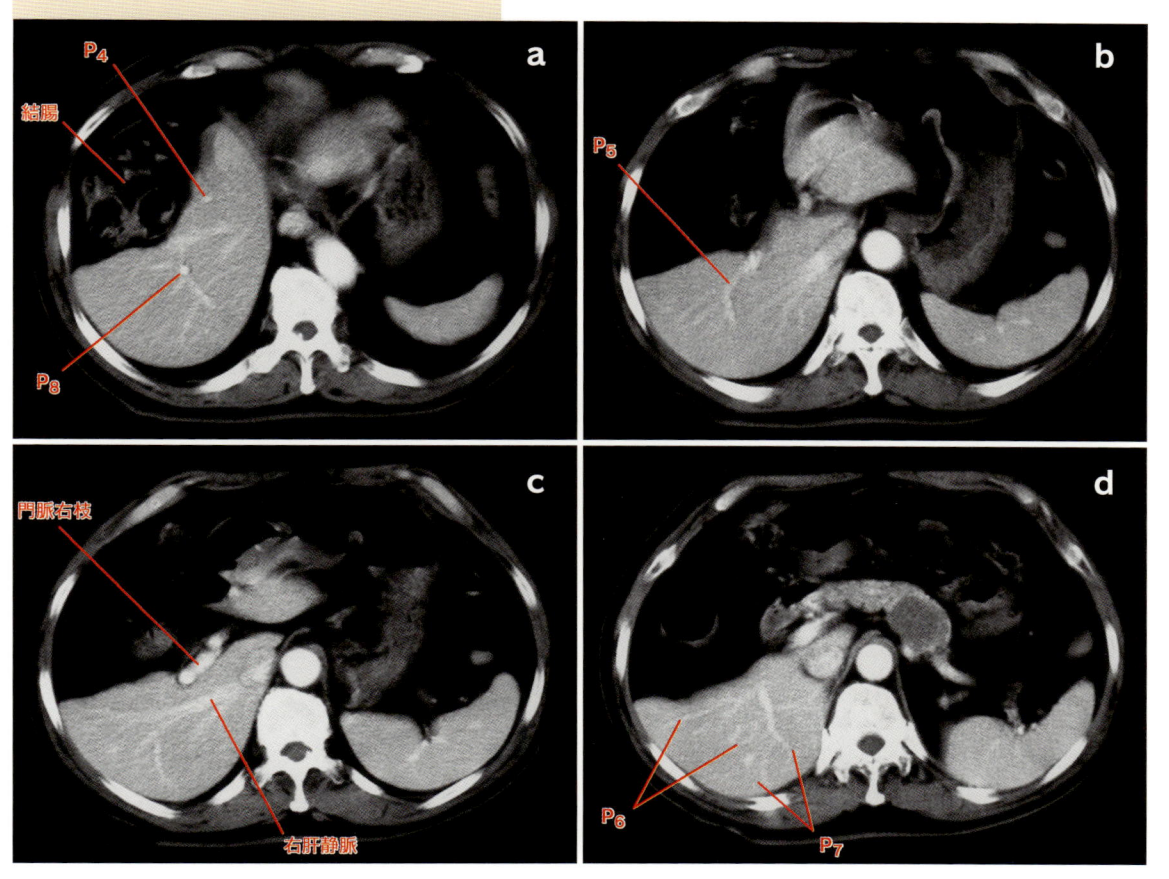

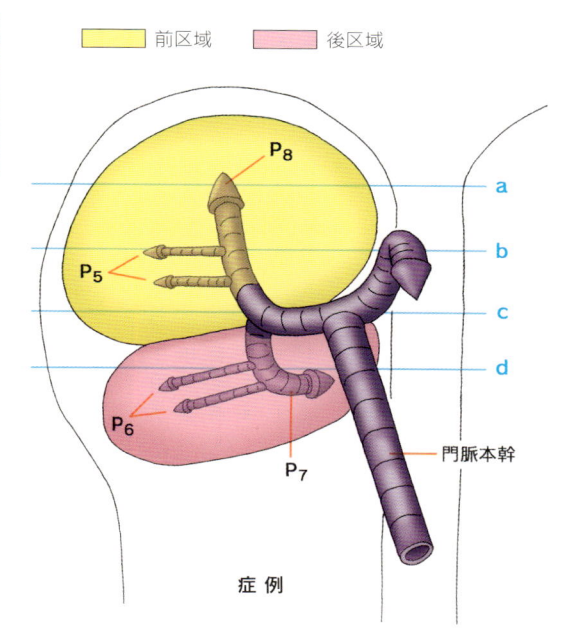

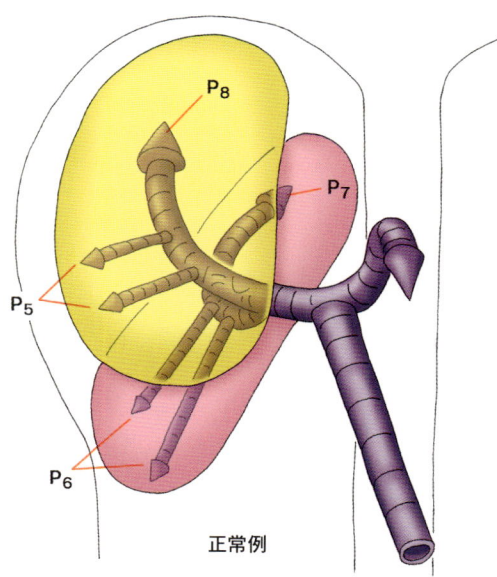

### 図3 肝右葉の模式図

図2の症例と正常例の肝右葉を正面からみた図．症例と正常例において，門脈の構造に相違はない．位置が異なるだけである．

## II 臓器のオリエンテーション
# 肝臓　肝臓の軸と占拠する部位

## 肝臓の軸

門脈構造を理解するためには，肝臓そのものの軸を知らなければならない．肝臓は，発生過程において右上腹部に入り込むようにして移動する．これによって肝臓の軸は，体軸に対して45度の角度となる（**図4**）．そして，各区域に分布する門脈枝は，互いに影響を受けながら空間に向かって成長し，屈曲していく．この成長方向を示す門脈の軸を知る必要がある．

図5～8に示すように，各画像を分析すると，軸は容易にわかる．この軸が立体構造を理解するkeyなのである．なお，P5，P6，P2，P3，P4は，前区域枝，後区域枝，UPから分枝すると理解するべきである（**図9**）．P5，P6，P2，P3，P4にもそれぞれに軸が存在するので，前区域枝，後区域枝，UPに対する角度を症例ごとに読み取る必要がある．

### 図4　肝臓の軸
前額断において，肝臓の長軸は体軸に対して45度の傾きを呈する．右肝動脈が上腸間膜動脈から分岐している例でも，その走行はやはり45度の傾きを呈する．

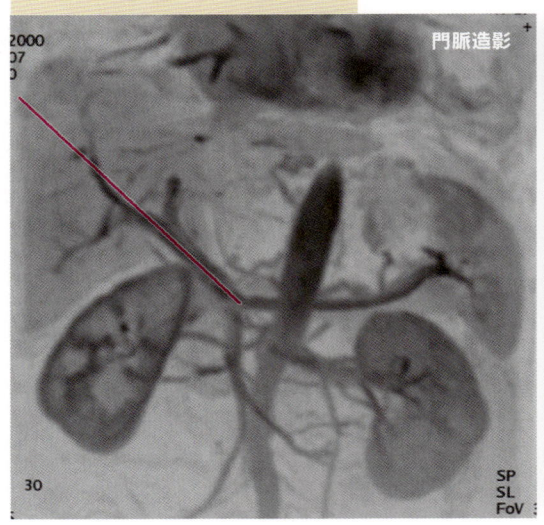

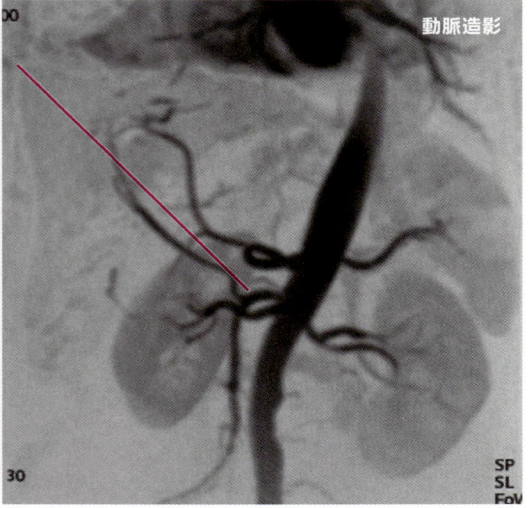

### 図5　肝前区域・後区域の軸
この腹部動脈造影像では，正面からみた軸がわかる．Aの番号は，門脈枝の区域番号に準ずる．

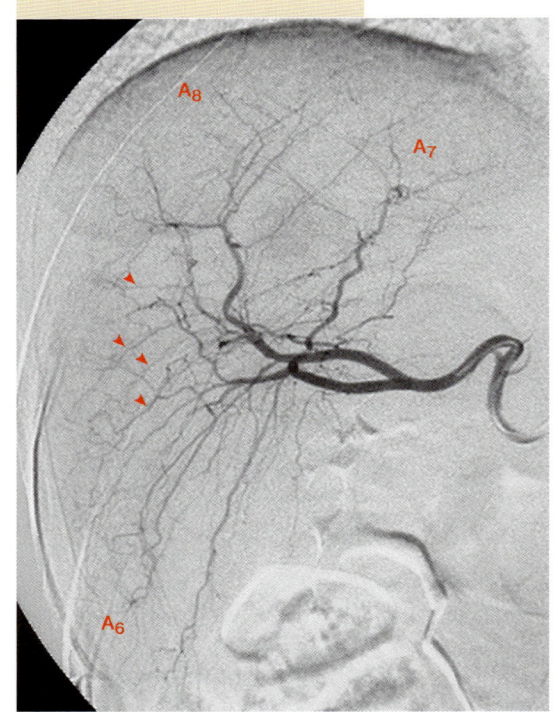

## 図6 門脈前区域枝の軸

腹部エコー右肋間走査．$P_8$の軸（白矢印）は後方に傾いていることがわかる．これが門脈前区域枝の軸である．$P_5$は門脈前区域枝から複数本が分枝する．

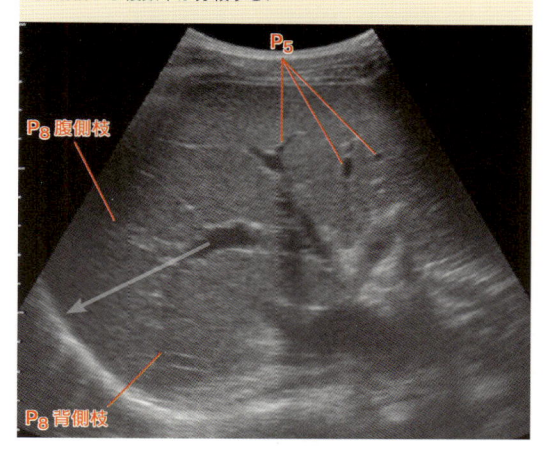

## 図7 門脈後区域枝の軸

右肋間走査（写真左）をみると，$P_7$の軸は急な角度で後方に向かっているのがわかる．右肋骨弓下走査（写真右）をみると，正中に向かって強く弯曲しているのがわかる．これが門脈後区域枝の軸である．$P_6$はこの門脈後区域枝から複数本が分岐する．

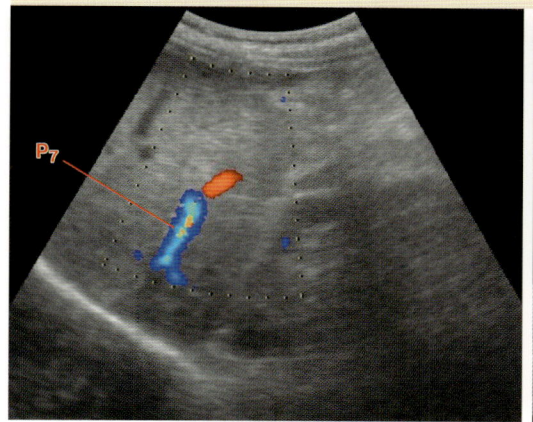

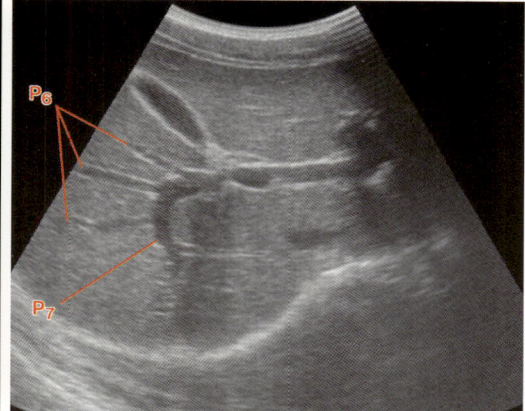

## 図8 門脈臍部（UP）の軸

上腹部縦走査で，UPは前下方に向かっているのがわかる．左葉の各部位に，UPから複数の門脈枝が分岐する．したがって，UPが左葉の軸といえる．UPの直上の枝は$P_4$とするが，この方向が$P_4$の軸である．

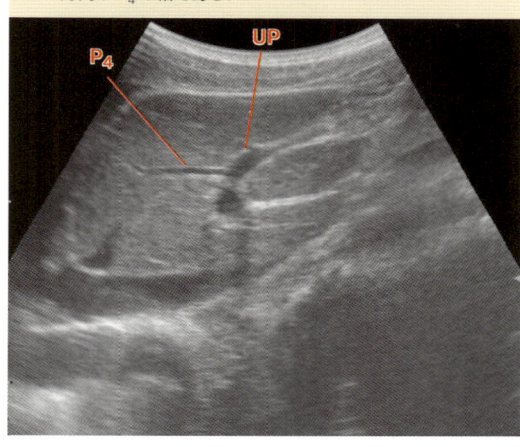

## 図9 各門脈枝の軸（正面からみた図）

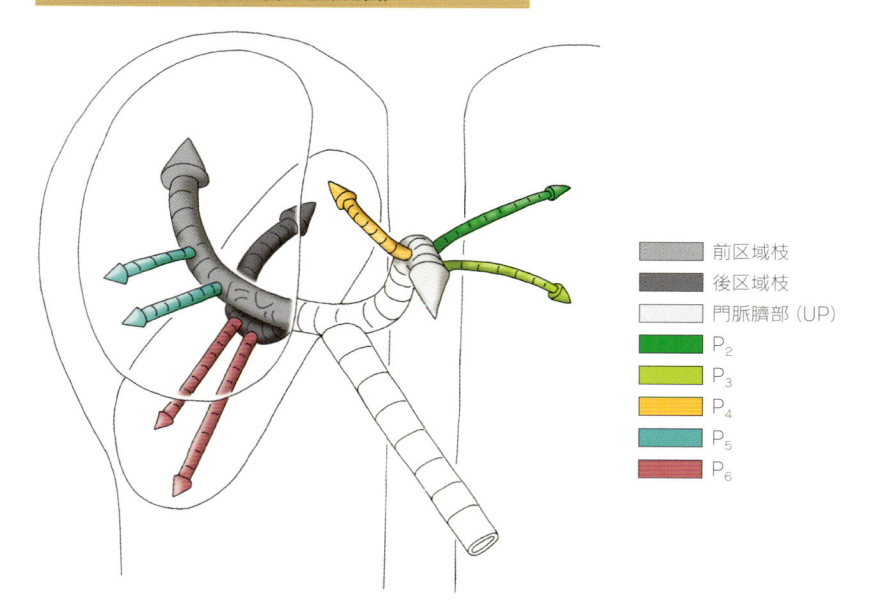

前区域枝
後区域枝
門脈臍部（UP）
$P_2$
$P_3$
$P_4$
$P_5$
$P_6$

肝区域

II 臓器のオリエンテーション

# 肝区域 エコースライス面

anterior PV；門脈前区域枝
MHV；middle hepatic vein 中肝静脈
posterior PV；門脈後区域枝
RHV；right hepatic vein 右肝静脈
UP；umbilical portion 門脈臍部

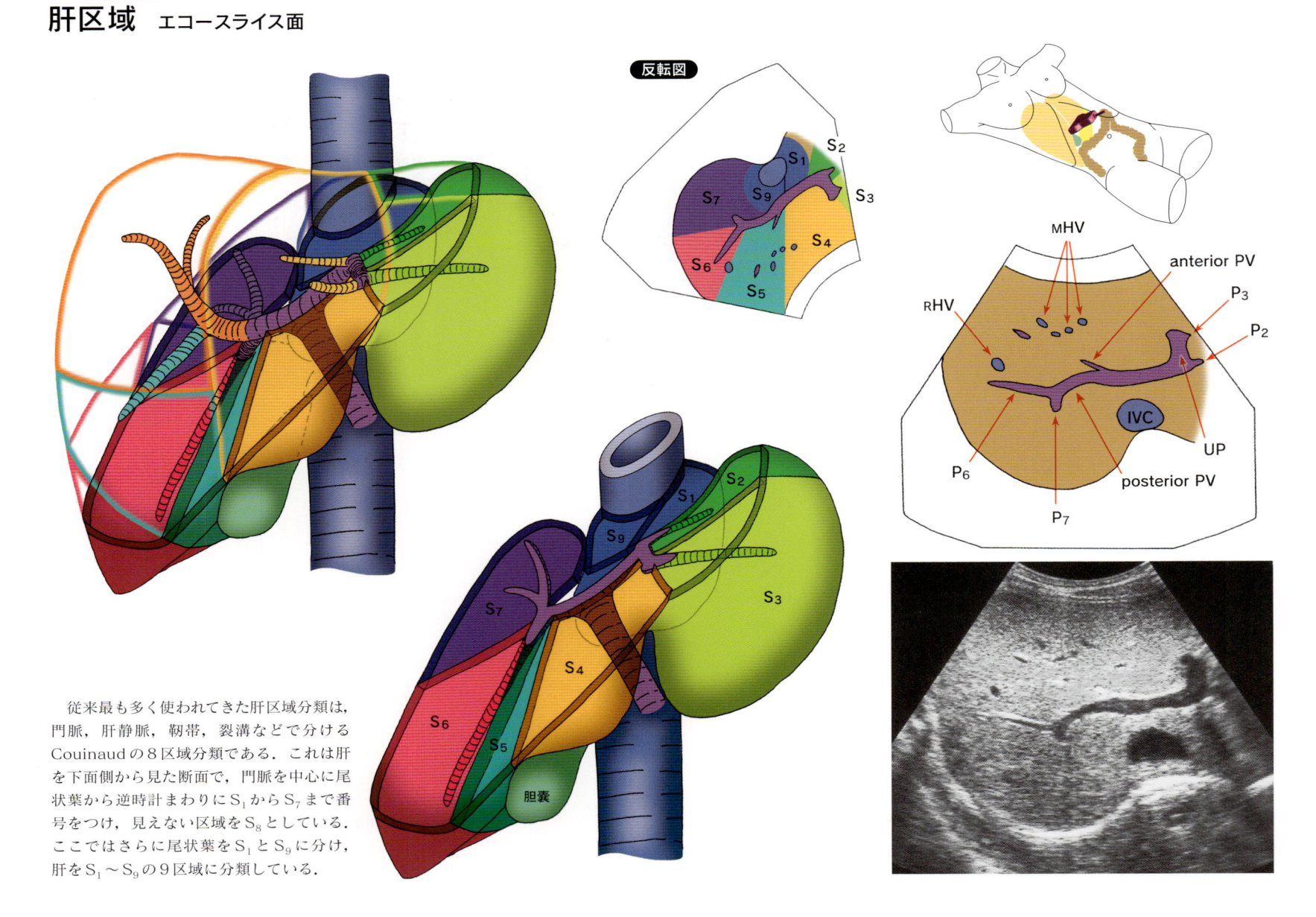

反転図

　従来最も多く使われてきた肝区域分類は，門脈，肝静脈，靱帯，裂溝などで分けるCouinaudの8区域分類である．これは肝を下面側から見た断面で，門脈を中心に尾状葉から逆時計まわりに$S_1$から$S_7$まで番号をつけ，見えない区域を$S_8$としている．ここではさらに尾状葉を$S_1$と$S_9$に分け，肝を$S_1$〜$S_9$の9区域に分類している．

## II 臓器のオリエンテーション
# 肝区域　CTスライス面

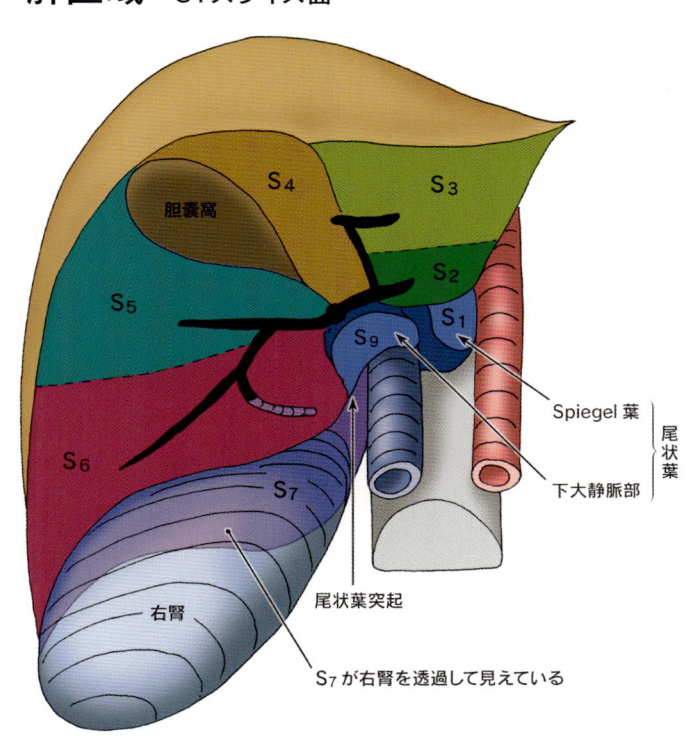

肝を門脈左右枝およびumbilical portionの走行面で切断し，下方から見た図である．この面は下のCTスライス面に対応する．右腎があるため右葉後上区域（$S_7$）は見えないが，右腎をはずすと$S_7$が露出する．

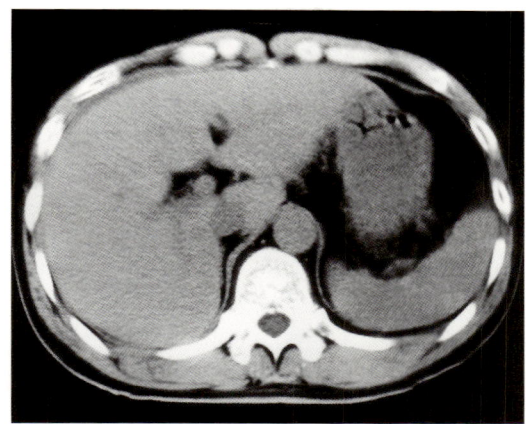

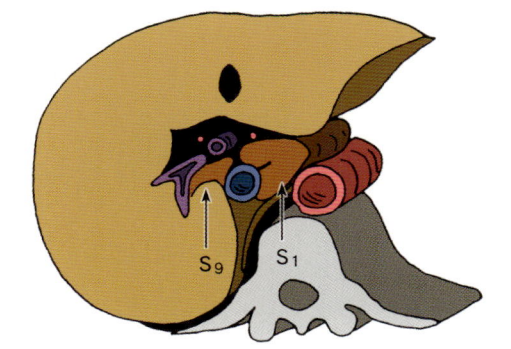

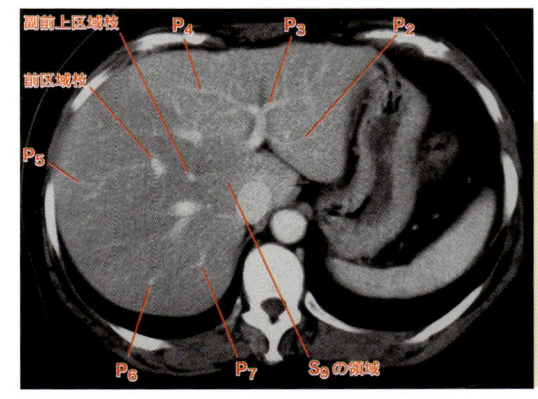

左の造影CTは，肝区域の造影濃度が異なるために各区域の境界が明らかである．なお，副前上区域枝は前区域枝起始部付近から上行し，20%の症例にみられる．これは$S_8$と$S_9$の境界を走行し，$S_8$と$S_9$の両者に分布する．写真で副前上区域枝の左右で濃度に差がみられることに注目したい．また，写真中の$P_6$は，$P_6$外側枝のうちの上行する枝である．

右図のごとく，肝は右側へ落ち込むように位置する．肝左葉，前区域，後区域はほぼ同体積である．門脈左右枝の後方に尾状葉があり，Rex-Cantlie線で左右に分けることができる．CT写真でははっきりと分離することができないことが多いが，ここでは明確な分離線の見える症例を呈示しておく．

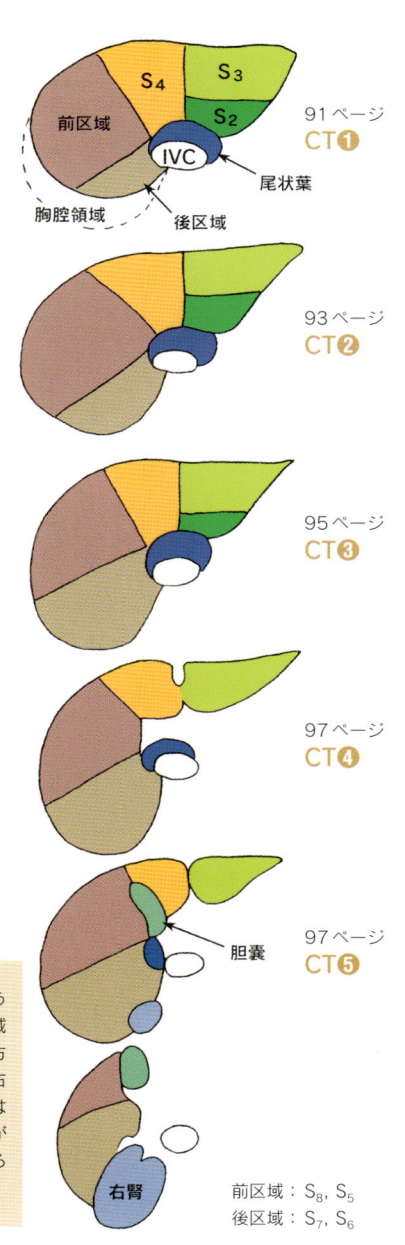

図中ラベル: $S_4$, $S_3$, $S_2$, $S_5$, $S_1$, $S_9$, $S_6$, $S_7$, 胆嚢窩, Spiegel葉, 下大静脈部, 尾状葉, 尾状葉突起, 右腎, $S_7$が右腎を透過して見えている

副前上区域枝, 前区域枝, $P_2$, $P_3$, $P_4$, $P_5$, $P_6$, $P_7$, $S_9$の領域

前区域, 胸腔領域, IVC, 尾状葉, 後区域, 胆嚢, 右腎

91ページ CT❶
93ページ CT❷
95ページ CT❸
97ページ CT❹
97ページ CT❺

前区域：$S_8$, $S_5$
後区域：$S_7$, $S_6$

90

Ⅱ 臓器のオリエンテーション

# 肝CTに対応するエコー像 ❶

| | |
|---|---|
| 動脈 artery | 脾臓 spleen |
| 静脈 vein | 腎臓 kidney |
| 門脈 portal vein | 副腎 adrenal gland |
| 肝臓 liver | 胃 stomach |
| 膵臓 pancreas | 食道 esophagus |
| 胆嚢 gallbladder | 小腸 small intestine |
| 胆管 bile duct | 大腸 colon |

上腹部横走査

CT
❶
❷
❸
❹
❺

umbilical portionより上方のスライス

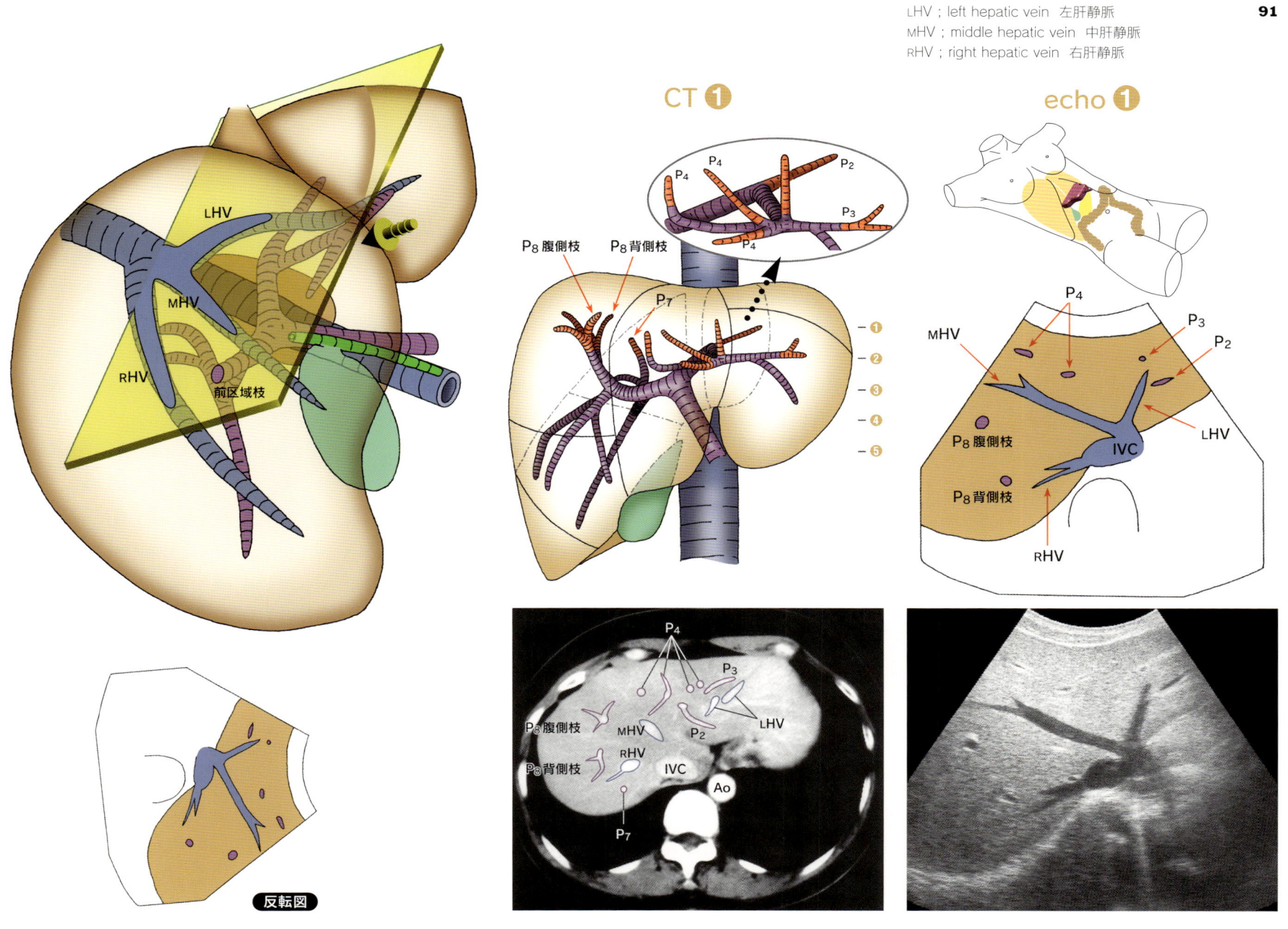

LHV ; left hepatic vein 左肝静脈
MHV ; middle hepatic vein 中肝静脈
RHV ; right hepatic vein 右肝静脈

CT ❶

echo ❶

$P_8$ 腹側枝　$P_8$ 背側枝

$P_4$　$P_4$　$P_2$
$P_4$　$P_3$
$P_4$

$P_7$

❶
❷
❸
❹
❺

$P_4$　$P_3$
MHV　　　$P_2$
$P_8$ 腹側枝
$P_8$ 背側枝　LHV
　　　　　IVC
RHV

$P_4$　$P_3$
$P_8$ 腹側枝　MHV　$P_2$　LHV
$P_8$ 背側枝　RHV　IVC
　　　　　　　　　　Ao
$P_7$

反転図

肝区域

## II 臓器のオリエンテーション
# 肝CTに対応するエコー像 ❷

| | |
|---|---|
| 動脈 artery | 脾臓 spleen |
| 静脈 vein | 腎臓 kidney |
| 門脈 portal vein | 副腎 adrenal gland |
| 肝臓 liver | 胃 stomach |
| 膵臓 pancreas | 食道 esophagus |
| 胆嚢 gallbladder | 小腸 small intestine |
| 胆管 bile duct | 大腸 colon |

上腹部横走査

CT
❶
❷
❸
❹
❺

umbilical portion 上のスライス

LHV ; left hepatic vein 左肝静脈
MHV ; middle hepatic vein 中肝静脈
RHV ; right hepatic vein 右肝静脈

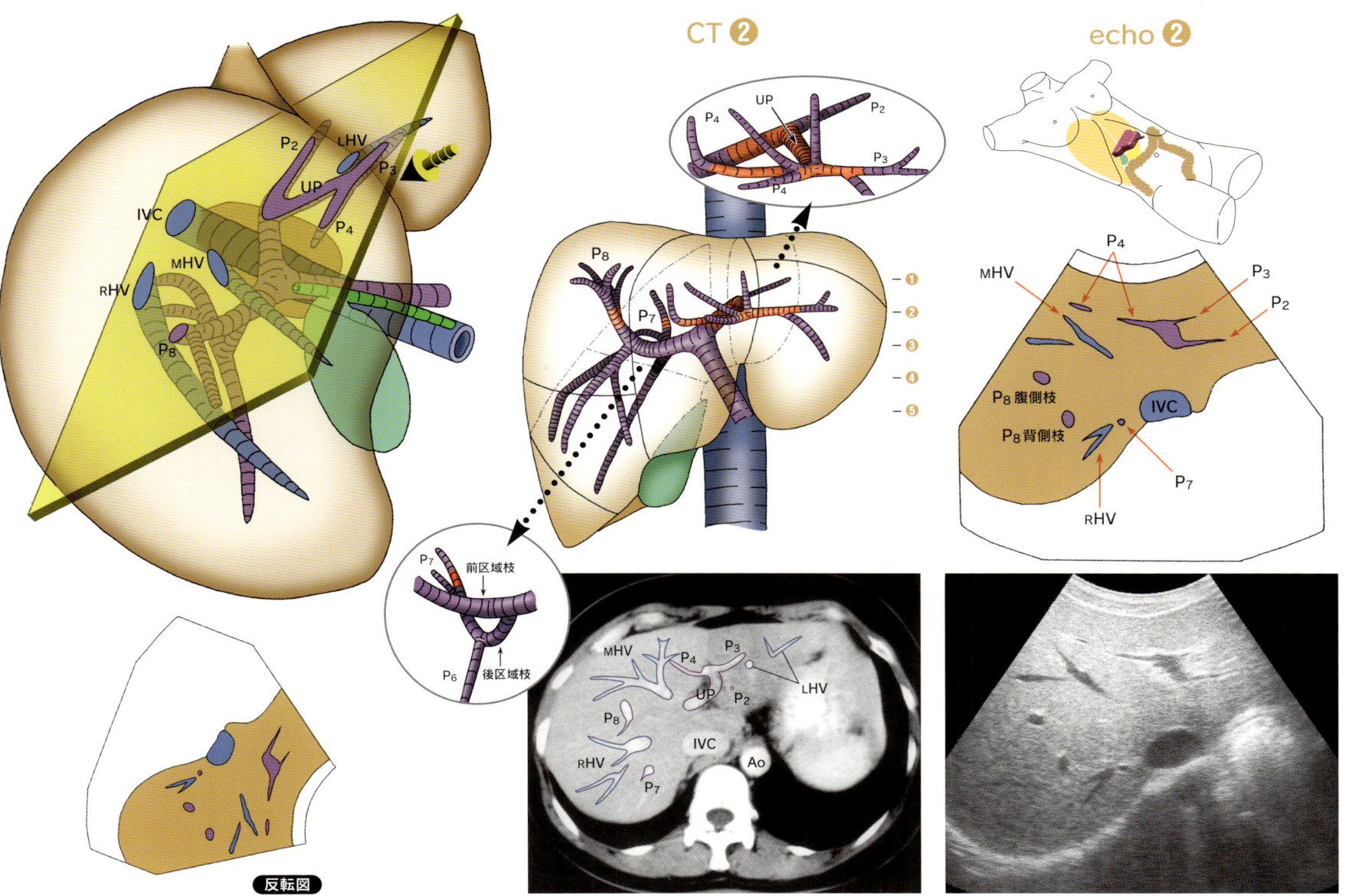

CT ❷

echo ❷

肝区域

反転図

## 肝CTに対応するエコー像 ❸

**II 臓器のオリエンテーション**

| | |
|---|---|
| 動脈 artery | 脾臓 spleen |
| 静脈 vein | 腎臓 kidney |
| 門脈 portal vein | 副腎 adrenal gland |
| 肝臓 liver | 胃 stomach |
| 膵臓 pancreas | 食道 esophagus |
| 胆嚢 gallbladder | 小腸 small intestine |
| 胆管 bile duct | 大腸 colon |

右肋骨弓下走査

CT
❶
❷
❸
❹
❺

門脈右枝上のスライス

LHV ; left hepatic vein 左肝静脈
MHV ; middle hepatic vein 中肝静脈
RHV ; right hepatic vein 右肝静脈

95

CT ❸

echo ❸

肝区域

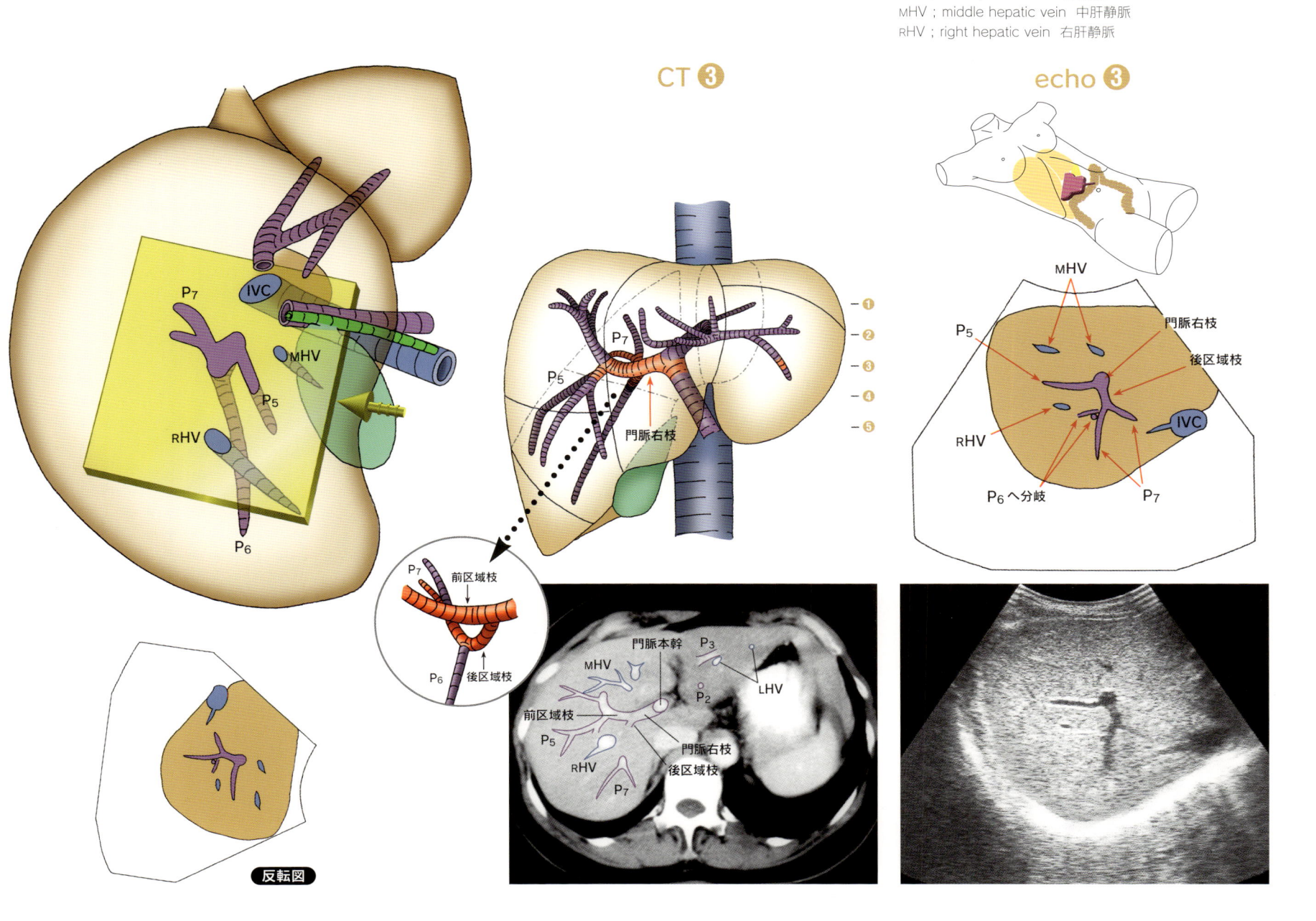

## II 臓器のオリエンテーション
# 肝CTに対応するエコー像 ❹❺

| | | | |
|---|---|---|---|
| 動脈 artery | | 脾臓 spleen | |
| 静脈 vein | | 腎臓 kidney | |
| 門脈 portal vein | | 副腎 adrenal gland | |
| 肝臓 liver | | 胃 stomach | |
| 膵臓 pancreas | | 食道 esophagus | |
| 胆嚢 gallbladder | | 小腸 small intestine | |
| 胆管 bile duct | | 大腸 colon | |

右肋骨弓下走査

CT
❶
❷
❸
❹
❺

門脈右枝とその下方のスライス

CHD ; common hepatic duct　総肝管
GB ; gallbladder　胆嚢
LHV ; left hepatic vein　左肝静脈
MHV ; middle hepatic vein　中肝静脈
RHV ; right hepatic vein　右肝静脈

CT ④⑤

echo ④⑤

P₇ へ分岐

肝区域

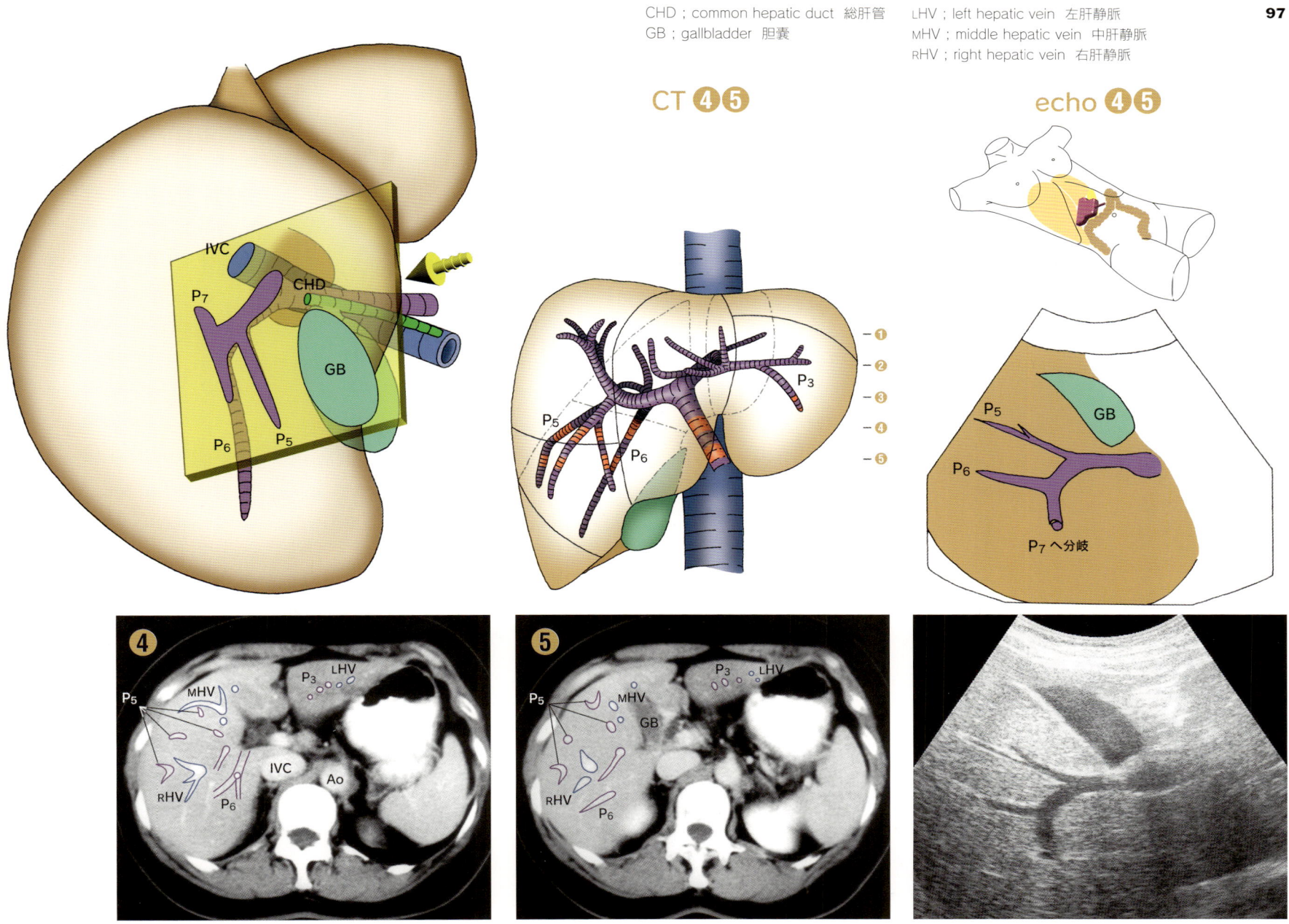

## II 臓器のオリエンテーション
## 肝右葉

### 右葉門脈枝

通常，肝門部で門脈本幹から左右の1次分枝が分岐する．しかし，右葉前区域枝と後区域枝が共通幹を作らずに左門脈枝と同時に3分岐することもある．

前区域枝（2次分枝）は3次分枝である前上区域枝（$P_8$）と前下区域枝（$P_5$）に分かれる．$P_8$ は右横隔膜下に向かう．$P_5$ は前区域枝の最初の分枝として外下方および前方に向かう．さらに複数本の枝が前区域枝から直接出ることが多い．$P_5$ は細い枝であることが多いが，画像上は下方に向かっているので容易に同定できる．$P_8$ は背側枝と腹側枝に分かれるが，この腹側枝から $P_5$ が分枝する場合は腹側枝を $P_5$ と誤らないように注意する（101ページのエコー❶参照）．

後区域枝（2次分枝）は右門脈枝から後方（背側）に垂直に分岐する．このため，血管造影では丸い点（P-point）としてみられる．その後，下外側に3次分枝である後下区域枝（$P_6$）を数本出した後，後上区域枝（$P_7$）に移行する．$P_7$ はその後に2分岐する．

### 発生過程からみた右葉門脈枝の走行

肝外グリソン鞘本幹は肝門部において左右の2本の1次分枝に分かれる．右枝は2本の2次分枝（肝右葉前区域枝と後区域枝）に分かれる．この2次分枝から複数の3次分枝が分枝していく．Couinaud の区域分類では肝右葉前区域と後区域は，それぞれ上区と下区に分けられているが，実際には2次分枝がさらに2分岐して上区と下区が形成されているわけではない．つまり，走行からはっきりと区域を分類できる3次分枝はなく，その変位も著しい．このため，Couinaud の区域分類においても，正確な範囲については議論が分かれるところである．このことが門脈の走行を理解す

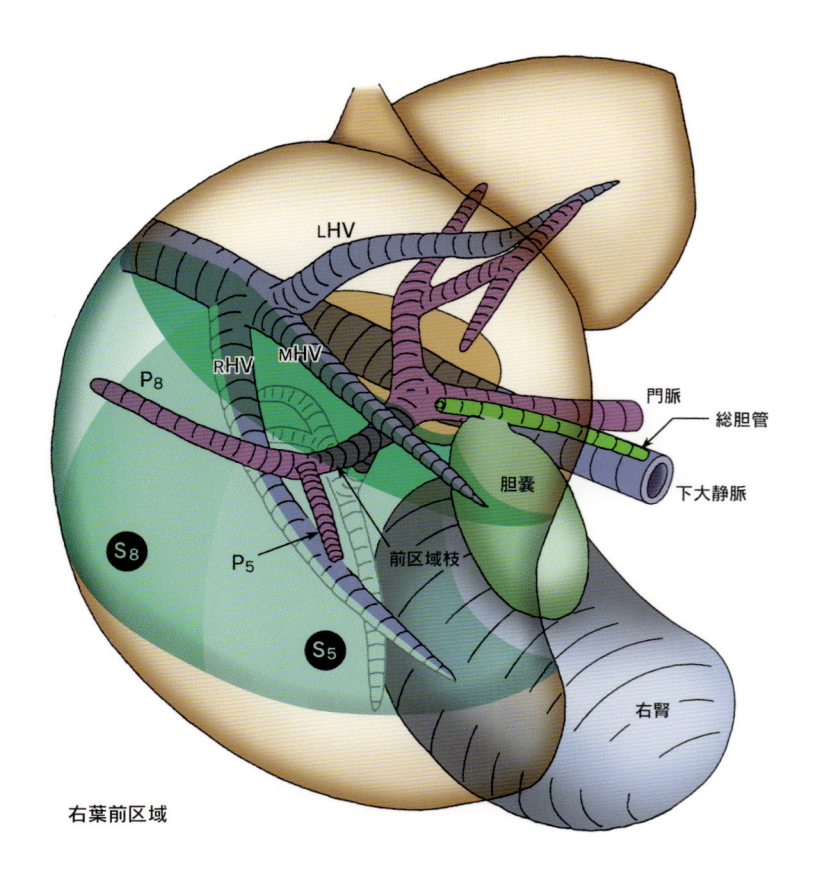

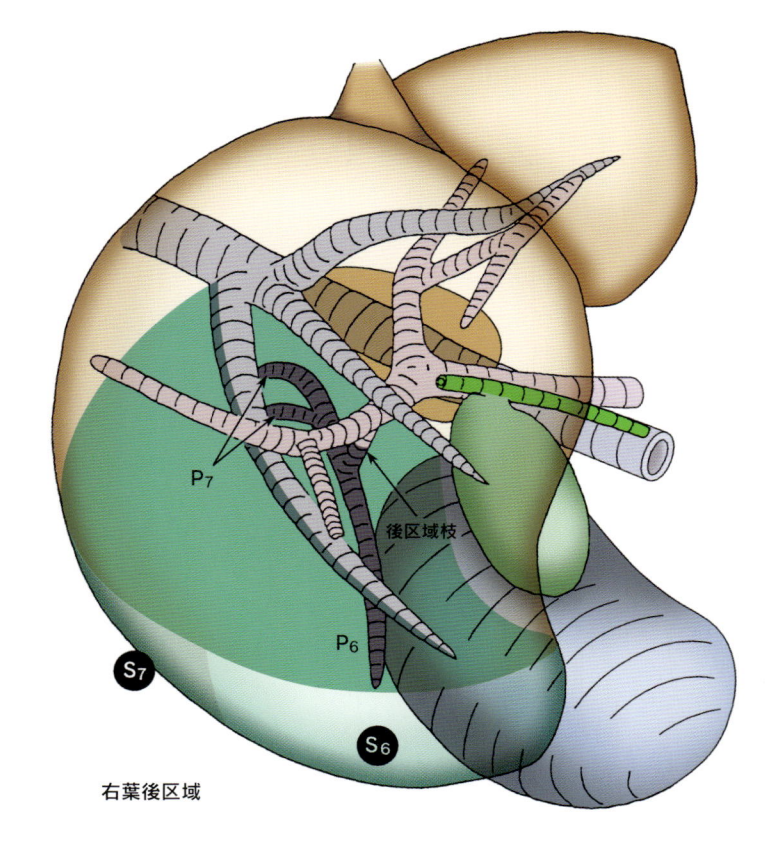

**右葉前区域**

**右葉後区域**

ることを難解なものとしている．この章では，変位の著しい門脈枝を単純明快に理解するために，その発生過程から説明する．

83ページで解説したように，肝は胎生第3週の中頃に十二指腸の前方に囊腫状に突出し，原基の形成が始まる．肝の原基は右肝静脈と中肝静脈によって3区域に分けられる（左肝静脈は中肝静脈と共通幹を持つため，ここでは中肝静脈の分枝と考える）．門脈本幹からは3本の2次分枝（のちに門脈左枝，右前枝，右後枝）が分かれ，3区域に流入する（図1）．これらの門脈枝は肝の移動に伴い，図2のごとく右上方へ移動する．肝右葉は横隔膜下腔の空間に右腎を乗り越えるように落ち込む．このため後枝はさらに後方へ巻き込むように移動していく（図3）．これは後区域枝，前区域枝の走行軸をみると理解しやすい（図4）．

Couinaudの区域分類からは，右葉前区域・後区域ともに門脈枝は2分岐して上下に走行するとの誤解が生じやすい．実際には前区域枝および後区域枝（2次分枝）から複数の下区域枝が順次分枝したのち，終末の枝が上区域枝となる．

### (1) 右葉前区域枝

前区域枝は弯曲しながら横隔膜直下へ向かい，前上区域枝（$P_8$）の背側枝と腹側枝に分かれる．前下区域枝（$P_5$）は，前区域枝または$P_8$腹側枝から数本の分枝として出ることが多い．$P_5$は$P_8$背側枝や腹側枝より数段細いことが多い（101ページのエコー参照）．

### (2) 右葉後区域枝

後区域枝は前区域枝よりも弯曲が著しく，門脈右枝からまっすぐに後方に分岐した後，後上方に弧を描く．先端〔後上区域枝（$P_7$）〕は2本に分岐することが多い．途中で複数の枝を出すが，これを後下区域枝（$P_6$）としている．後上区域（$S_7$）と後下区域（$S_6$）の境界には比較的太い枝があり（107ページのエコー参照），これを一般に$P_6$とするため，$S_6$のほうが$S_7$より大きい．

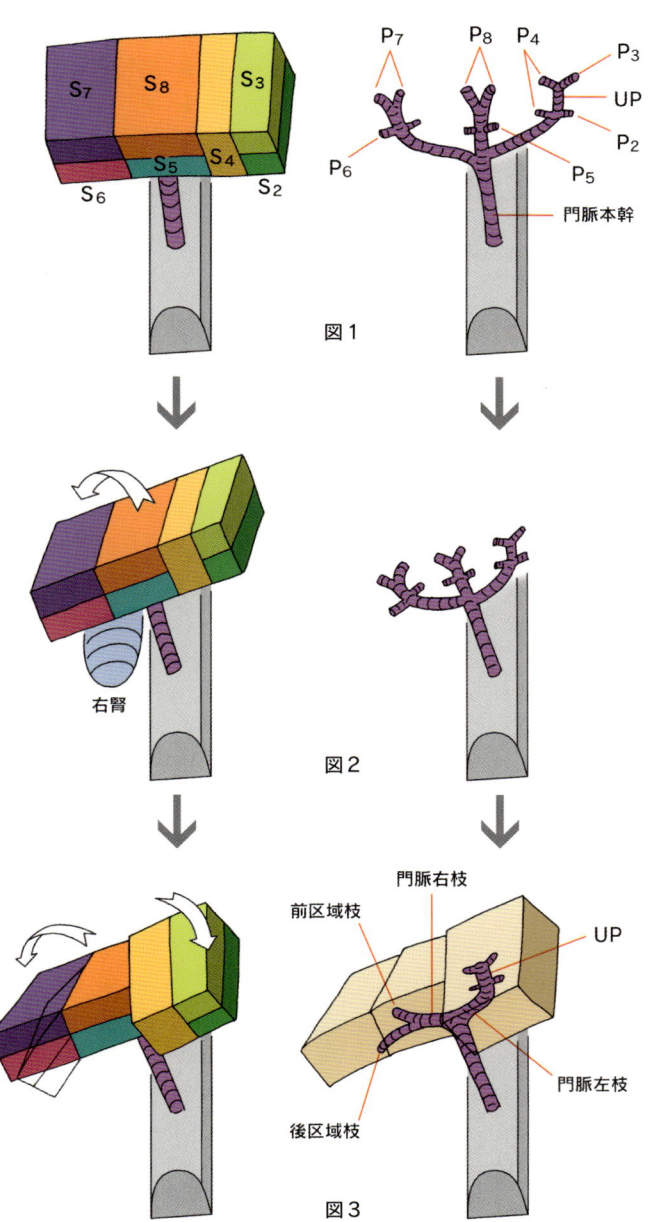

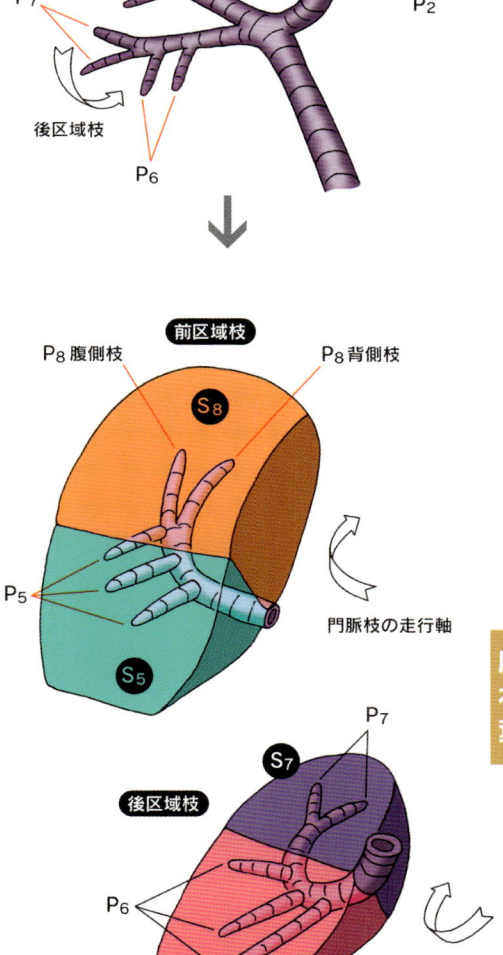

図1

図2

図3

図4

肝右葉

## II 臓器のオリエンテーション
# 肝右葉 ❶

| | |
|---|---|
| 動脈 artery | 脾臓 spleen |
| 静脈 vein | 腎臓 kidney |
| 門脈 portal vein | 副腎 adrenal gland |
| 肝臓 liver | 胃 stomach |
| 膵臓 pancreas | 食道 esophagus |
| 胆嚢 gallbladder | 小腸 small intestine |
| 胆管 bile duct | 大腸 colon |

**右上腹部縦走査**

　右上腹部に右葉後区域枝に軸（正中に対して35〜45°）を合わせてプローブを置き，上方へ振り上げる．後上区域枝（$P_7$）が縦断面像として描出される．後下区域枝（$P_6$）は一部縦断面像となるが，右腎に沿ってスライス面の右側に方向を向けるため，途中で輪切り像となることが多い．同様に前区域枝も描出されるが，後区域枝と全く軸を異にするために前上区域枝（$P_8$）は縦断面像，前下区域枝（$P_5$）は横断面像（輪切り像）となる．

　この右葉前区域枝と後区域枝の間を右肝静脈が走行するので，横断面像として描出される．

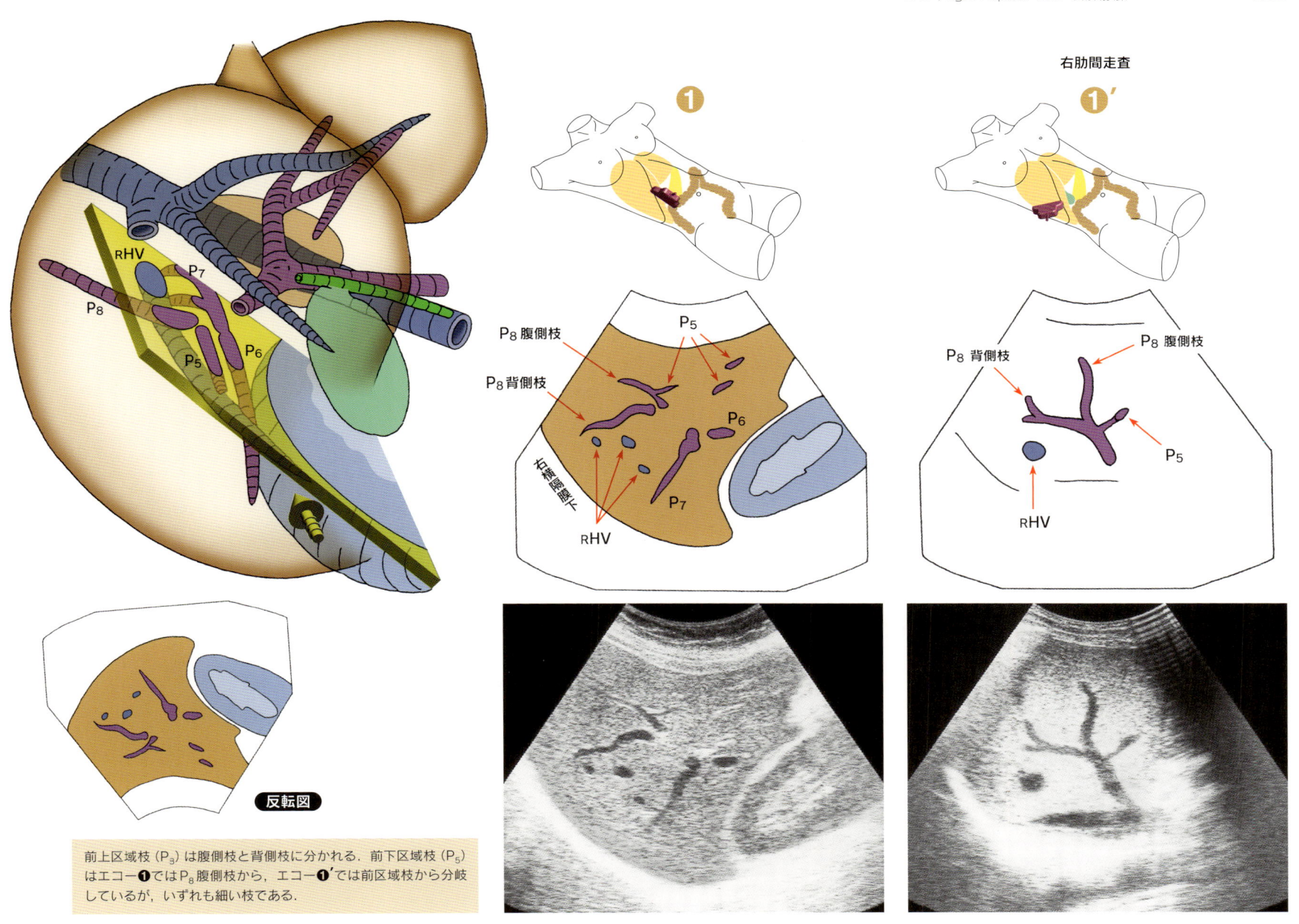

RHV ; right hepatic vein 右肝静脈

右肋間走査

❶ ❶′

P₈ 腹側枝　　P₅
P₈ 背側枝
P₆
右横隔膜 ↓
P₇
RHV

P₈ 背側枝　　P₈ 腹側枝
P₅
RHV

反転図

前上区域枝（P₈）は腹側枝と背側枝に分かれる．前下区域枝（P₅）はエコー❶ではP₈ 腹側枝から，エコー❶′では前区域枝から分岐しているが，いずれも細い枝である．

肝右葉

## II 臓器のオリエンテーション
# 肝右葉 ❷

| | |
|---|---|
| 動脈 artery | 脾臓 spleen |
| 静脈 vein | 腎臓 kidney |
| 門脈 portal vein | 副腎 adrenal gland |
| 肝臓 liver | 胃 stomach |
| 膵臓 pancreas | 食道 esophagus |
| 胆嚢 gallbladder | 小腸 small intestine |
| 胆管 bile duct | 大腸 colon |

**右肋骨弓下走査**

　右肋骨弓に沿ってプローブを置き上方に振り上げると，左右門脈枝の軸と同一軸となる．つまり，肝の本来の長軸である．このスライス面ではumbilical portionおよび前区域枝，後区域枝が描出されている．プローブを振り上げているため，後上区域枝 ($P_7$) が縦断されている．通常，$P_7$は2本に分かれ，その右側に$P_6$が1本みられる．また，前区域枝のうち，前下区域枝 ($P_5$) が縦断されている．通常，$P_5$は複数の枝が前区域枝から分枝されるので，この枝は$P_5$のうちの1本である．右・中・左肝静脈は横断されている．

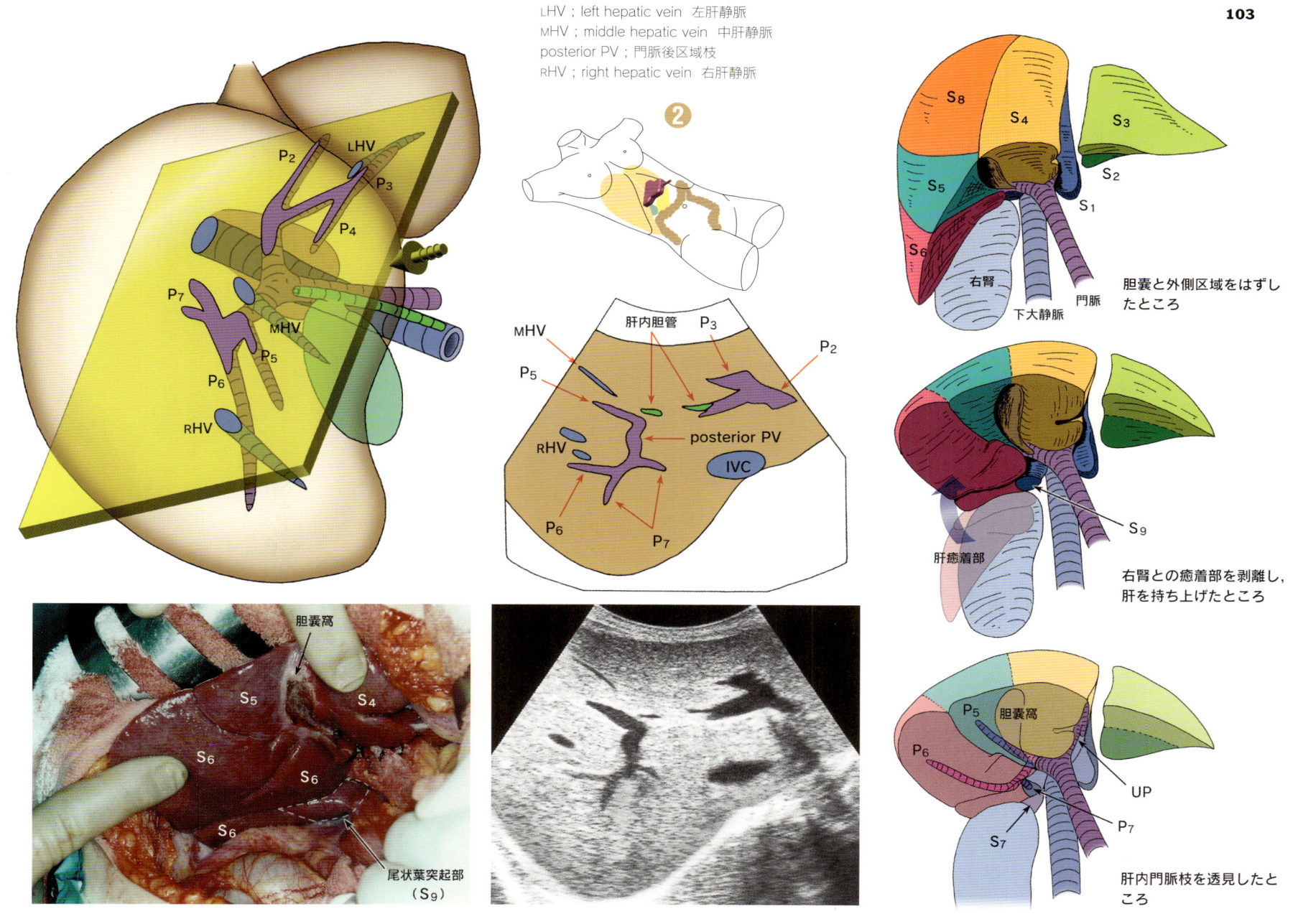

LHV ; left hepatic vein 左肝静脈
MHV ; middle hepatic vein 中肝静脈
posterior PV ; 門脈後区域枝
RHV ; right hepatic vein 右肝静脈

❷

胆嚢と外側区域をはずしたところ

右腎との癒着部を剥離し，肝を持ち上げたところ

肝内門脈枝を透見したところ

肝右葉

104

## II 臓器のオリエンテーション
# 肝右葉 ❸

| | |
|---|---|
| 動脈 artery | 脾臓 spleen |
| 静脈 vein | 腎臓 kidney |
| 門脈 portal vein | 副腎 adrenal gland |
| 肝臓 liver | 胃 stomach |
| 膵臓 pancreas | 食道 esophagus |
| 胆嚢 gallbladder | 小腸 small intestine |
| 胆管 bile duct | 大腸 colon |

**右肋間走査**

　右肋間から右葉前区域枝を描出している．肋骨弓に沿って前上区域枝（$P_8$）と前下区域枝（$P_5$）が縦断されているが，$P_5$は数本分枝するため，必ずしもすべての枝が同一平面に縦断面像として描出されるわけではない．プローブを振り上げると$P_5$は横断されるので，振り上げながら末梢まで確認する必要がある．また，$P_8$も２本分枝することが多いので，両枝を末梢まで確認する．

　右肝静脈は横断面像として描出され，下大静脈はスライス面の最も奥に描出される．

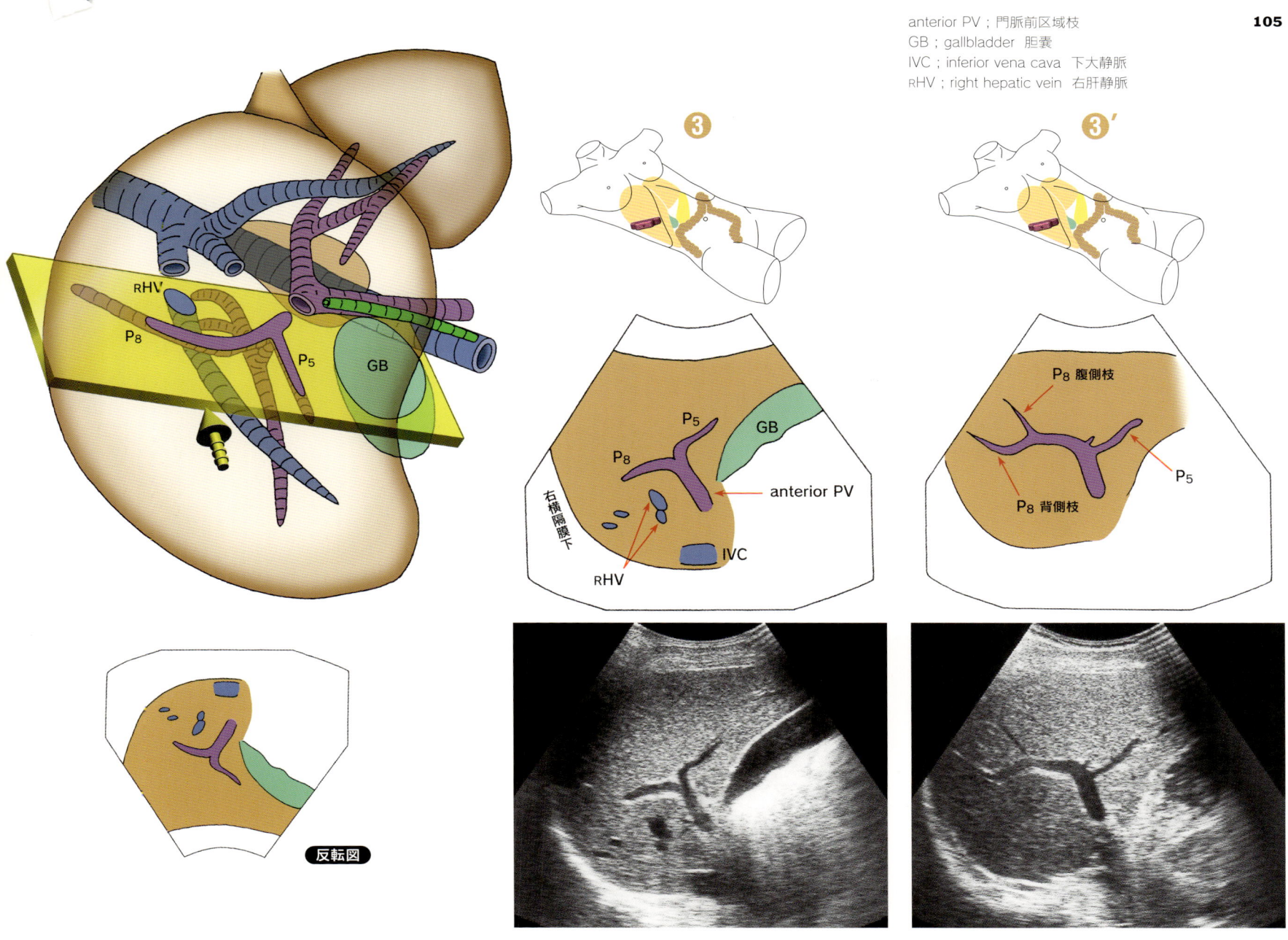

anterior PV；門脈前区域枝
GB；gallbladder　胆嚢
IVC；inferior vena cava　下大静脈
RHV；right hepatic vein　右肝静脈

❸

❸'

RHV
P8
P5
GB

P8 腹側枝
P8 背側枝
P5

右横隔膜下
P8
P5
GB
anterior PV
RHV
IVC

反転図

肝右葉

## II 臓器のオリエンテーション

# 肝右葉 ❹

| | |
|---|---|
| 動脈 artery | 脾臓 spleen |
| 静脈 vein | 腎臓 kidney |
| 門脈 portal vein | 副腎 adrenal gland |
| 肝臓 liver | 胃 stomach |
| 膵臓 pancreas | 食道 esophagus |
| 胆嚢 gallbladder | 小腸 small intestine |
| 胆管 bile duct | 大腸 colon |

**右上腹部縦走査**

　右上腹部に右葉後区域枝に軸(正中に対して35〜45°)を合わせてプローブを置き,上方へ振り上げる.ここでは100ページのエコー❶よりも内側にプローブを置き,外側へ振っている.後区域枝は縦断面像として描出される.前区域枝は門脈右枝から後区域枝を分岐した直後で横断される.このスライス面には後区域枝の門脈右枝からの分岐部(P-point)が描出されている.

**P-point**　後区域枝は門脈右枝から後方(背側)に垂直に分岐する.このため,血管造影で丸い点としてみられる.これをP-pointという.

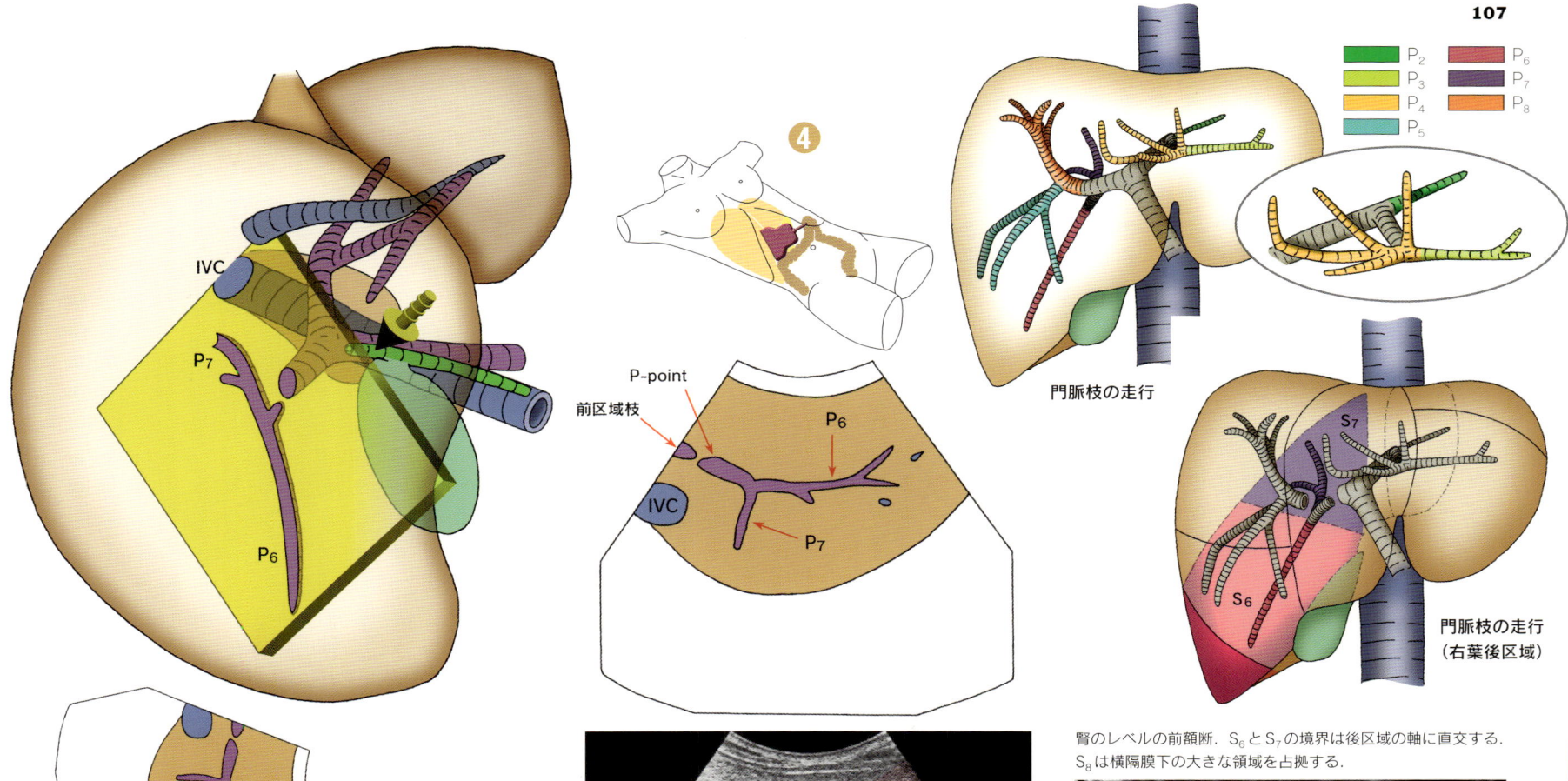

| | | | |
|---|---|---|---|
| 🟩 | P₂ | 🟥 | P₆ |
| 🟢 | P₃ | 🟪 | P₇ |
| 🟨 | P₄ | 🟧 | P₈ |
| 🟦 | P₅ | | |

IVC

P₇

P₆

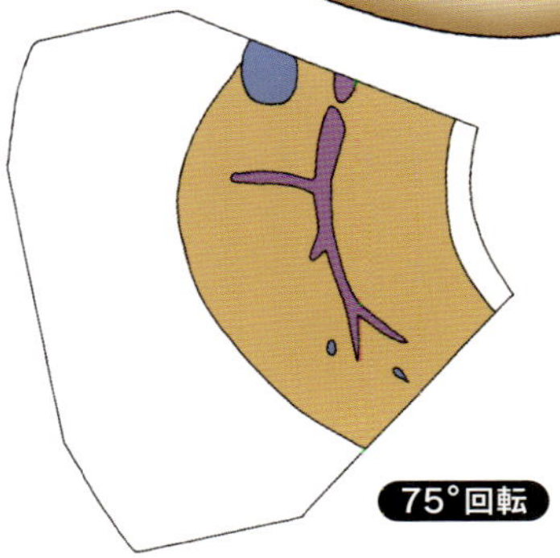

P-point
前区域枝
P₆
IVC
P₇

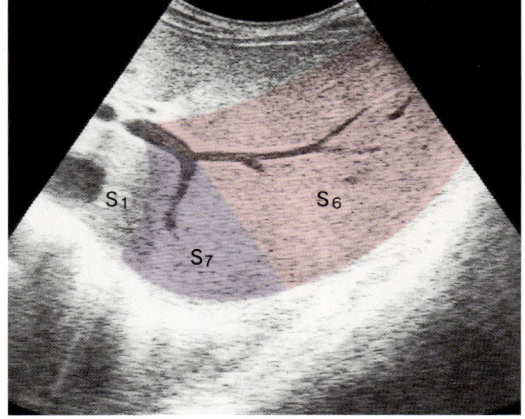

門脈枝の走行

門脈枝の走行
（右葉後区域）

75°回転

後区域枝が中央部で縦断されている．エコー写真に色分けで示したように，後区域のうち後上区域 ($S_7$) の領域は狭く，尾状葉 ($S_1$) と後下区域 ($S_6$) に挟まれ，後方は横隔膜が接している．

$S_1$  $S_6$
$S_7$

腎のレベルの前額断．$S_6$ と $S_7$ の境界は後区域の軸に直交する．$S_8$ は横隔膜下の大きな領域を占拠する．

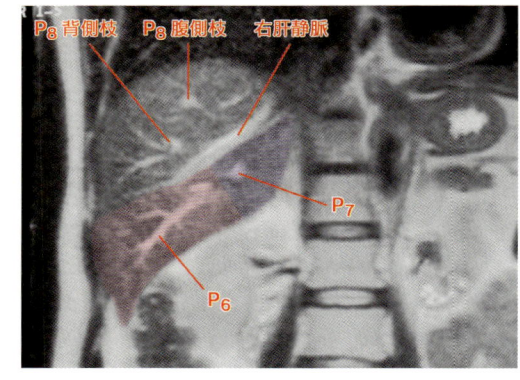

P₈背側枝　P₈腹側枝　右肝静脈

P₇

P₆

肝右葉

## II 臓器のオリエンテーション
## 肝右葉 ⑤

| | | | |
|---|---|---|---|
| 動脈 artery | | 脾臓 spleen | |
| 静脈 vein | | 腎臓 kidney | |
| 門脈 portal vein | | 副腎 adrenal gland | |
| 肝臓 liver | | 胃 stomach | |
| 膵臓 pancreas | | 食道 esophagus | |
| 胆嚢 gallbladder | | 小腸 small intestine | |
| 胆管 bile duct | | 大腸 colon | |

**右肋骨弓下走査**

右肋骨弓に沿ってプローブを置き，上方に振り上げると，門脈左右枝（横行部）の軸と一致する．門脈本幹は脊椎に対して垂直に走行している（右図）．これは83ページに述べたように，発生過程において肝が脊椎を中心として右後方へ落ち込んでいったためである．

門脈左右枝（横行部）は脊椎に対して直角を保っている

左葉　右葉　門脈左右枝　90°　脊椎

LHV ; left hepatic vein 左肝静脈
MHV ; middle hepatic vein 中肝静脈
RHV ; right hepatic vein 右肝静脈
UP ; umbilical portion 門脈臍部

門脈枝の走行（右葉前区域）

右側面から見た肝区域と門脈枝

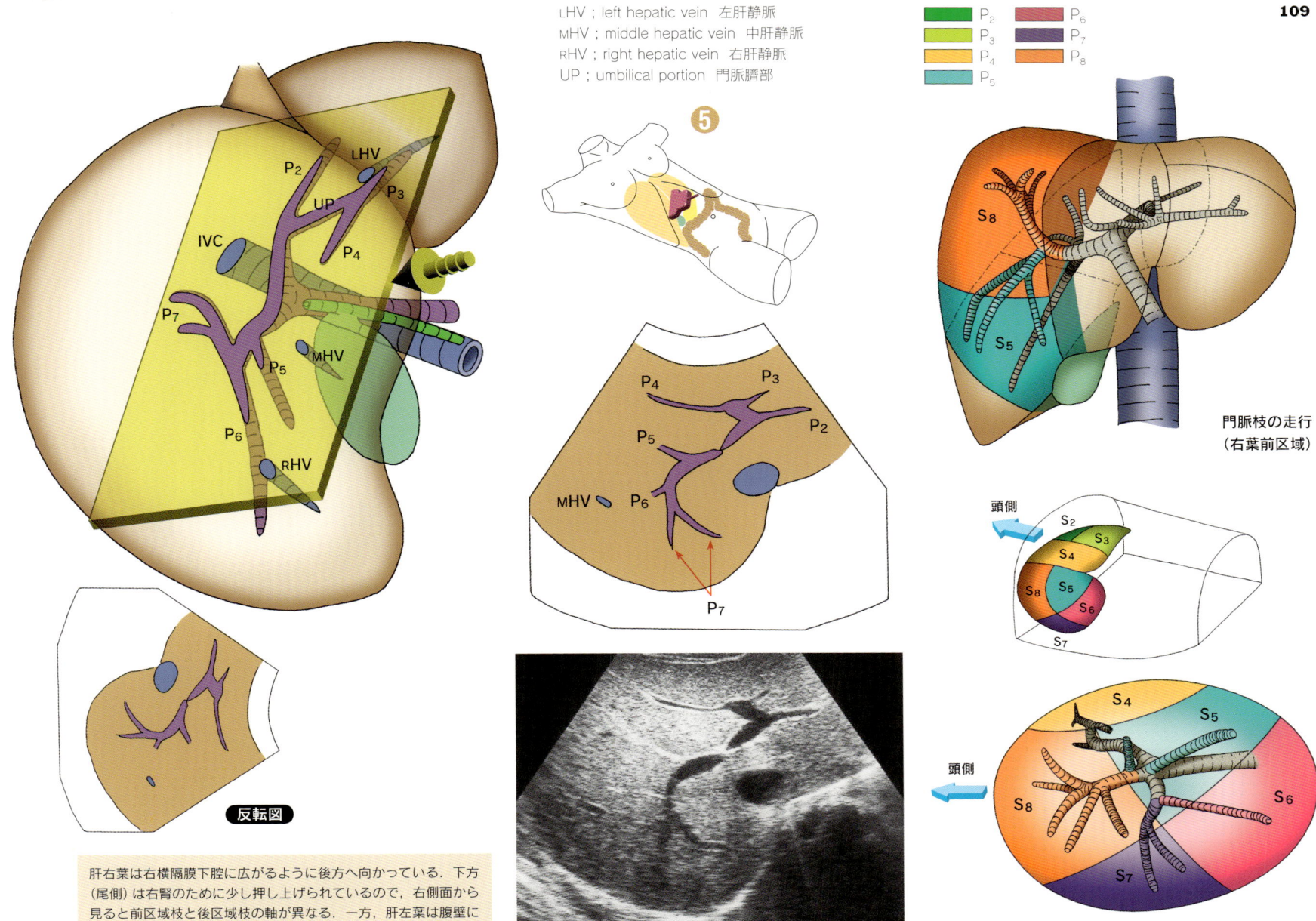

肝右葉は右横隔膜下腔に広がるように後方へ向かっている．下方（尾側）は右腎のために少し押し上げられているので，右側面から見ると前区域枝と後区域枝の軸が異なる．一方，肝左葉は腹壁によって下方へ押されている．

肝右葉

## II 臓器のオリエンテーション
# 肝左葉

### 左葉門脈枝

通常,肝門部で門脈本幹から左右の1次分枝が分岐する.しかし,右葉前区域枝と後区域枝が共通幹を作らずに左門脈枝と同時に3分岐することもある.門脈左枝は横行部,臍部 umbilical portion となる.umbilical portion は前方または前やや下方に走行する.先端で外側下区域枝($P_3$),内側区域枝($P_4$)が分岐する.上方にも門脈分枝が出ているが,これは $P_4$ としている.しかし,実際には外側前区域($S_3$)と内側区域($S_4$)の境界は明確ではなく,連続している領域である.

### 発生過程からみた左葉門脈枝の走行

肝外グリソン鞘本幹は肝門部において左右2本の1次分枝に分かれる.左枝は umbilical portion(2次分枝)となる.この2次分枝から3次分枝が分枝し,左葉外側上区域枝($P_2$),外側下区域枝($P_3$),内側区域枝($P_4$)に分かれる.これは右葉門脈枝の走行とは全く異なる.この違いは,腹腔内の空間の形と肝の発生過程で生じる違いである.

肝は胎生第3週中頃に十二指腸の前方に嚢腫状に突出し,原基の形成が始まる.肝の原基を右肝静脈と中肝静脈によって3区域に分ける(左肝静脈は中肝静脈と共通幹を持つため,ここでは中肝静脈の分枝と考える).3区域に流入する門脈枝として,門脈本幹から3本の2次分枝(のちに門脈左枝,右前枝,右後枝)が分かれる(図1).これらの門脈枝は肝の移動に伴い,図2のように右上方へ移動する.門脈左枝は脊椎前方に移動するが,後区域枝と異なり前方(腹側)に向かう.門脈本幹に対しては前下方へ回転したことになる(図3).このため肝右葉門脈枝と形態を全く異にする.

### (1) 外側区域の門脈枝

肝左葉は門脈左枝の臍部 umbilical portion(2次分枝)によって内側区域($S_4$)と外側区域($S_2$, $S_3$)に分

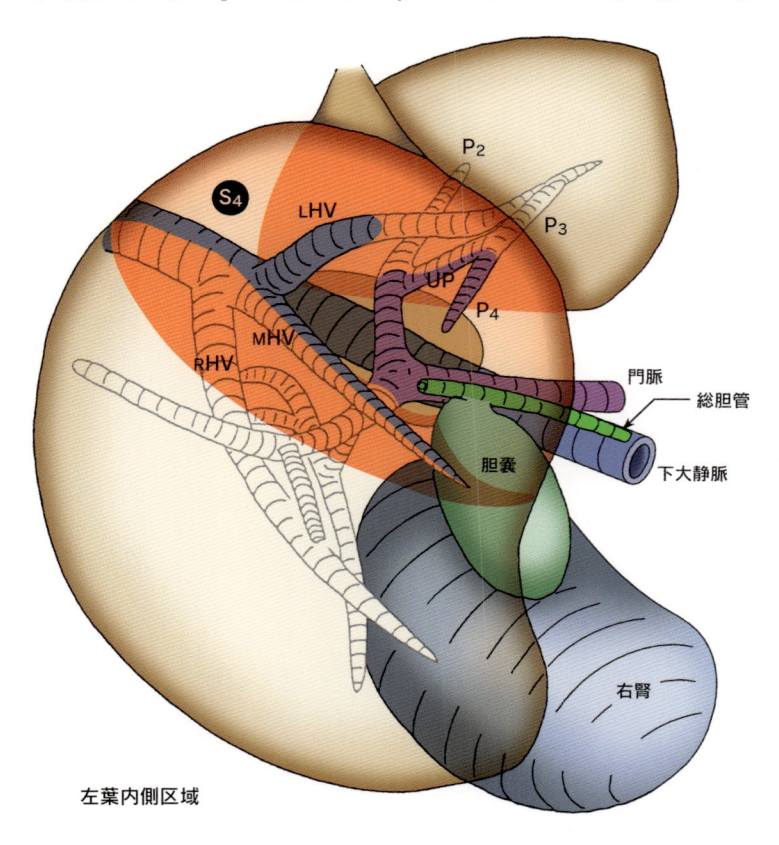

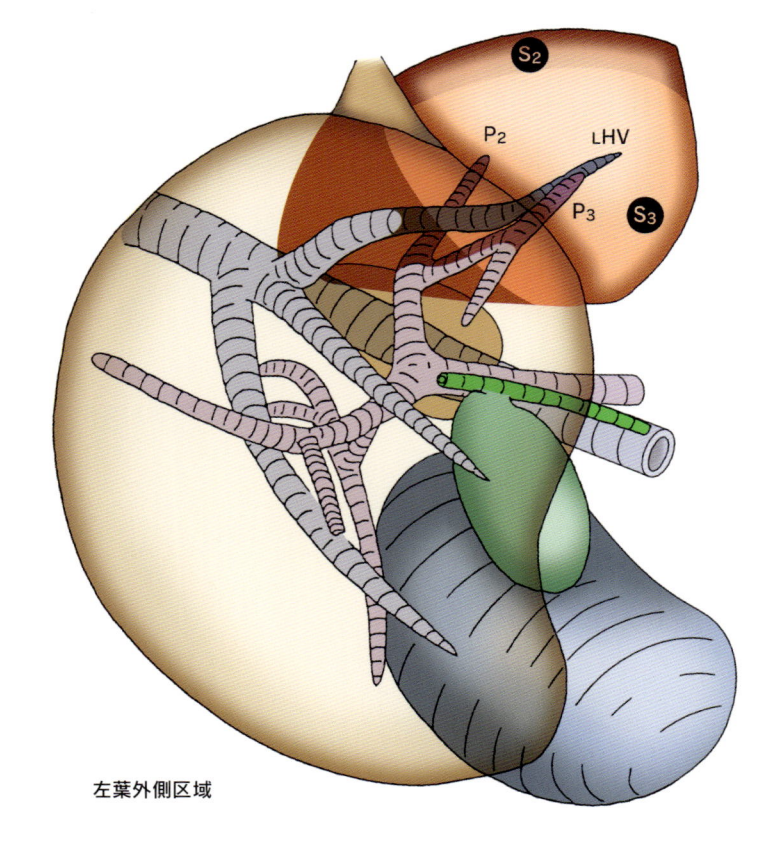

左葉内側区域

左葉外側区域

けられる．外側区域に分布する門脈枝（3次分枝）は外側上区域枝（$P_2$）と外側下区域枝（$P_3$）である．前方からみると，$P_3$ は umbilical portion 先端から分岐後，左側下方に向かう（図4）．これに対して $P_2$ は左側に向かう．前方から圧迫されて，前方にある $P_3$ は下方にずれている（umbilical portion は肝円索により腹壁につり上げられた形になっている）．

**(2) 内側区域の門脈枝**

内側区域は，肝鎌状間膜によって外側区域と境されている．また，肝右葉との境には胆嚢床が存在し，Rex-Cantlie 線によって境されている．この区域を umbilical portion から分枝した4〜5本の内側区域枝（$P_4$）が栄養する．

---

外側区域は $S_2$ と $S_3$ に分かれているが，$S_4$ は分かれていない．機能的・解剖学的なことを考慮すると，$S_4$ を前後に分け，$S_4$ の前区域と $S_3$，$S_4$ の後区域と $S_2$ をそれぞれ同一区域とするべきである．これにより，$S_7$ と $S_6$，$S_8$ と $S_5$ と同様に，同一平面で区分することができる（著者の意見）．

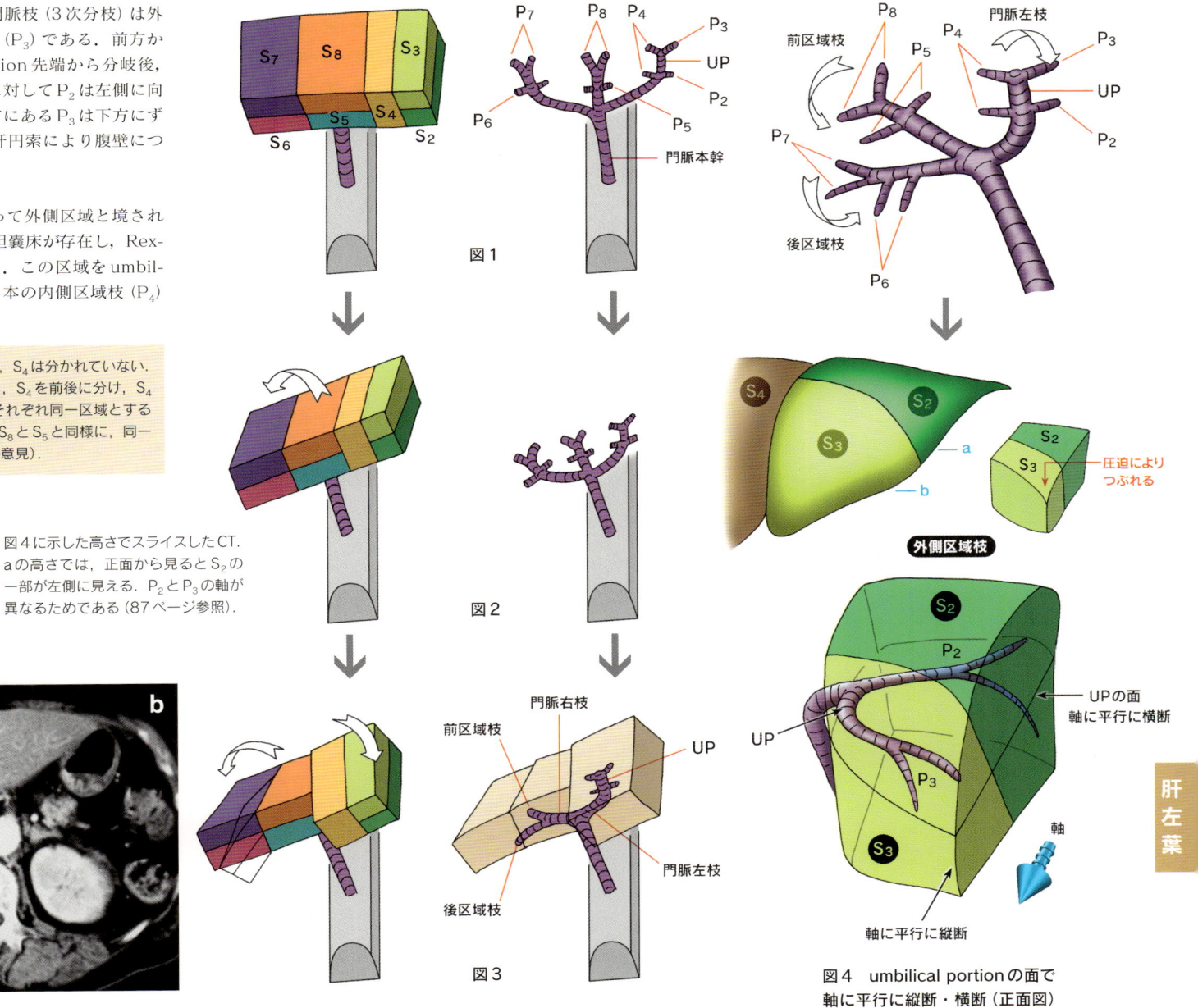

---

図4に示した高さでスライスしたCT. a の高さでは，正面から見ると $S_2$ の一部が左側に見える．$P_2$ と $P_3$ の軸が異なるためである（87ページ参照）．

図1

図2

図3

図4　umbilical portion の面で軸に平行に縦断・横断（正面図）

肝左葉

## II 臓器のオリエンテーション
# 肝尾状葉

尾状葉は下大静脈に巻き付く形で門脈の左右枝（1次分枝）の後方に位置し，上方は左・中・右肝静脈の下大静脈流入部まで存在する．尾状葉は肝の他の区域と異なり，左右の門脈枝（1次分枝）から直接に分枝する尾状葉枝（2次分枝）で栄養されている．

尾状葉はRex-Cantlie線（中肝静脈と胆嚢を結ぶ平面）で分けることができる．本書では，Rex-Cantlie線の左側をSpiegel葉，その右側で肝門部より上方を下大静脈部，下方を突起部とする分類[1]を用いて解説する．通常はこの3領域の境界は明確でないが，次ページの症例のように，Spiegel葉と下大静脈部の間に裂溝があり分離されていることがある．この境界はRex-Cantlie線に一致する．

つまりRex-Cantlie線により肝左葉と右葉が分けられるのと同様に，尾状葉も左右に分けられる．Spiegel葉が前者，下大静脈部と突起部が後者に相当する．両者が異なる点は，後者が後区域と癒合している点である．肝左葉と癒合していないSpiegel葉は，術中，左葉を上方によけると下大静脈に巻き付くように癒着しているのが確認できる．これに対して，肝右葉に癒着している下大静脈部と突起部は，境界が不明瞭であるが，門脈の分布からみるとSpiegel葉と同様に広範囲に下大静脈に巻き付いていることがわかる．

1) Takayama T, Tanaka T, Higaki T, Katou K, Teshima Y, Makuuchi M : High dorsal resection of the liver. J Am Coll Surg 179 ; 72-75, 1994.

**Couinaudの9区域分類と尾状葉の区分**

前額断（右の写真）でみると，尾状葉が下大静脈に巻き付いている様子がよくわかる．

下の術中写真では，肝十二指腸靱帯の右に尾状葉（Spiegel葉）が見えている．肝十二指腸靱帯の下には総胆管，門脈本幹が走っている．

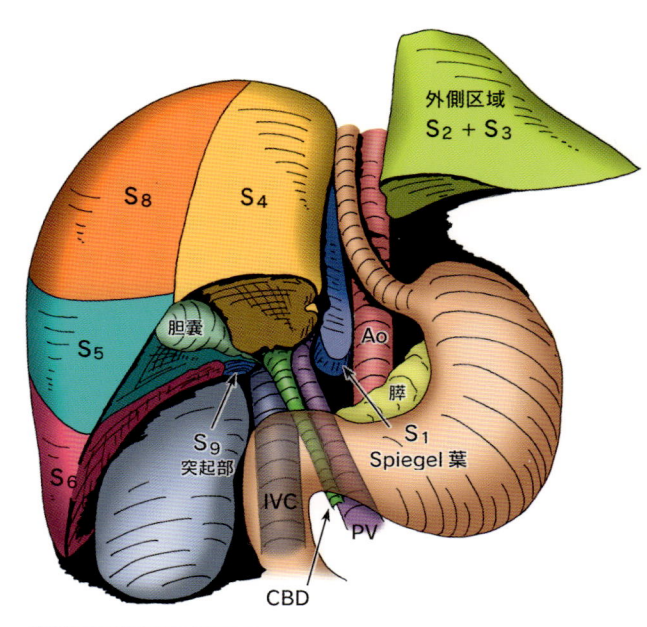

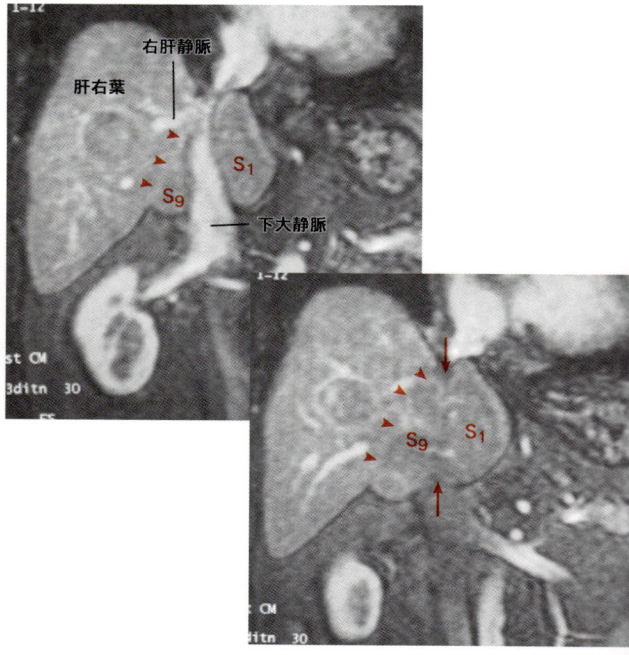

断面 a

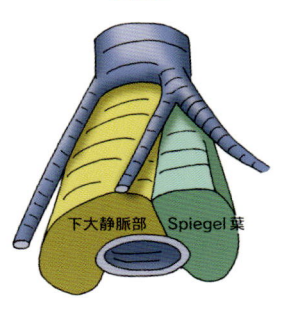

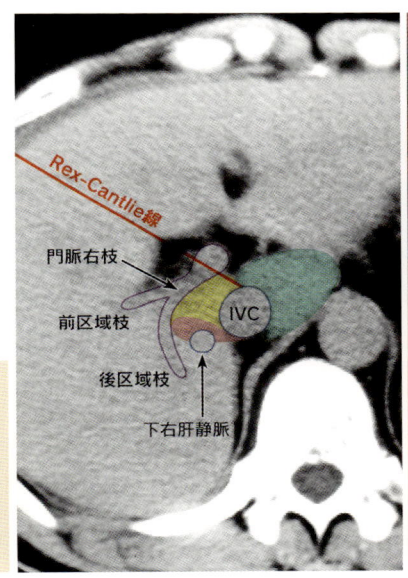

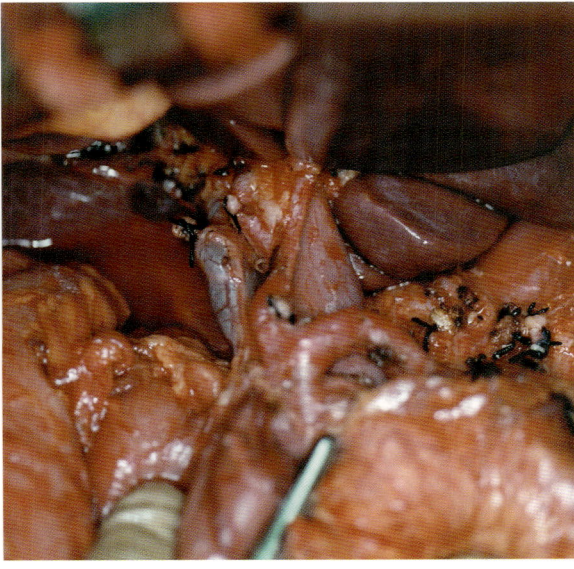

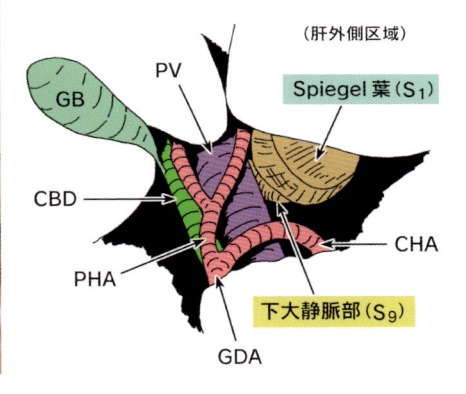

### Spiegel 葉と下大静脈部

Spiegel 葉は下大静脈の左前方に癒着し、肝外側区域の後方にある部分で、術中容易に見出せる。

下大静脈部は Rex-Cantlie 線の右側に位置する。右の術中写真では門脈の後方にわずかに見えている。

CBD ; common bile duct 総胆管
CHA ; common hepatic artery 総肝動脈
GB ; gallbladder 胆嚢
GDA ; gastro-duodenal artery 胃十二指腸動脈
PHA ; proper hepatic artery 固有肝動脈
PV ; portal vein 門脈

Rex-Cantlie線
門脈右枝
前区域枝
IVC
後区域枝
下右肝静脈

（肝外側区域）
PV
GB
Spiegel 葉（$S_1$）
CBD
PHA
CHA
下大静脈部（$S_9$）
GDA

断面 b

### 突起部

突起部は肝門部で右後方に突出する部分で、術中、肝下面から見ると、肝右葉後下区域（$S_6$）と癒合している。

門脈本幹
門脈右枝
IVC

$S_4$
$S_4$
$S_5$
$S_6$
$S_6$
IVCとの癒着部
右腎
$S_9$ 突起部

IVC
$S_9$ 下大静脈部
LHV
RHV
MHV
断面 a
断面 b
$S_9$ 突起部
$S_1$ Spiegel 葉
Rex-Cantlie線
門脈本幹

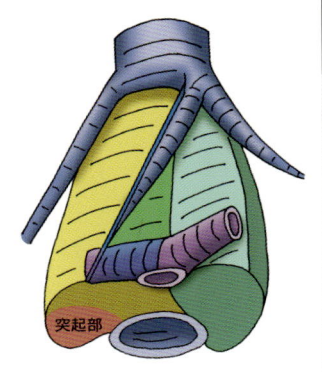

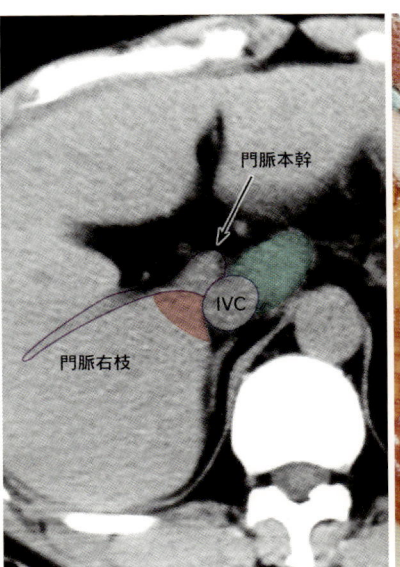

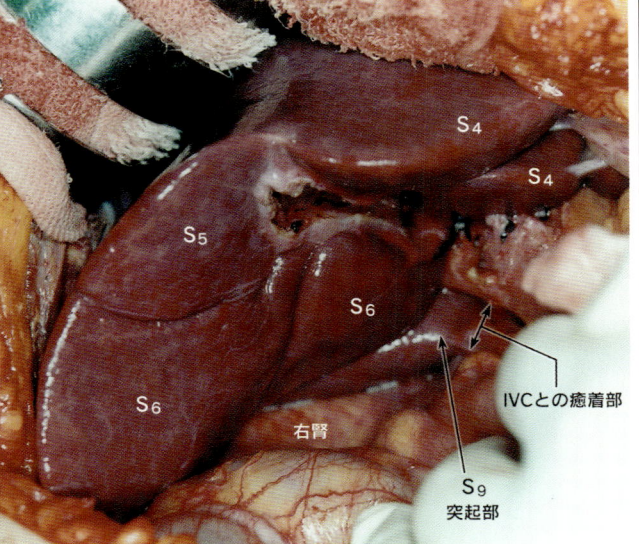

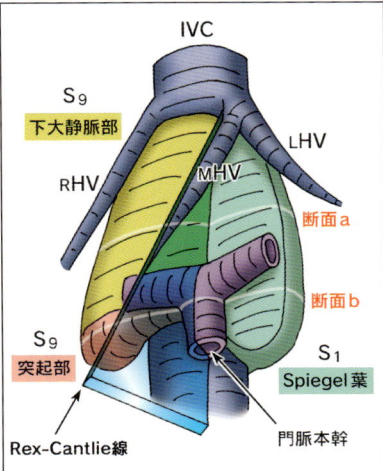

左・中肝静脈は共通幹を有し、左前方から下大静脈に合流する。このためRex-Cantlie線は下大静脈の左方を通る。

肝左葉

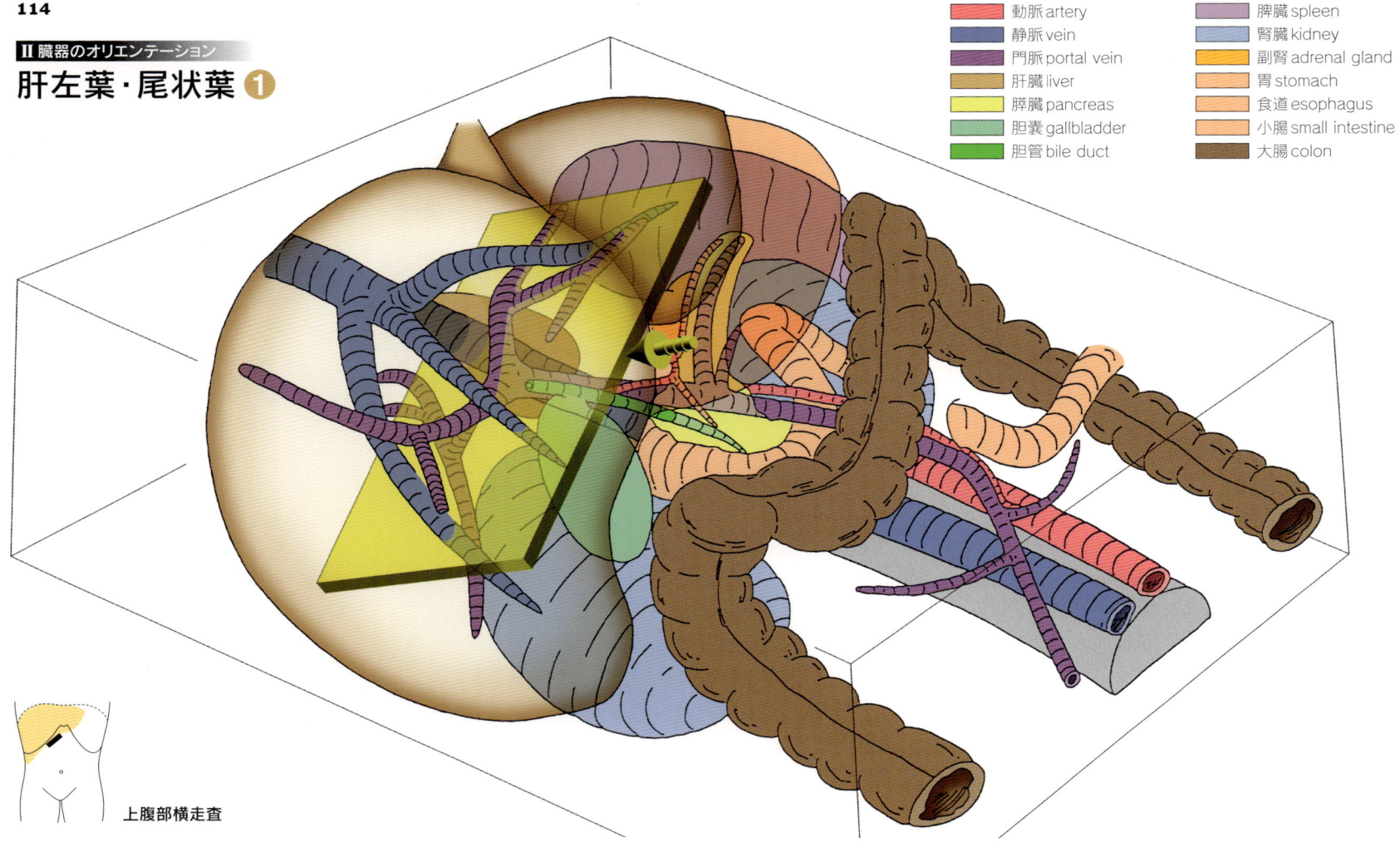

## II 臓器のオリエンテーション
# 肝左葉・尾状葉 ❶

| | |
|---|---|
| 動脈 artery | 脾臓 spleen |
| 静脈 vein | 腎臓 kidney |
| 門脈 portal vein | 副腎 adrenal gland |
| 肝臓 liver | 胃 stomach |
| 膵臓 pancreas | 食道 esophagus |
| 胆嚢 gallbladder | 小腸 small intestine |
| 胆管 bile duct | 大腸 colon |

**上腹部横走査**

　右肋骨弓に沿ってプローブを置き，上方に振り上げると門脈横行部が描出される．肝左葉は横行部の前方に位置する．尾状葉は横行部・門脈右枝の後方に位置する．

　尾状葉は横行部が描出される面においてRex-Cantlie線より左側がSpiegel葉，右側が下大静脈部である．Spiegel葉と前方にある肝左葉との境界は明瞭で，エコー❶に見える食道からumbilical portion起始部までのlineは，肝外側区域で接しているのみで，実際には離れている．

　下大静脈部は，次ページのCT(b)のごとく門脈横行部および右枝と下大静脈との間の領域である（119ページのスケッチ図参照）．肝右葉との境界は不明瞭で，この走査部位からプローブを上方に振っていくと，中肝静脈が下大静脈に流入する部位まで続いている．逆に，プローブを下方に振ることによって現れる領域が突起部である．突起部も肝右葉との境界は不明瞭である．

Eso ; esophagus 食道
IHBD ; intrahepatic bile duct 肝内胆管
UP ; umbilical portion 門脈臍部

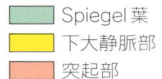

- 🟩 Spiegel葉
- 🟨 下大静脈部
- 🟧 突起部

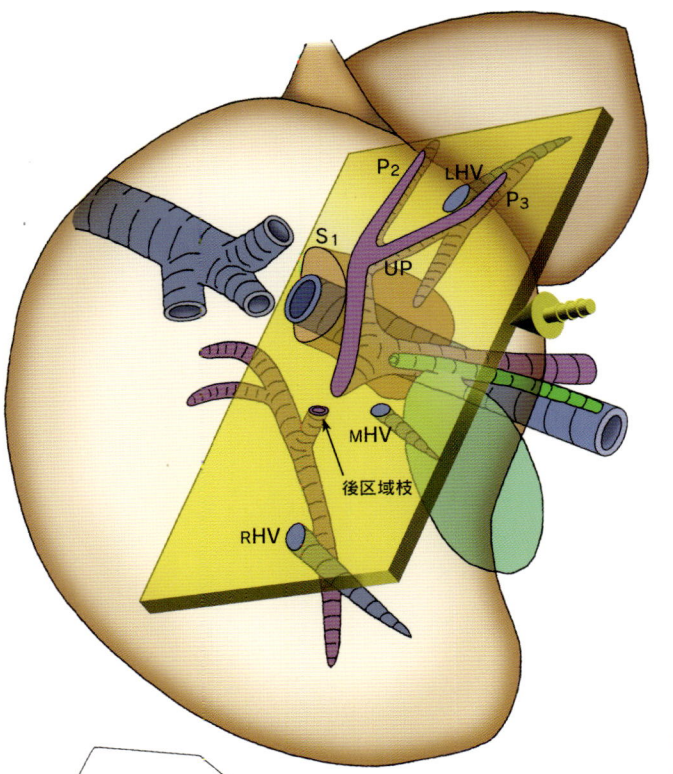

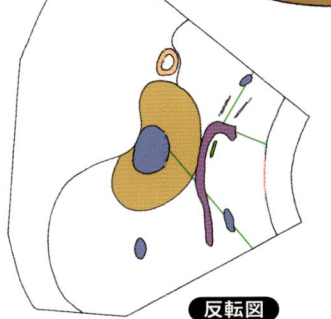

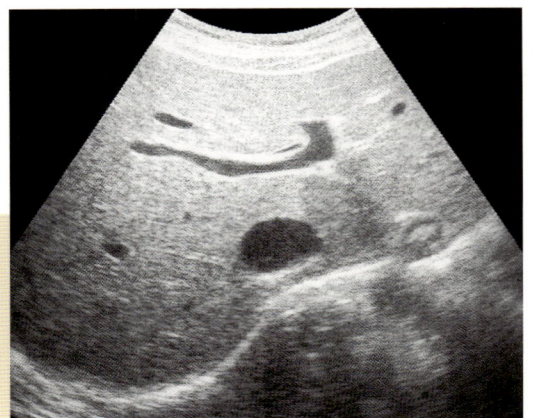

(a) 門脈横行部よりやや上方のスライス．Rex-Cantlie線で尾状葉を分ける

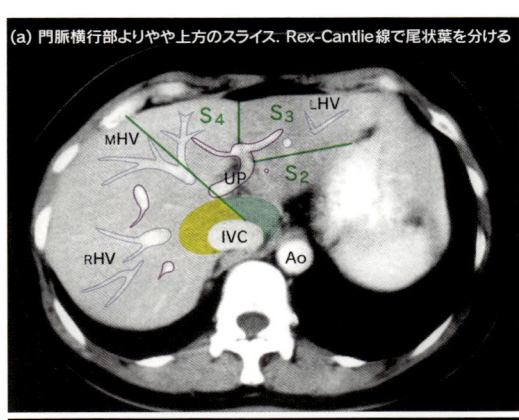

(b) 門脈右枝の高さ．突起部が見えはじめる

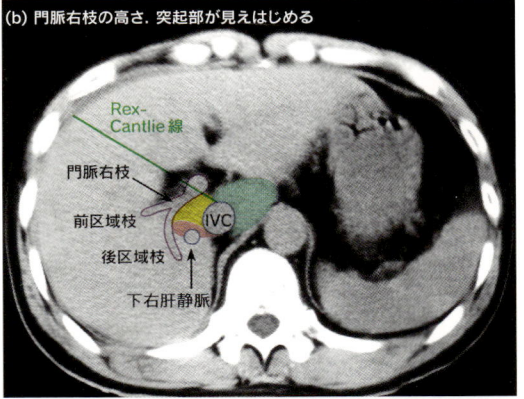

(c) bより1スライス下方．下大静脈部は消失し，突起部となる

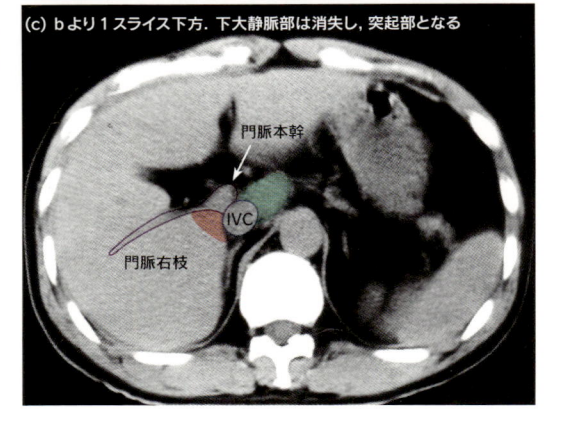

❶

反転図

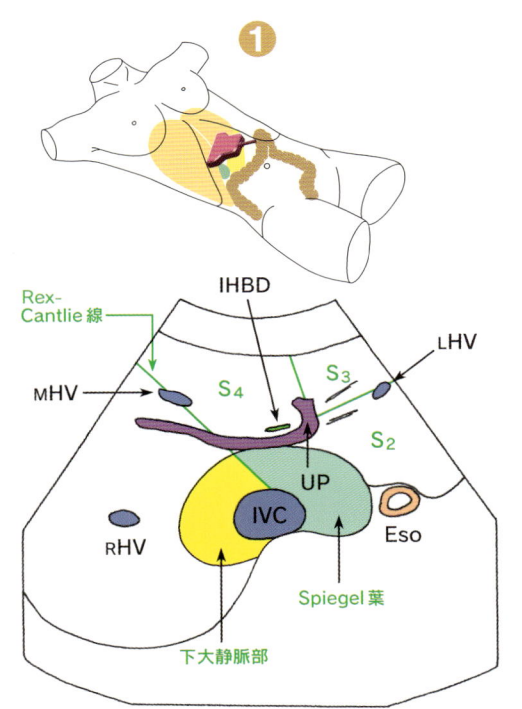

尾状葉Spiegel葉と下大静脈部との境界が明瞭な症例もあるが，多くの症例では画像上境界は不明瞭である．Rex-Cantlie線でラインを引くと，左側がSpiegel葉，右側が下大静脈部となる（下大静脈部は門脈横行部より上方にある）．

肝左葉

## II 臓器のオリエンテーション
# 肝左葉・尾状葉 ❷

反転図

下大静脈部　Spiegel葉

S1　S2　S3　S4　S9

**上腹部横走査**

　プローブを横に置いて振り上げ，umbilical portion を描出している．この走査では，肝左葉および尾状葉が描出される．肝左葉外側区域の前方の領域は外側前区域（$S_3$）で，下方にいくにしたがって厚みが薄くなり，胃および膵体部の前方にかぶる．外側後区域（$S_2$）は外側区域の後方に突出し，尾状葉（$S_1$）と接している．内側区域（$S_4$）は十二指腸第1部にかぶる部位で，後方には尾状葉がある．

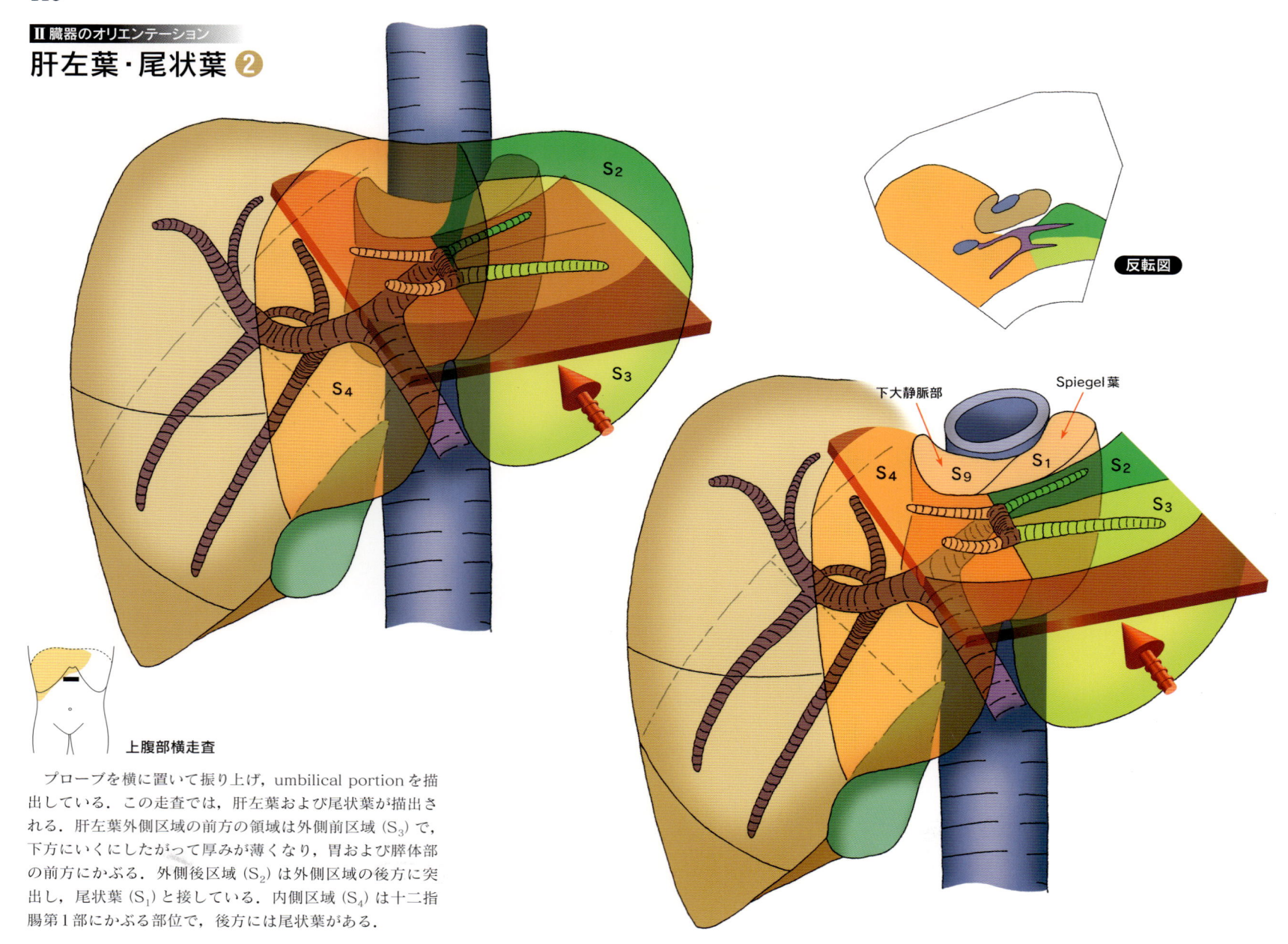

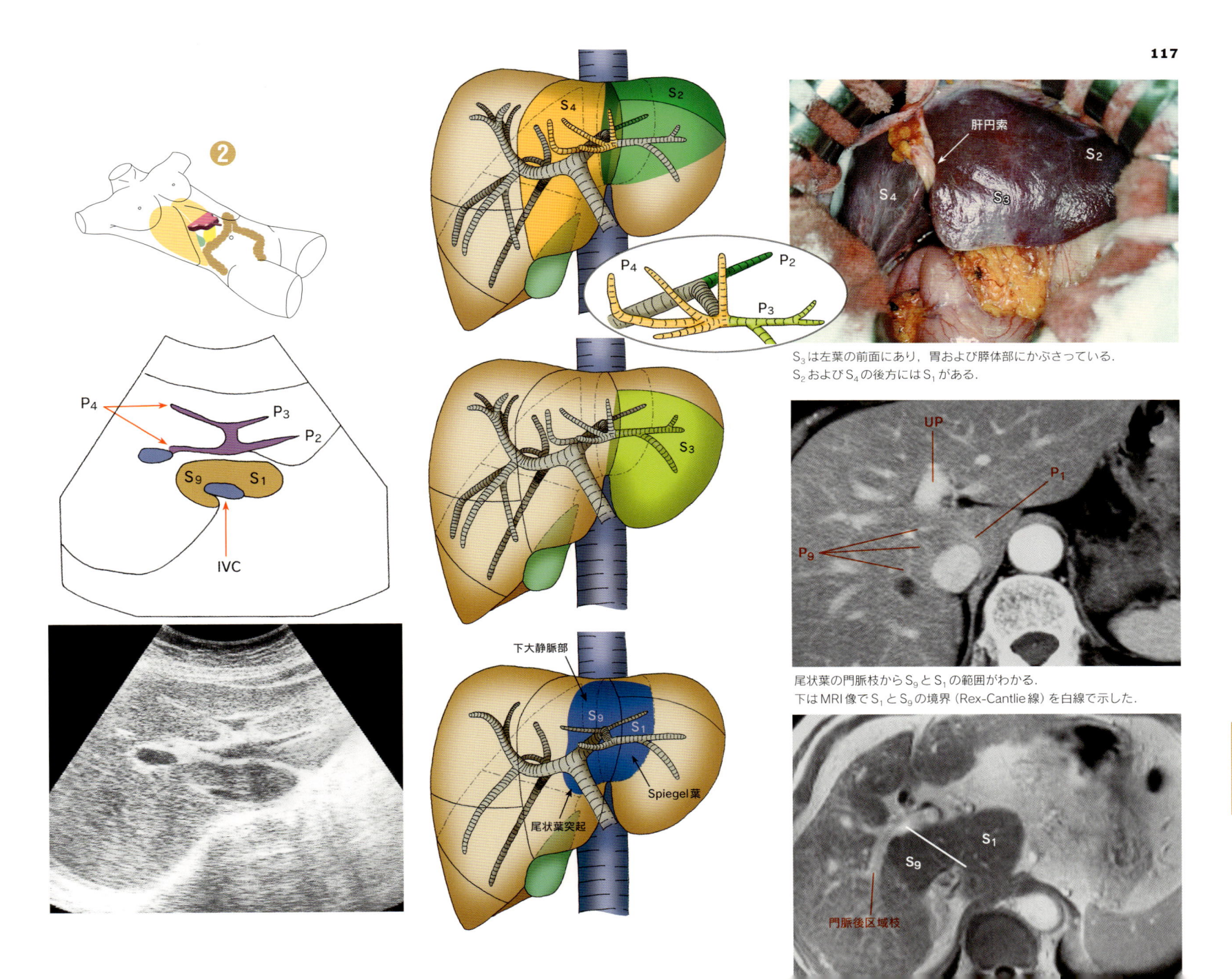

## 肝左葉

P₄ ／ P₃ ／ P₂

S₉　S₁

IVC

下大静脈部

S₉　S₁

尾状葉突起　Spiegel葉

P₄　P₂　P₃

肝円索　S₂
S₄　S₃

S₃は左葉の前面にあり，胃および膵体部にかぶさっている．
S₂およびS₄の後方にはS₁がある．

UP　P₁　P₉

尾状葉の門脈枝からS₉とS₁の範囲がわかる．
下はMRI像でS₁とS₉の境界（Rex-Cantlie線）を白線で示した．

S₁　S₉

門脈後区域枝

## II 臓器のオリエンテーション
# 肝左葉・尾状葉 ❸

| | |
|---|---|
| 動脈 artery | 脾臓 spleen |
| 静脈 vein | 腎臓 kidney |
| 門脈 portal vein | 副腎 adrenal gland |
| 肝臓 liver | 胃 stomach |
| 膵臓 pancreas | 食道 esophagus |
| 胆嚢 gallbladder | 小腸 small intestine |
| 胆管 bile duct | 大腸 colon |

**上腹部縦走査**

上腹部のほぼ正中でプローブを縦に置き，umbilical portion の左側を描出している．中肝静脈は下大静脈から分枝したのち，矢状方向に走行し，途中から左側へ方向を変える．この走査では下大静脈から分枝した中肝静脈が途中まで縦断面像として描出される．

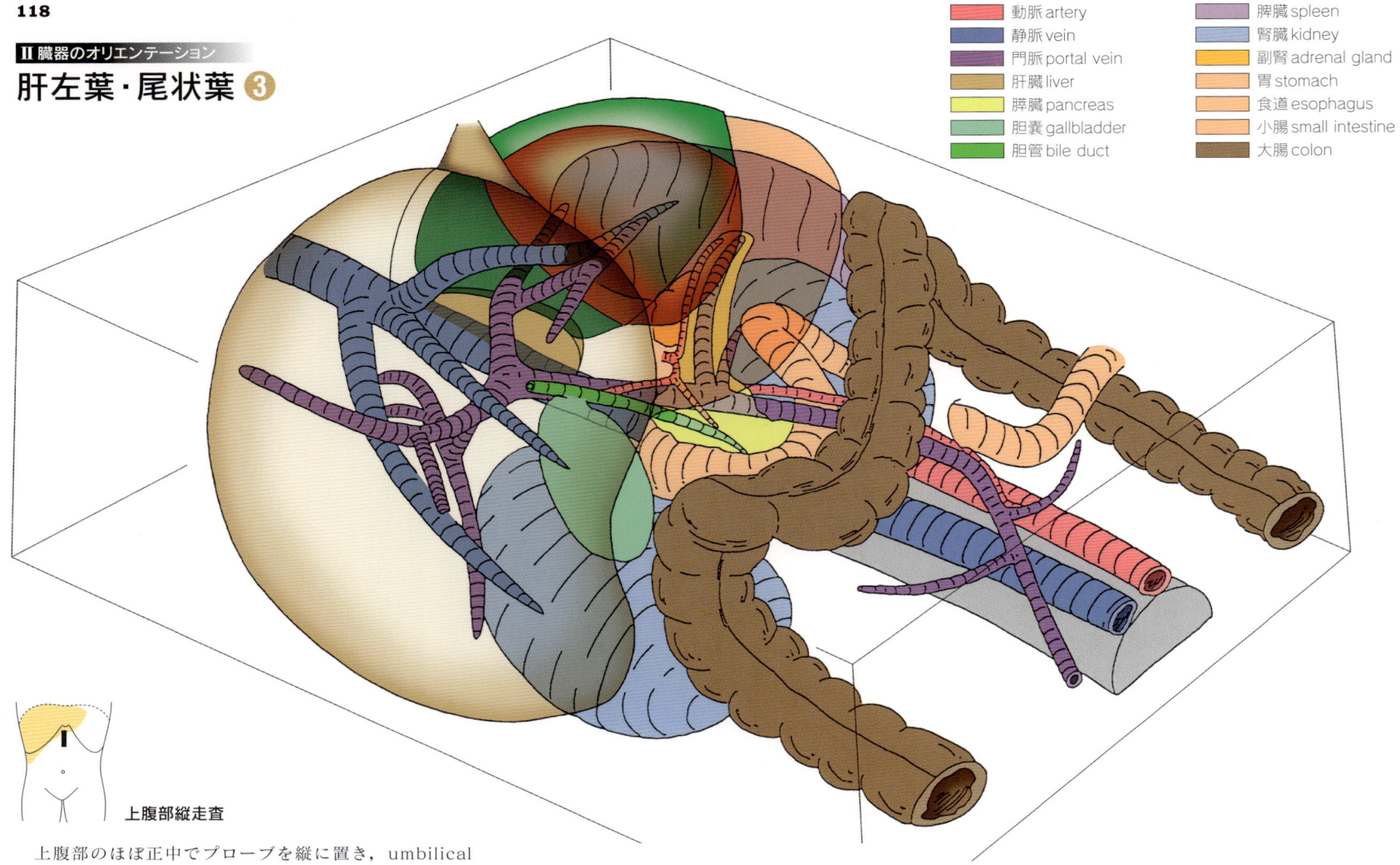

この部位では前方の領域は外側前区域（$S_3$）で，正面からは外側後区域（$S_2$）は見えない．この部位より左側では$S_2$の領域が広がり，前方から見えるようになる．プローブを左側に振った場合は，正中から扇状に振るため$S_3$を通して$S_2$を描出することになり，どの部位でも$S_3$が$S_2$の前方に位置するように誤解しやすい．

肝左葉の後方に，尾状葉 Spiegel 葉が下大静脈とはさまれて左肝静脈の流入部まで描出されている．右側へプローブを振っていくと，尾状葉下大静脈部が下大静脈の前方に描出されるが，通常は両者の境界は不明瞭である．

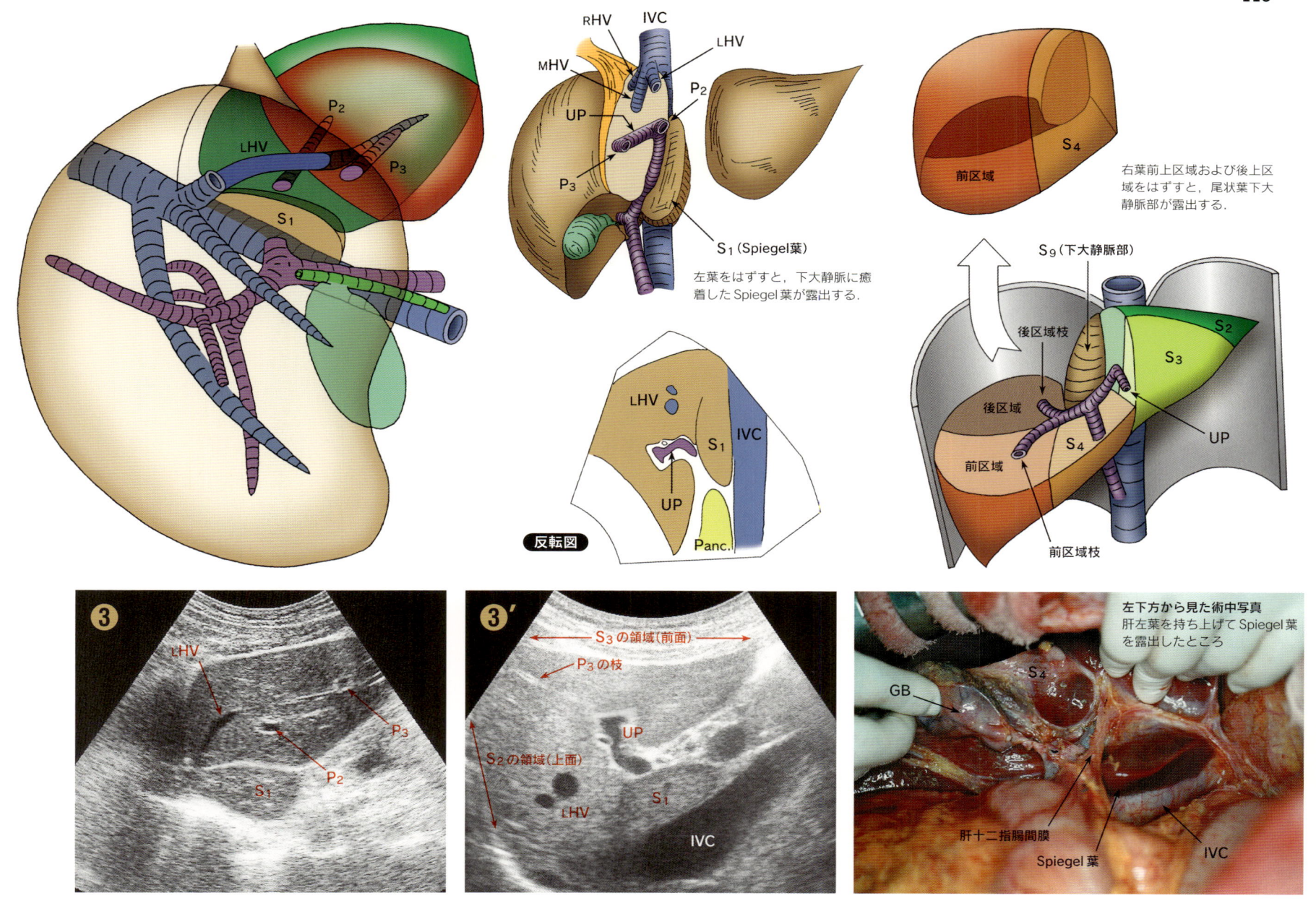

右葉前上区域および後上区
域をはずすと，尾状葉下大
静脈部が露出する．

$S_9$（下大静脈部）

$S_1$（Spiegel葉）

左葉をはずすと，下大静脈に癒
着したSpiegel葉が露出する．

反転図

❸

❸′

左下方から見た術中写真
肝左葉を持ち上げてSpiegel葉
を露出したところ

肝十二指腸間膜
Spiegel葉

肝左葉

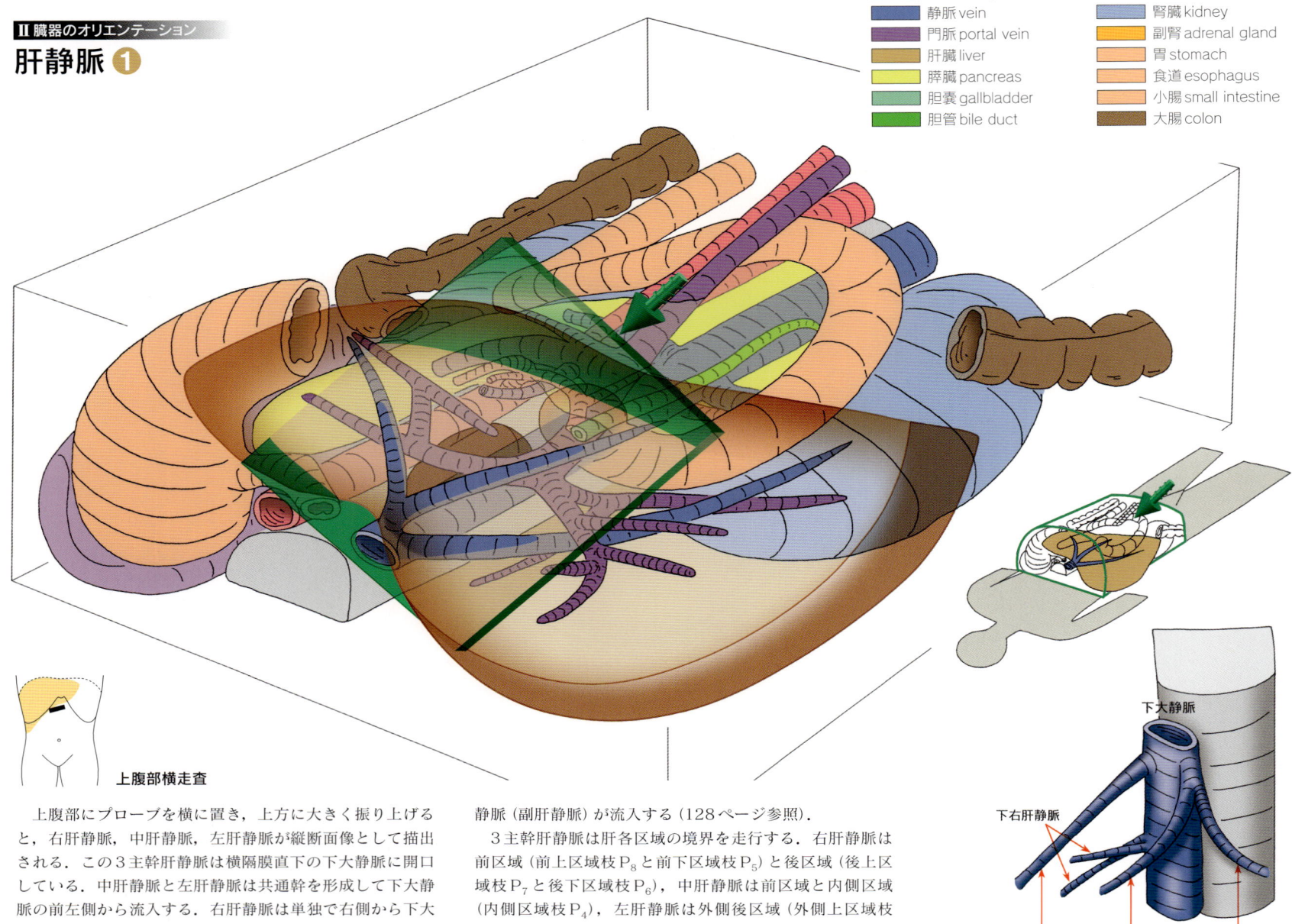

## II 臓器のオリエンテーション
# 肝静脈 ❶

| | | | |
|---|---|---|---|
| 動脈 artery | 門脈 portal vein | 膵臓 pancreas | 胆管 bile duct |
| 静脈 vein | 肝臓 liver | 胆嚢 gallbladder | |
| 脾臓 spleen | 副腎 adrenal gland | 食道 esophagus | 大腸 colon |
| 腎臓 kidney | 胃 stomach | 小腸 small intestine | |

**上腹部横走査**

　上腹部にプローブを横に置き，上方に大きく振り上げると，右肝静脈，中肝静脈，左肝静脈が縦断面像として描出される．この3主幹肝静脈は横隔膜直下の下大静脈に開口している．中肝静脈と左肝静脈は共通幹を形成して下大静脈の前左側から流入する．右肝静脈は単独で右側から下大静脈に流入する．また，これより5〜6cm下方に下右肝静脈（副肝静脈）が流入する（128ページ参照）．

　3主幹肝静脈は肝各区域の境界を走行する．右肝静脈は前区域（前上区域枝$P_8$と前下区域枝$P_5$）と後区域（後上区域枝$P_7$と後下区域枝$P_6$），中肝静脈は前区域と内側区域（内側区域枝$P_4$），左肝静脈は外側後区域（外側上区域枝$P_2$）と外側前区域（外側下区域枝$P_3$）の間を走行する．

下大静脈
下右肝静脈
右肝静脈　中肝静脈　左肝静脈

LHV ; left hepatic vein 左肝静脈
MHV ; middle hepatic vein 中肝静脈
RHV ; right hepatic vein 右肝静脈

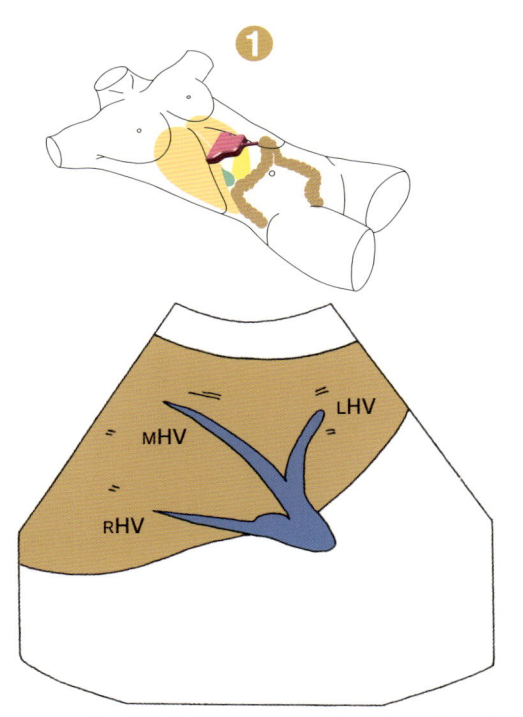

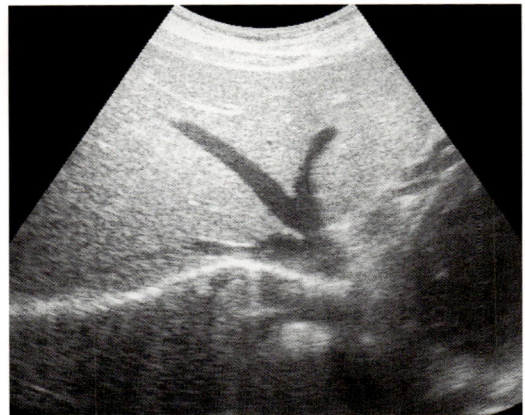

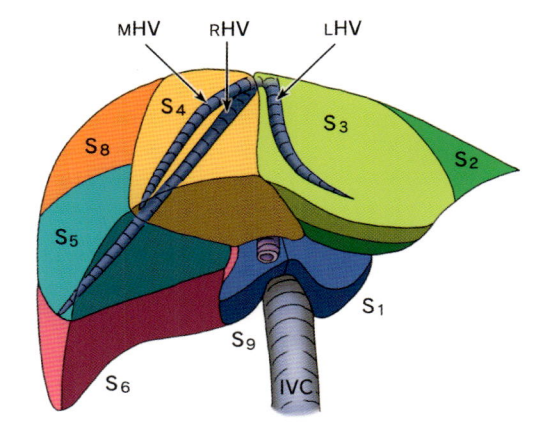

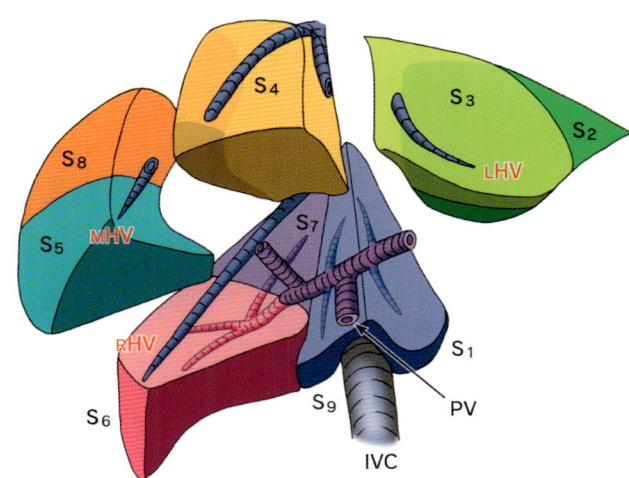

### 肝静脈の走行

右肝静脈は前区域（$S_8$, $S_5$）と後区域（$S_7$, $S_6$）の境界を走行する．

中肝静脈は内側区域（$S_4$）と前区域（$S_8$, $S_5$）の間を走行する．

左肝静脈は外側区域（$S_2$, $S_3$）の静脈血を集めた後，外側区域と内側区域（$S_4$）の間を通って下大静脈に流入する．

肝静脈

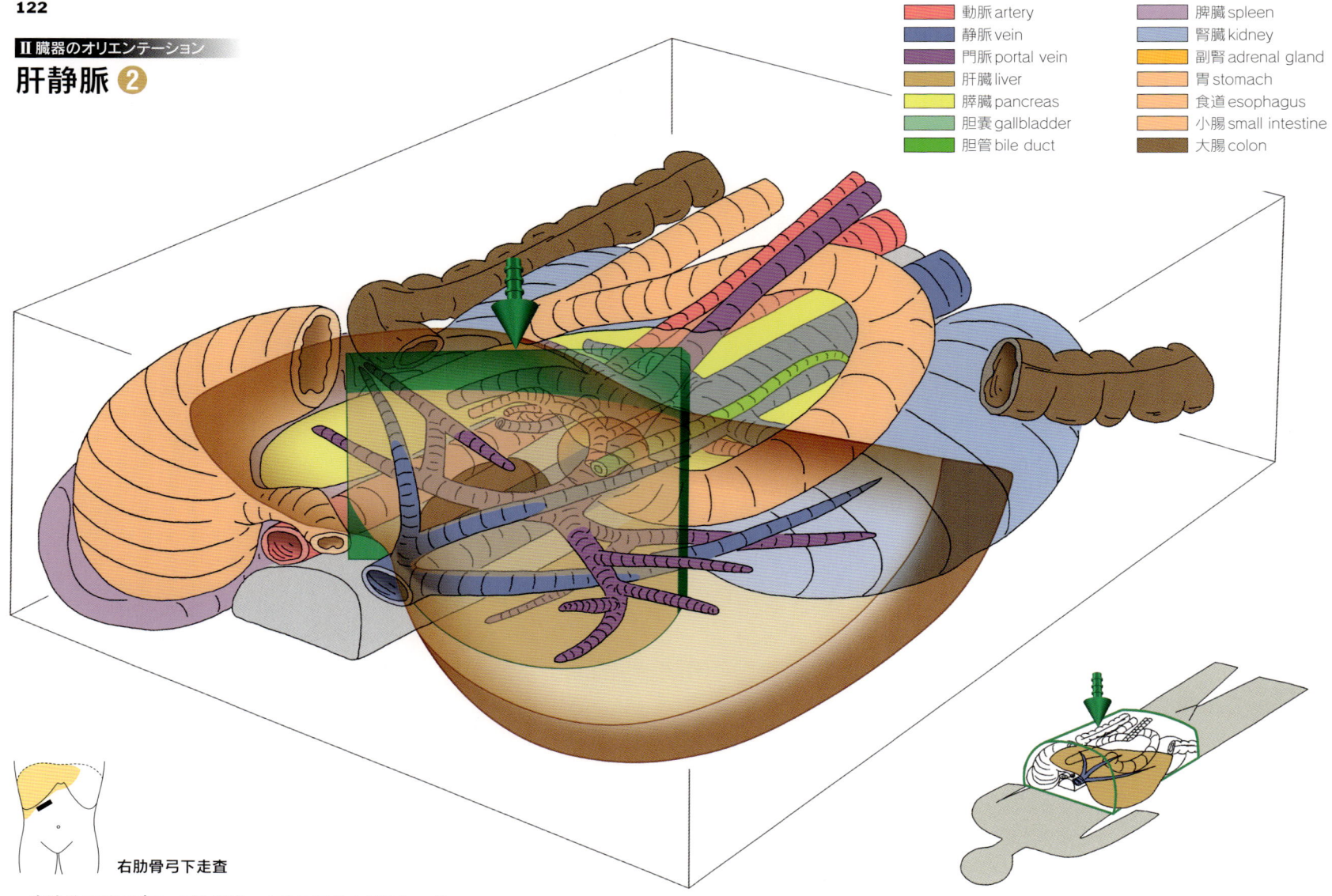

## II 臓器のオリエンテーション
## 肝静脈 ❷

| | |
|---|---|
| 動脈 artery | 脾臓 spleen |
| 静脈 vein | 腎臓 kidney |
| 門脈 portal vein | 副腎 adrenal gland |
| 肝臓 liver | 胃 stomach |
| 膵臓 pancreas | 食道 esophagus |
| 胆嚢 gallbladder | 小腸 small intestine |
| 胆管 bile duct | 大腸 colon |

**右肋骨弓下走査**

　右肋骨弓下にプローブを置き，上方に振り上げると，右肝静脈，中肝静脈，左肝静脈が描出される．前ページのエコー❶よりも振り上げる角度が小さいため，門脈枝の横断面像が描出される．

anterior PV；門脈前区域枝
LHV；left hepatic vein　左肝静脈
MHV；middle hepatic vein　中肝静脈
RHV；right hepatic vein　右肝静脈

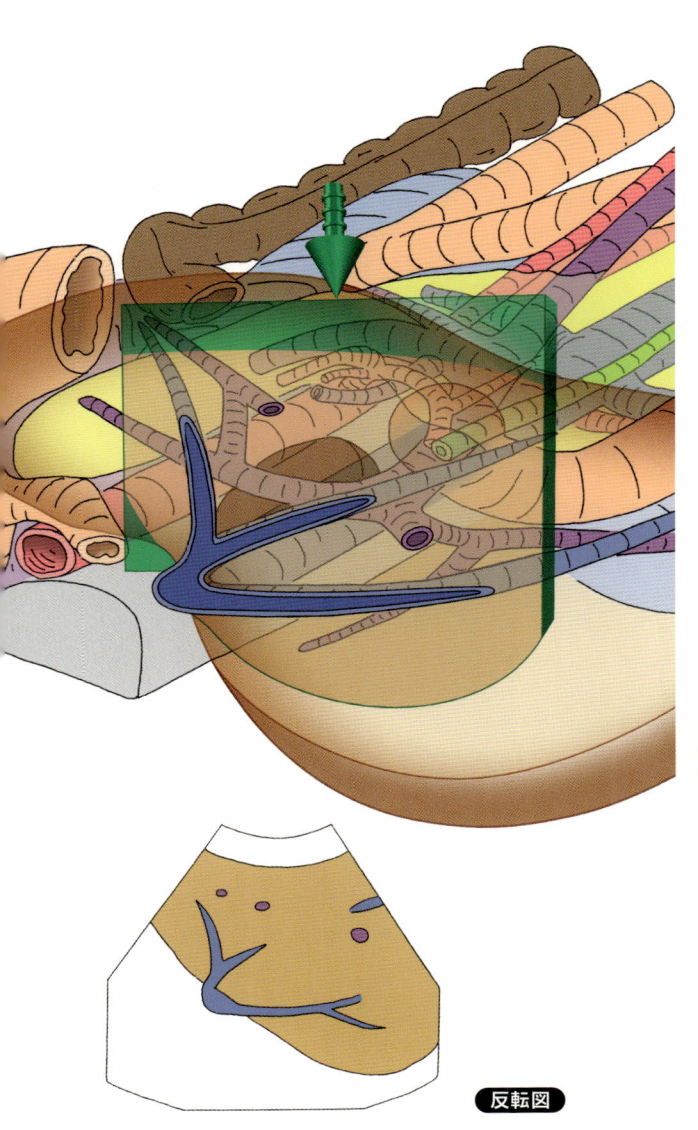

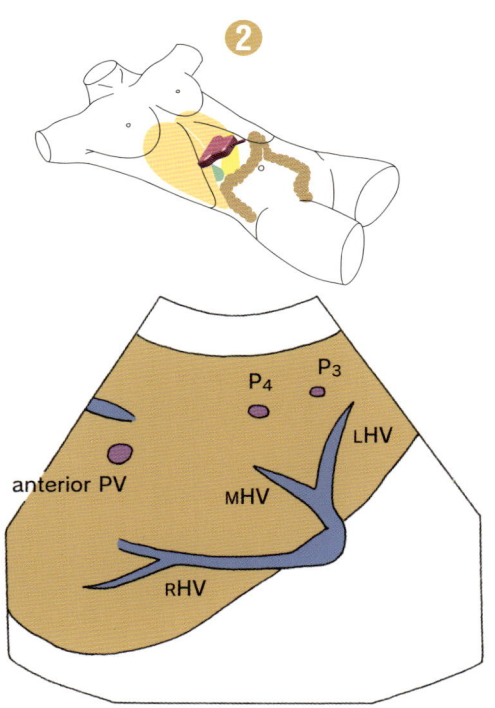

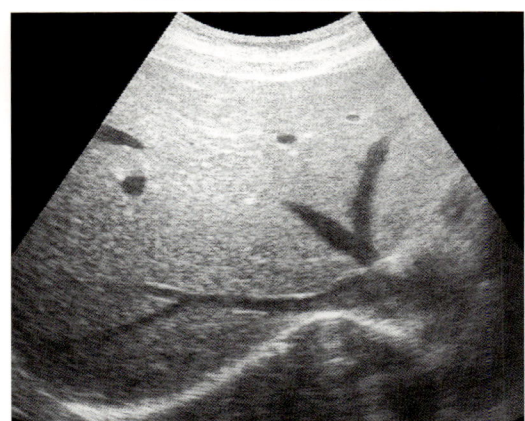

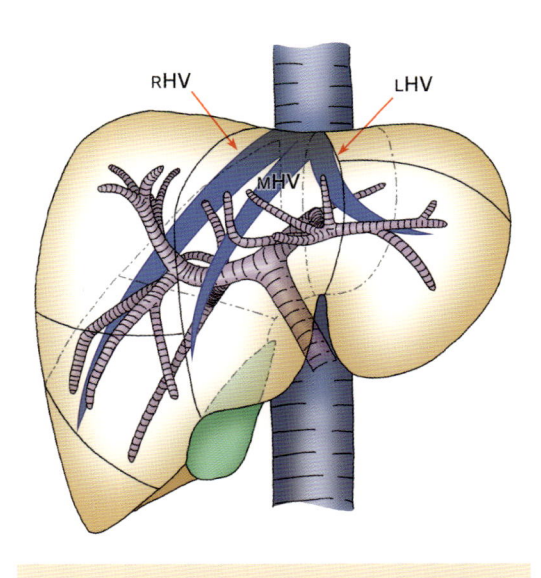

右肝静脈と中肝静脈は肝の体積を3等分する．すなわち，肝の体積から考えると，右葉後区域，右葉前区域，左葉に分けることができる．左肝静脈は根部では外側区域（$S_2$，$S_3$）と内側区域（$S_4$）の間を走行するが，末梢では外側区域内を走行する．

反転図

肝静脈

124

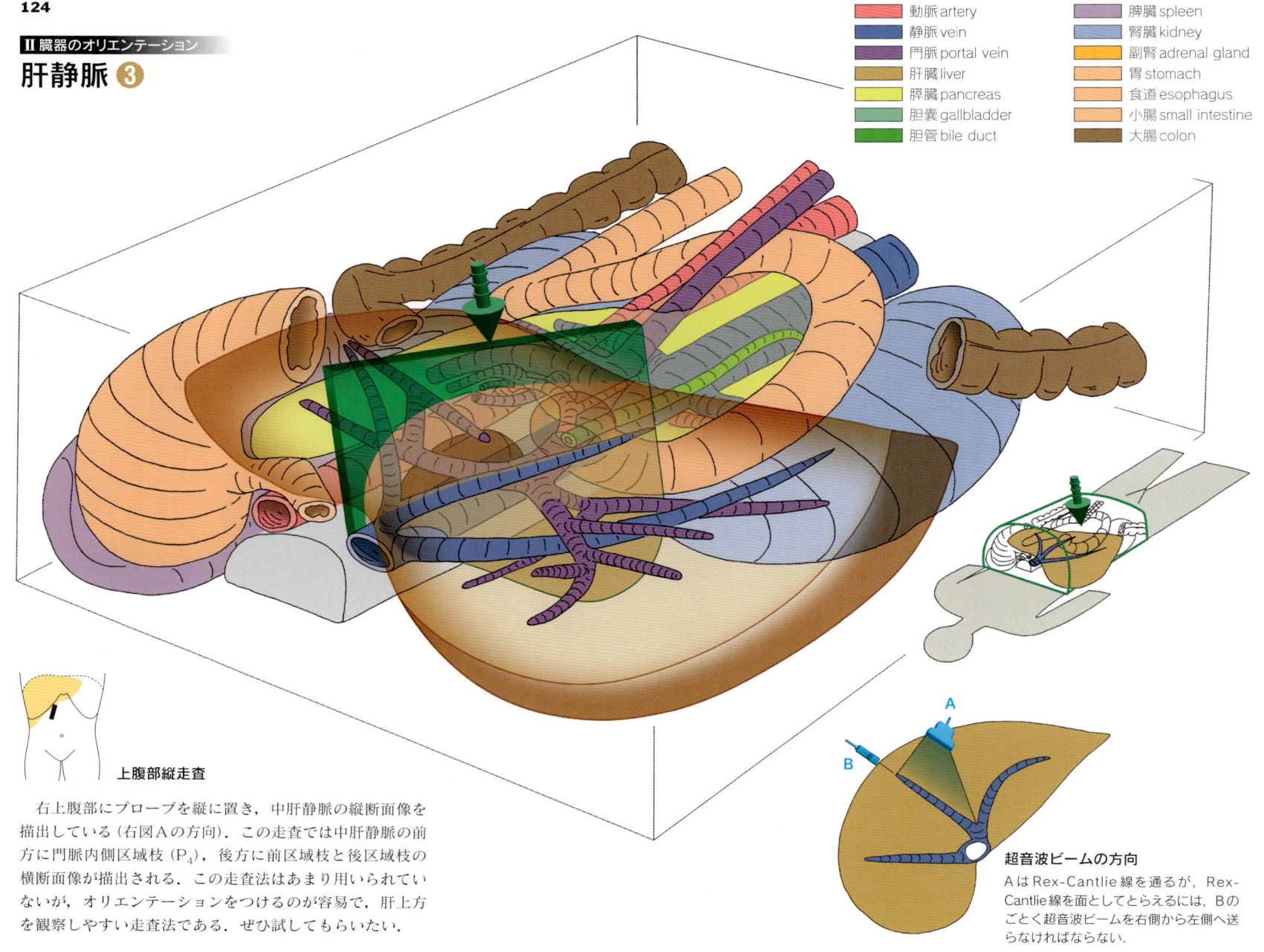

**II 臓器のオリエンテーション**

# 肝静脈 ❸

| | | | |
|---|---|---|---|
| 動脈 artery | | 脾臓 spleen | |
| 静脈 vein | | 腎臓 kidney | |
| 門脈 portal vein | | 副腎 adrenal gland | |
| 肝臓 liver | | 胃 stomach | |
| 膵臓 pancreas | | 食道 esophagus | |
| 胆嚢 gallbladder | | 小腸 small intestine | |
| 胆管 bile duct | | 大腸 colon | |

### 上腹部縦走査

右上腹部にプローブを縦に置き，中肝静脈の縦断面像を描出している（右図Aの方向）．この走査では中肝静脈の前方に門脈内側区域枝（$P_4$），後方に前区域枝と後区域枝の横断面像が描出される．この走査法はあまり用いられていないが，オリエンテーションをつけるのが容易で，肝上方を観察しやすい走査法である．ぜひ試してもらいたい．

### 超音波ビームの方向

AはRex-Cantlie線を通るが，Rex-Cantlie線を面としてとらえるには，Bのごとく超音波ビームを右側から左側へ送らなければならない．

anterior PV；門脈前区域枝
MHV；middle hepatic vein　中肝静脈
posterior PV；門脈後区域枝

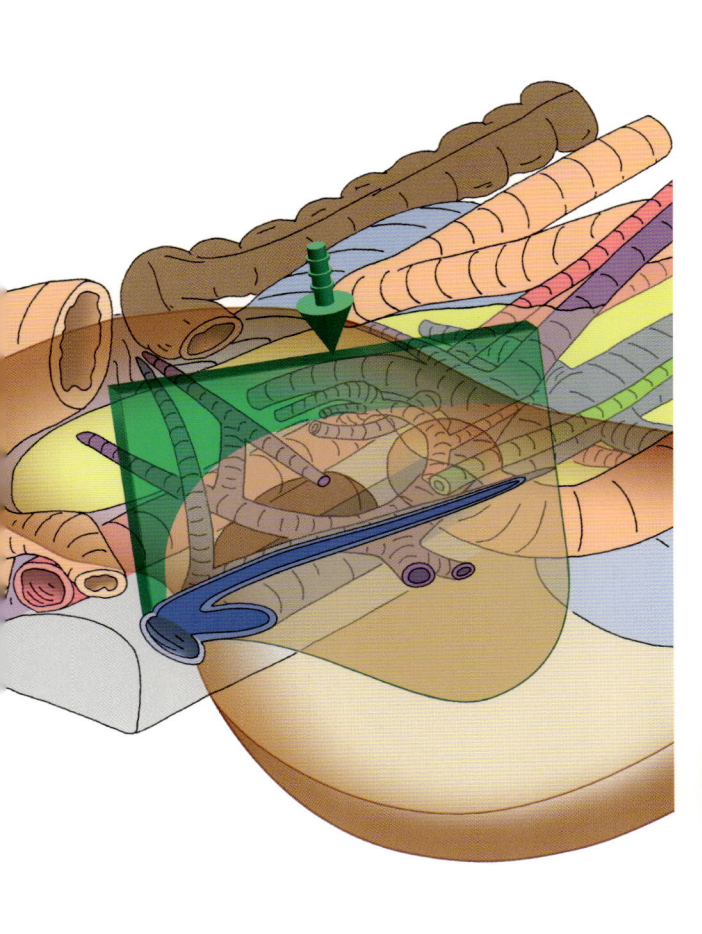

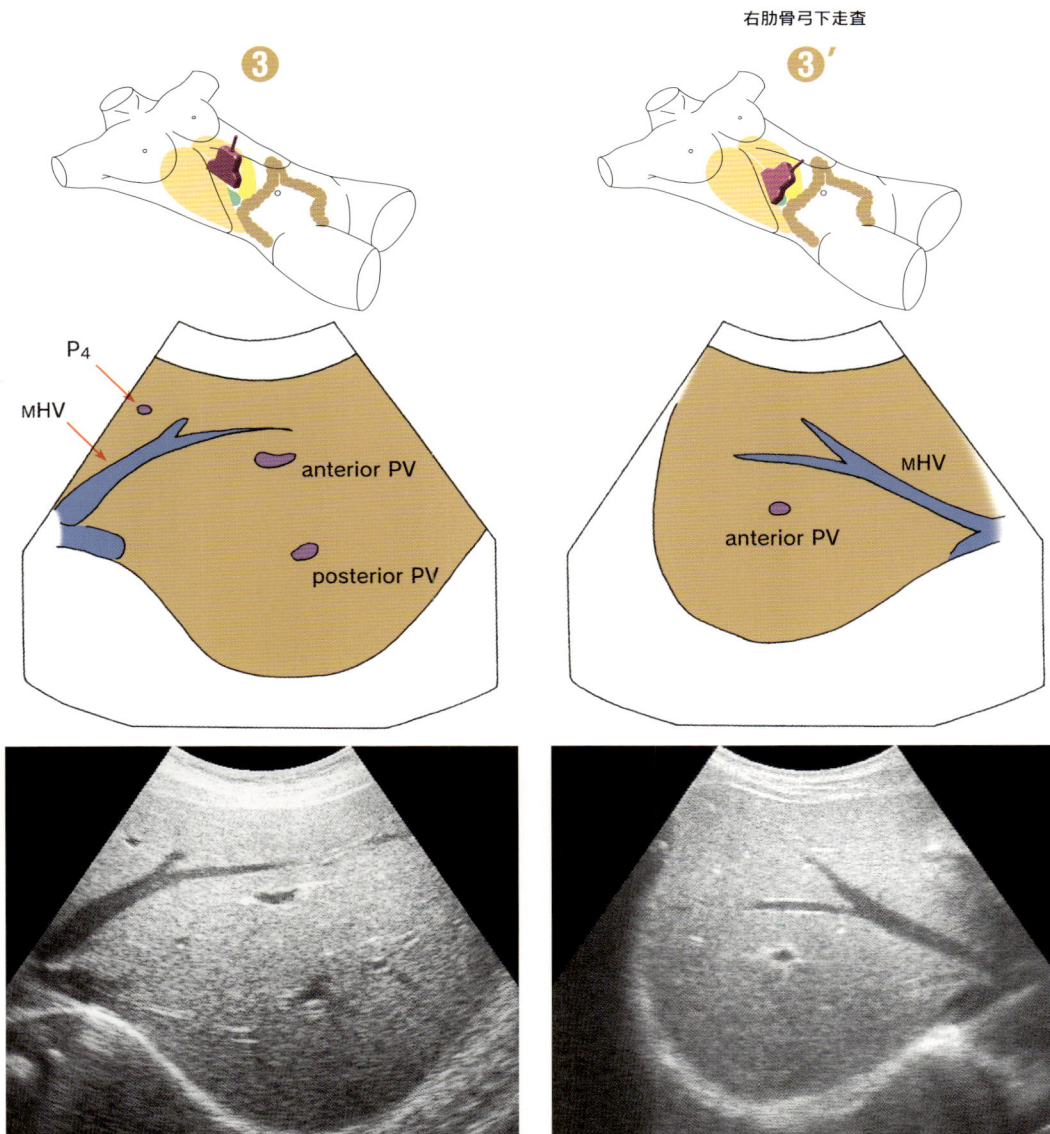

右肋骨弓下走査

❸

❸′

P4
MHV
anterior PV
posterior PV

MHV
anterior PV

肝静脈

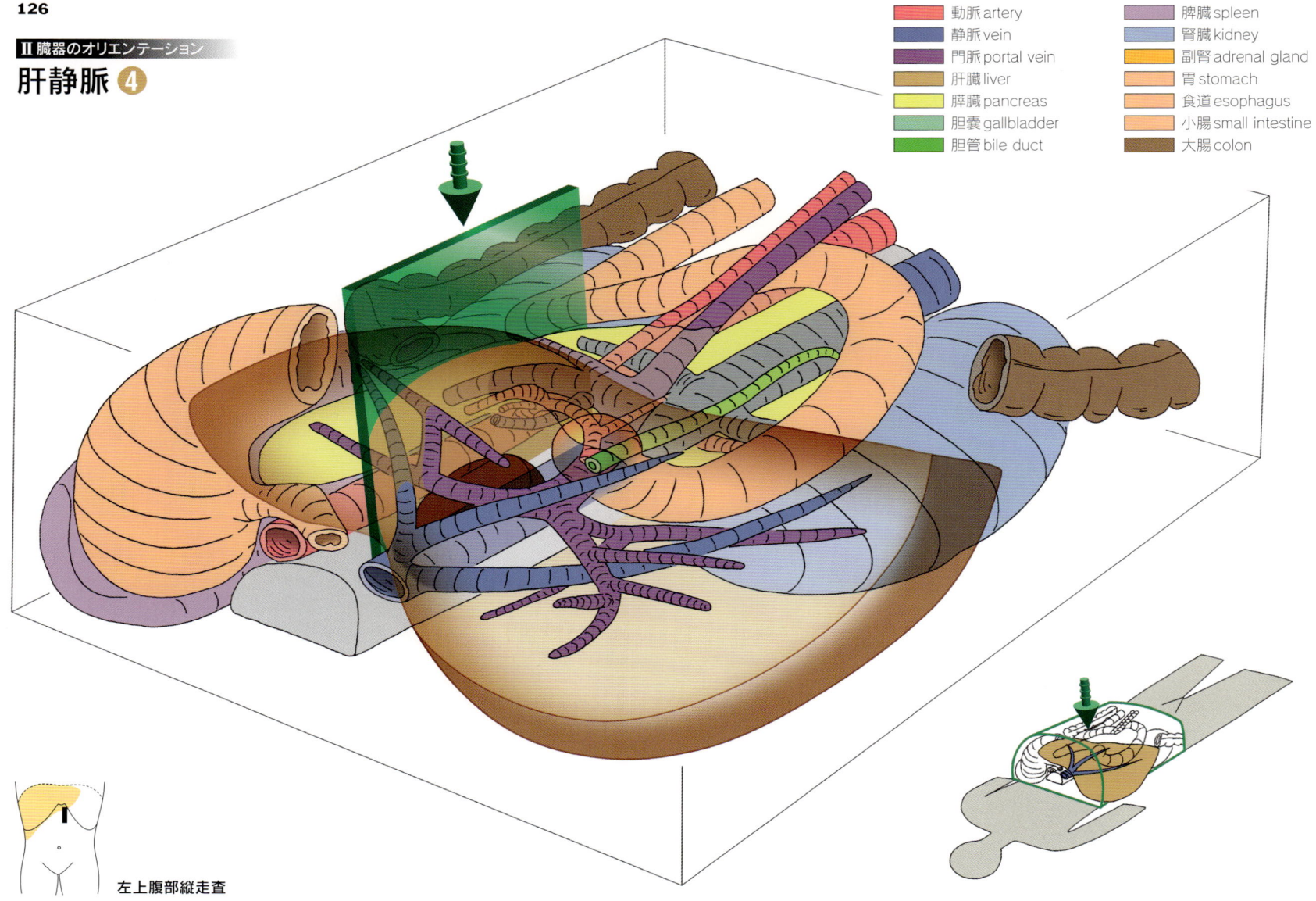

## II 臓器のオリエンテーション
# 肝静脈 ❹

| | |
|---|---|
| 動脈 artery | 脾臓 spleen |
| 静脈 vein | 腎臓 kidney |
| 門脈 portal vein | 副腎 adrenal gland |
| 肝臓 liver | 胃 stomach |
| 膵臓 pancreas | 食道 esophagus |
| 胆嚢 gallbladder | 小腸 small intestine |
| 胆管 bile duct | 大腸 colon |

**左上腹部縦走査**

左上腹部にプローブを縦に置き，左肝静脈を描出している．左肝静脈は下大静脈前方ではまっすぐに後方に向かい，下大静脈に流入する．

IVC ; inferior vena cava 下大静脈
LHV ; left hepatic vein 左肝静脈
Panc ; pancreas 膵臓
UP ; umbilical portion 門脈臍部

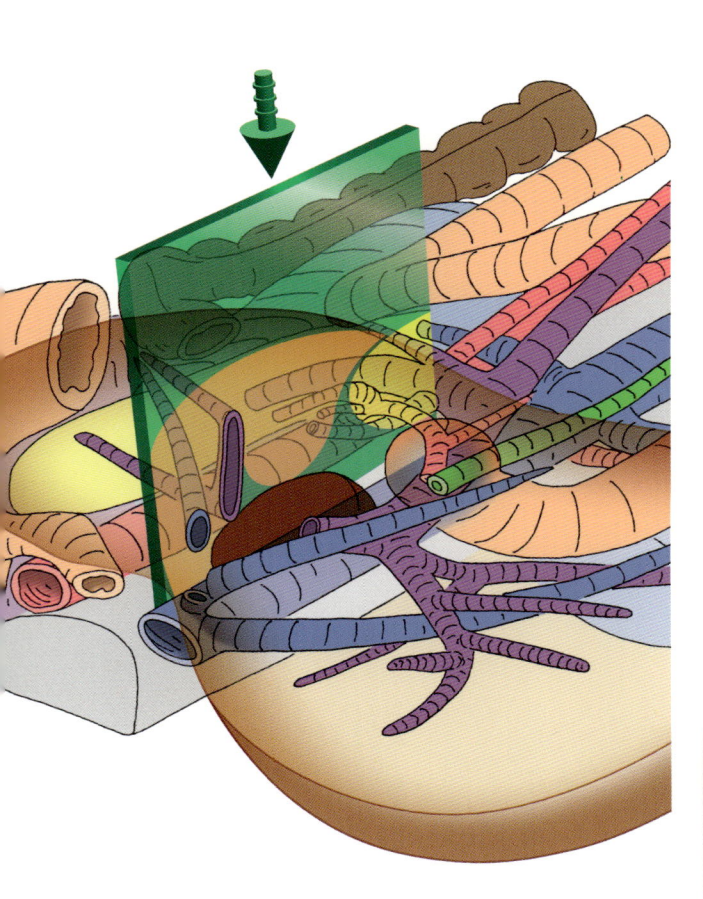

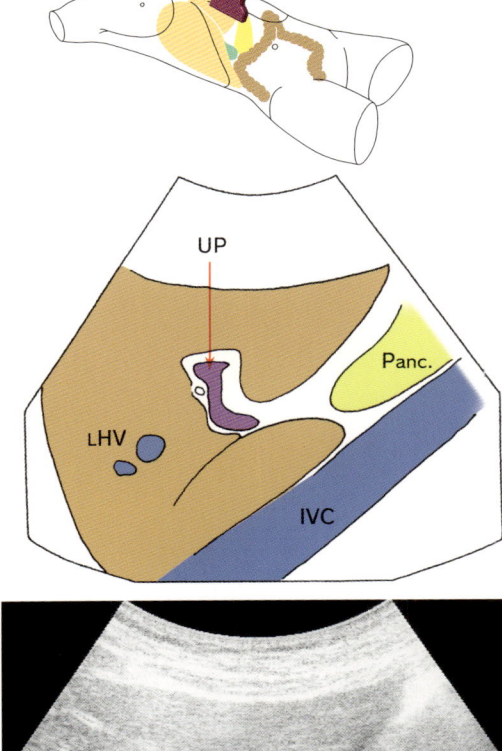

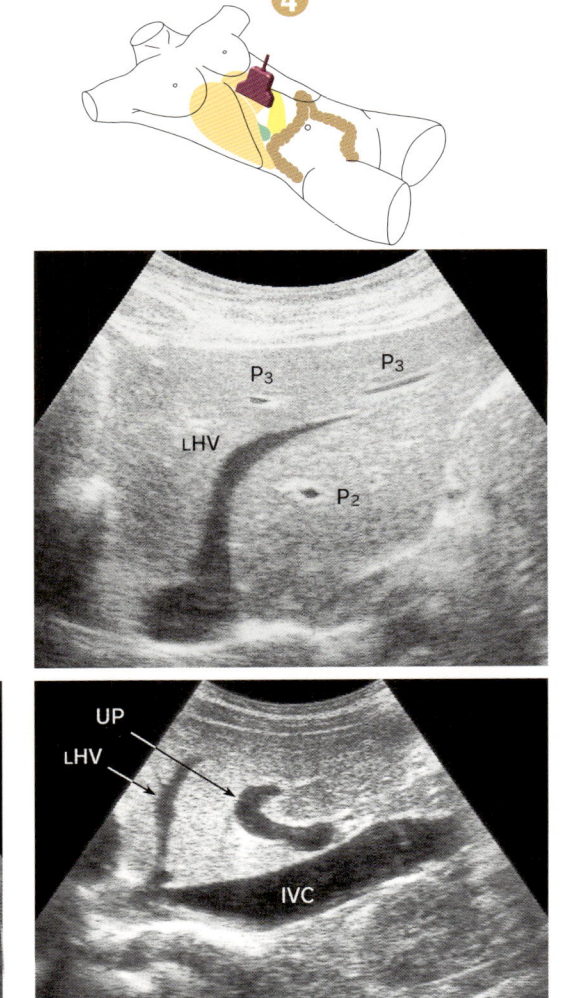

正中縦走査

左肝静脈は左前方より起始するが，途中で急に後方に屈曲し，下大静脈に流入する．このため，下大静脈が縦断される走査において，左肝静脈が横断面像として描出される場合（エコー❹）と，縦断面像として描出される場合（エコー❹'）がある．

肝静脈

## II 臓器のオリエンテーション
# 肝静脈 ⑤ 下右肝静脈

| | |
|---|---|
| 動脈 artery | 脾臓 spleen |
| 静脈 vein | 腎臓 kidney |
| 門脈 portal vein | 副腎 adrenal gland |
| 肝臓 liver | 胃 stomach |
| 膵臓 pancreas | 食道 esophagus |
| 胆嚢 gallbladder | 小腸 small intestine |
| 胆管 bile duct | 大腸 colon |

**上腹部横走査**

下右肝静脈（副肝静脈）は右側または右後方より下大静脈に流入する．下右肝静脈の流入部位は右肝静脈の流入部位より5〜6cm下方にある．

反転図

anterior PV ; 門脈前区域枝　　posterior PV ; 門脈後区域枝
CBD ; common bile duct 総胆管　　RHA ; right hepatic artery 右肝動脈
IVC ; inferior vena cava 下大静脈　　RHV ; right hepatic vein 右肝静脈
MHV ; middle hepatic vein 中肝静脈　　UP ; umbilical portion 門脈臍部

エコー❺'aは下大静脈上にプローブを置いて，下大静脈の縦断像を描出している．これより右側にプローブを振ると，エコー❺'bのように下右肝静脈の縦断像が描出される．

CT-a,bでは2本の下右肝静脈が描出されている．

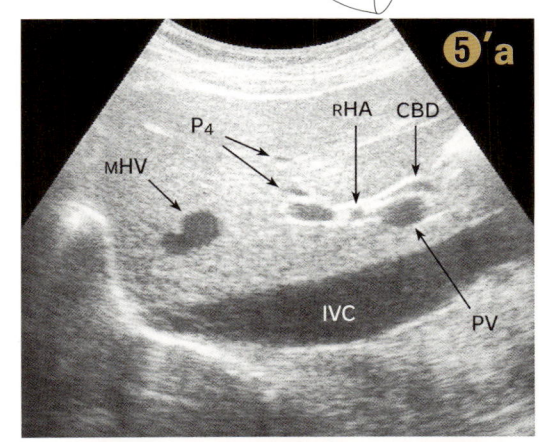

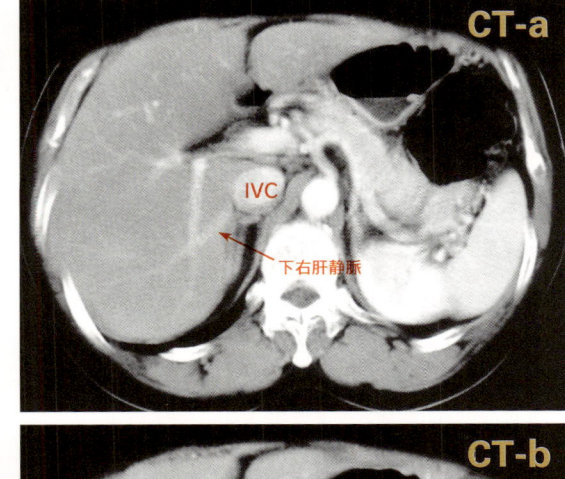

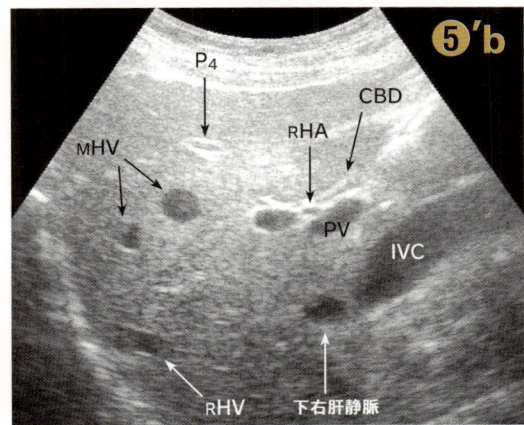

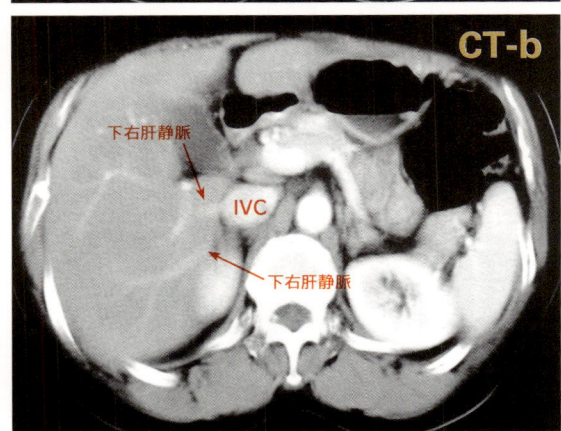

肝静脈

## II 臓器のオリエンテーション
# 大動脈

　大動脈は脊柱の前方左側を走行し，第4腰椎の高さで左右の総腸骨動脈に分岐する．右図は実測にもとづくスケッチ図である．

### 腹部大動脈から分枝する動脈

　腹腔動脈は膵の上方（頭側）または後方（上縁付近），第12胸椎下縁の高さで大動脈より分岐する．前方やや右側に走行したのち，右方へ総肝動脈，左方やや前方へ脾動脈，この間で左胃動脈を分岐する．脾動脈は膵の上縁やや後方を走行し，脾に流入する．総肝動脈は門脈の前方で固有肝動脈と胃十二指腸動脈に分岐する．胃十二指腸動脈は膵の前方（前上膵十二指腸動脈）と後方（後上膵十二指腸動脈）に分かれる．固有肝動脈は左右に分かれ，右肝動脈は肝外胆管と門脈の間を走行することが多い．左肝動脈は肝外側区域と内側区域の間を走行する．

　上腸間膜動脈は膵の後方，第1腰椎上縁の高さで大動脈より分岐し，下方（尾側）に走行する．

　下腸間膜動脈は第3腰椎の高さから分岐する．

　腎動脈は第1腰椎の高さで大動脈側縁から分岐する．右腎動脈は下大静脈の後方を通り，この起始部は左腎動脈より上方にあることが多い．しかし，腎動脈の場合，分岐部の変位は特に著しいので，分岐部の高さはさまざまである．

### 腹部大動脈を横断する脈管，臓器

　腹部食道は第11胸椎の高さで腹部大動脈の前方を右から左へ横断する．膵体部と鈎状突起が大動脈と接する高さは，それぞれ第1腰椎，第2腰椎である．膵後方を走行する脾静脈，下腸間膜静脈は第1腰椎の高さで腹部大動脈の前方を横断する．左腎静脈および十二指腸第3部（水平部）は上腸間膜動脈と腹部大動脈の間を走行する．

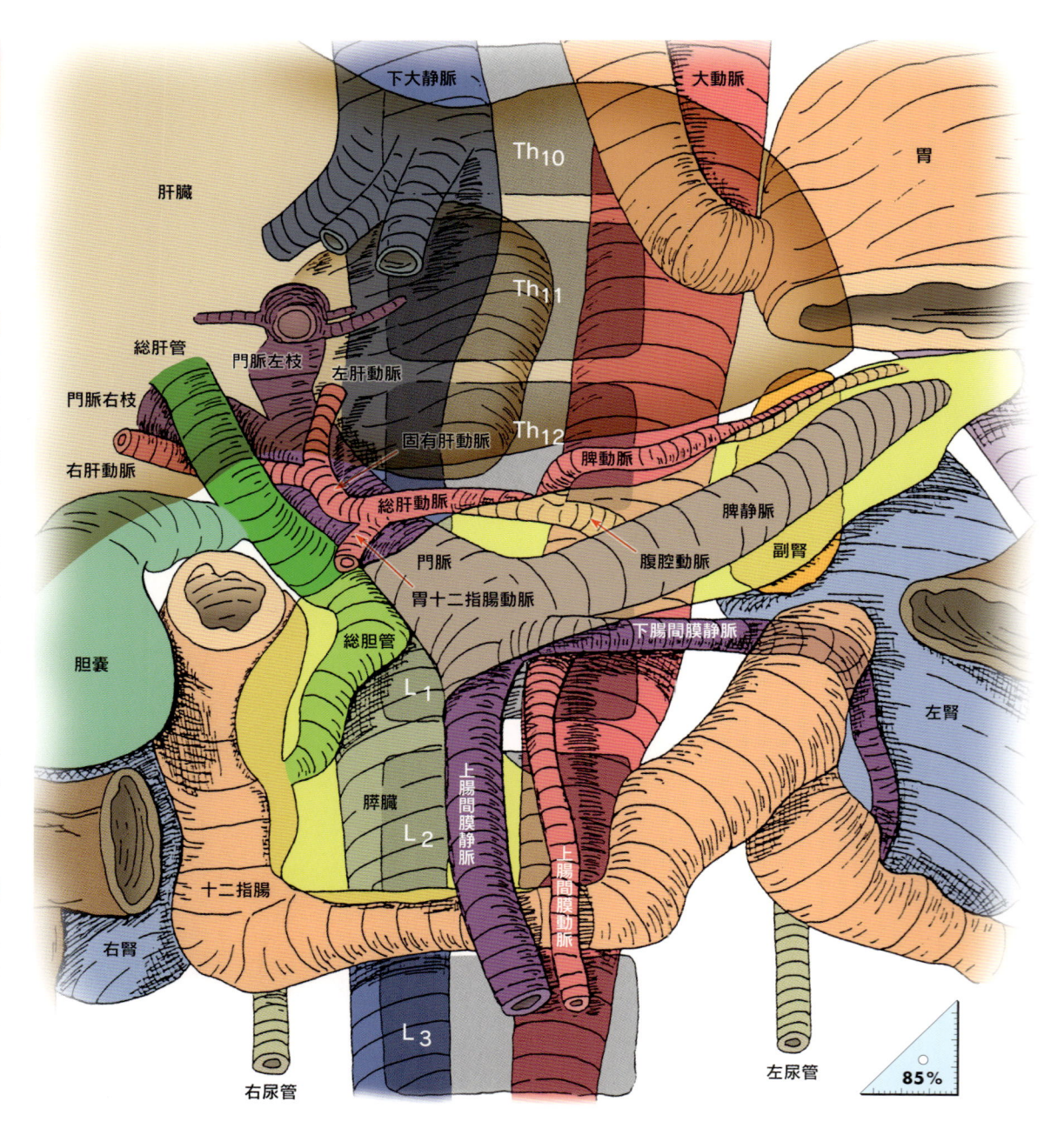

左胃静脈は脾静脈から分岐し，総肝動脈の後方を横断したのち左胃動脈と合流し，胃小弯側に流入する．ただし，左胃静脈の走行にはしばしば変位がみられる（図abc）．超音波正中縦断面像をみると，図1では左胃動脈が左胃静脈の後方を走行し，図2（被検者左側にプローブを振る）では左胃動脈と左胃静脈が並走する．このように走行を確認することは，上腹部の手術を行う上で非常に大切である．また，同部位は癌リンパ節転移の頻度の高い領域であり，転移の有無を検索するためにも重要な走査である．

腹部大動脈および周囲の血管を超音波検査で明瞭に描出するためには，実質臓器を音響窓とするのが最適である．大動脈から分岐する腹腔動脈（Ce）と上腸間膜動脈は，正中縦走査で肝左葉を音響窓にして描出することができる．腹腔動脈根部の上方に大動脈に接して腹部食道がある．また，下方に大動脈と上腸間膜動脈にはさまれた十二指腸第3部のガス像がみられる．大動脈周囲の検索はこれらの間を十分に描出する努力が必要である．正中横走査により，総肝動脈（CHA），左胃動脈（LGA），脾動脈（SA），上腸間膜動脈（SMA），左右腎動脈（LRRA），また脾静脈（SV），上腸間膜静脈（SMV），下腸間膜静脈（IMV），左胃静脈（LGV），左腎静脈（LRV）が描出される．

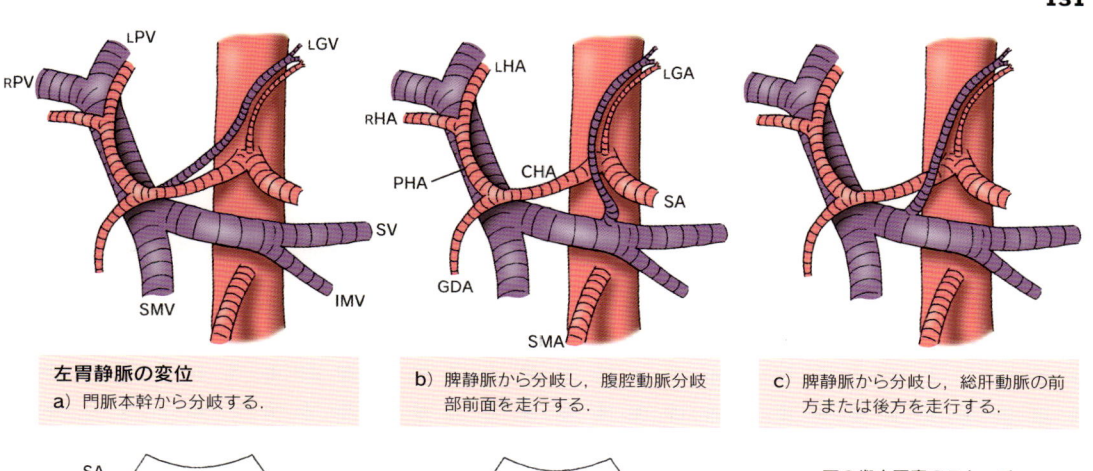

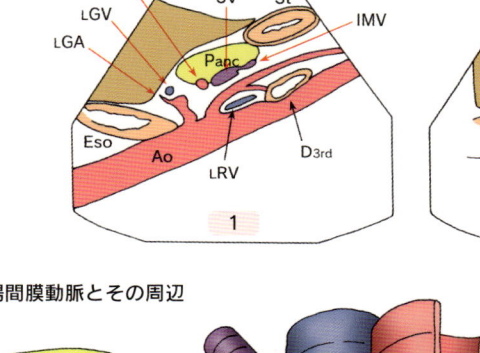

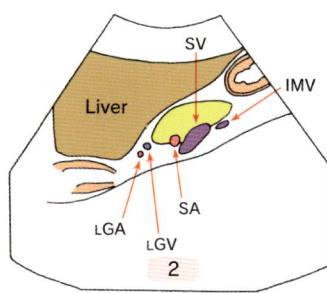

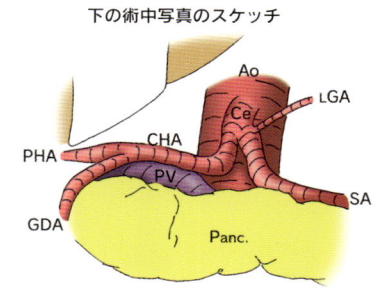

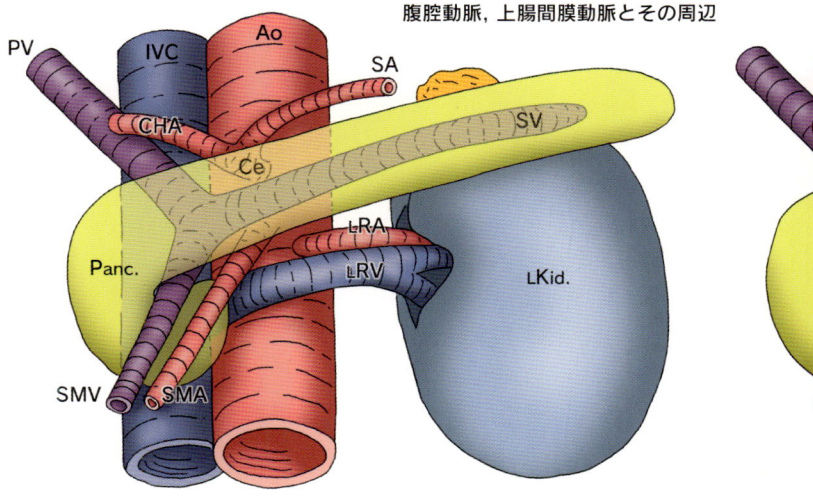

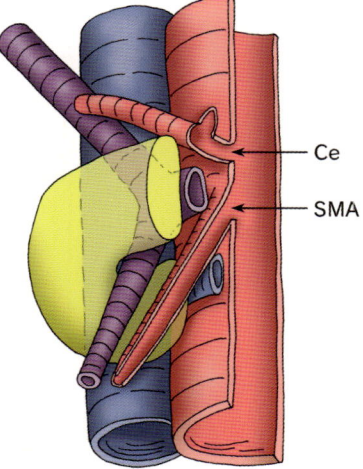

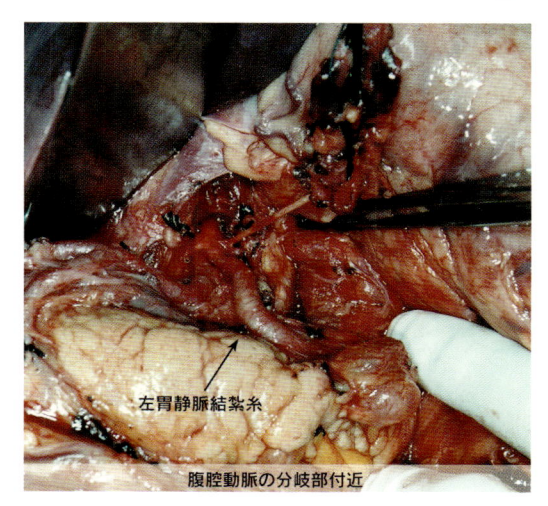

### 左胃静脈の変位
a）門脈本幹から分岐する．
b）脾静脈から分岐し，腹腔動脈分岐部前面を走行する．
c）脾静脈から分岐し，総肝動脈の前方または後方を走行する．

### 腹腔動脈，上腸間膜動脈とその周辺

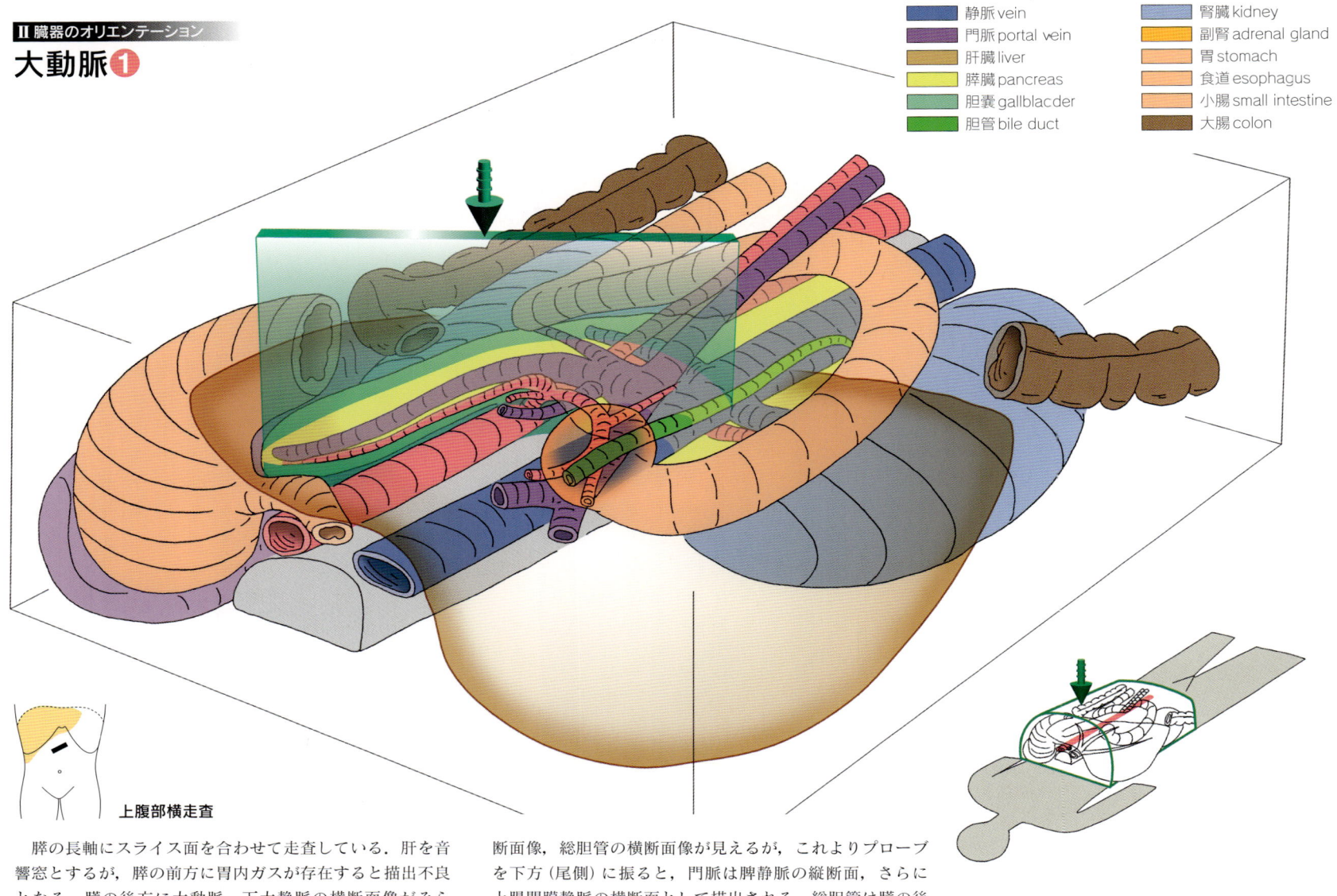

## II 臓器のオリエンテーション
# 大動脈 ❶

| | |
|---|---|
| 動脈 artery | 脾臓 spleen |
| 静脈 vein | 腎臓 kidney |
| 門脈 portal vein | 副腎 adrenal gland |
| 肝臓 liver | 胃 stomach |
| 膵臓 pancreas | 食道 esophagus |
| 胆嚢 gallblacder | 小腸 small intestine |
| 胆管 bile duct | 大腸 colon |

**上腹部横走査**

膵の長軸にスライス面を合わせて走査している．肝を音響窓とするが，膵の前方に胃内ガスが存在すると描出不良となる．膵の後方に大動脈，下大静脈の横断面像がみられ，これを中心に膵の長軸が弧を描くように弯曲する．スケッチ図では腹腔動脈根部から分岐した脾動脈，総肝動脈が，膵の後面に接して描かれている．また，門脈本幹の横断面像，総胆管の横断面像が見えるが，これよりプローブを下方（尾側）に振ると，門脈は脾静脈の縦断面，さらに上腸間膜静脈の横断面として描出される．総胆管は膵の後方に横断面像として描出されるが，十二指腸に入る高さで急に右方に屈曲することが多いため，縦断面像として見えることがある．

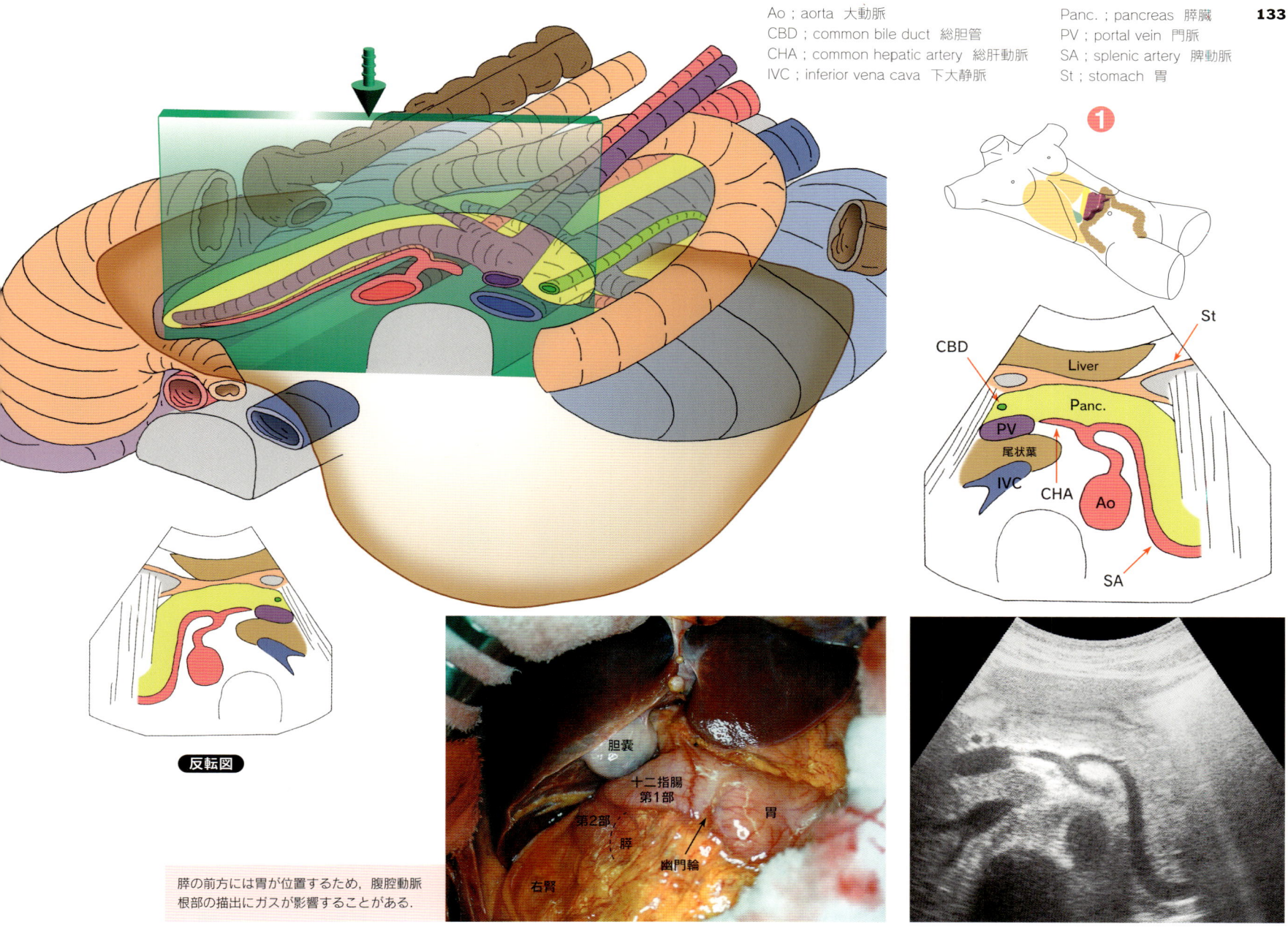

| | |
|---|---|
| Ao ; aorta 大動脈 | Panc. ; pancreas 膵臓 |
| CBD ; common bile duct 総胆管 | PV ; portal vein 門脈 |
| CHA ; common hepatic artery 総肝動脈 | SA ; splenic artery 脾動脈 |
| IVC ; inferior vena cava 下大静脈 | St ; stomach 胃 |

**大動脈**

❶

反転図

膵の前方には胃が位置するため，腹腔動脈根部の描出にガスが影響することがある．

胆嚢
十二指腸第1部
第2部
膵
幽門輪
右腎
胃

## II 臓器のオリエンテーション

# 大動脈 ❷

| 色 | 名称 | 色 | 名称 |
|---|---|---|---|
| | 動脈 artery | | 脾臓 spleen |
| | 静脈 vein | | 腎臓 kidney |
| | 門脈 portal vein | | 副腎 adrenal gland |
| | 肝臓 liver | | 胃 stomach |
| | 膵臓 pancreas | | 食道 esophagus |
| | 胆嚢 gallbladder | | 小腸 small intestine |
| | 胆管 bile duct | | 大腸 colon |

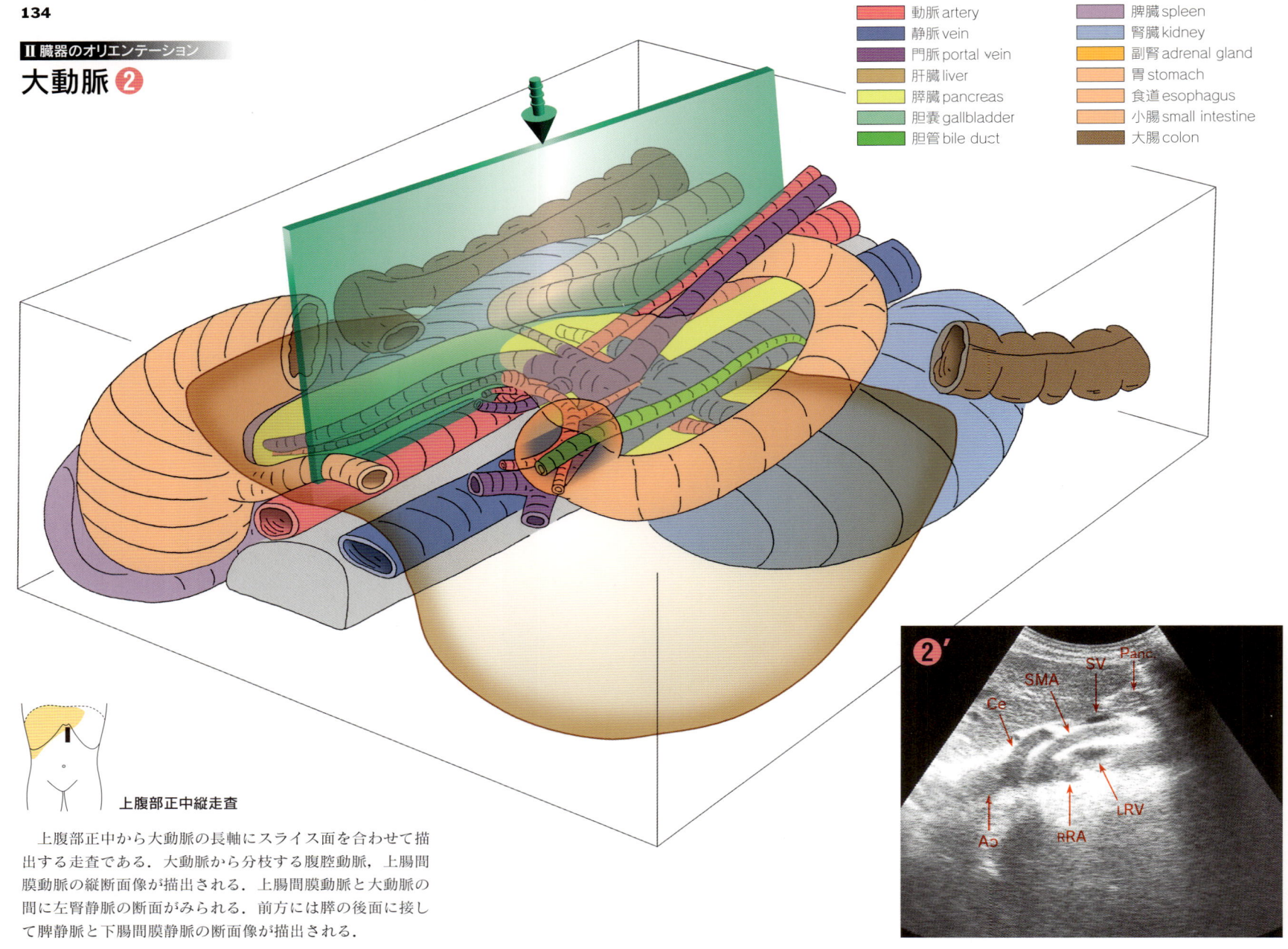

**上腹部正中縦走査**

上腹部正中から大動脈の長軸にスライス面を合わせて描出する走査である．大動脈から分枝する腹腔動脈，上腸間膜動脈の縦断面像が描出される．上腸間膜動脈と大動脈の間に左腎静脈の断面がみられる．前方には膵の後面に接して脾静脈と下腸間膜静脈の断面像が描出される．

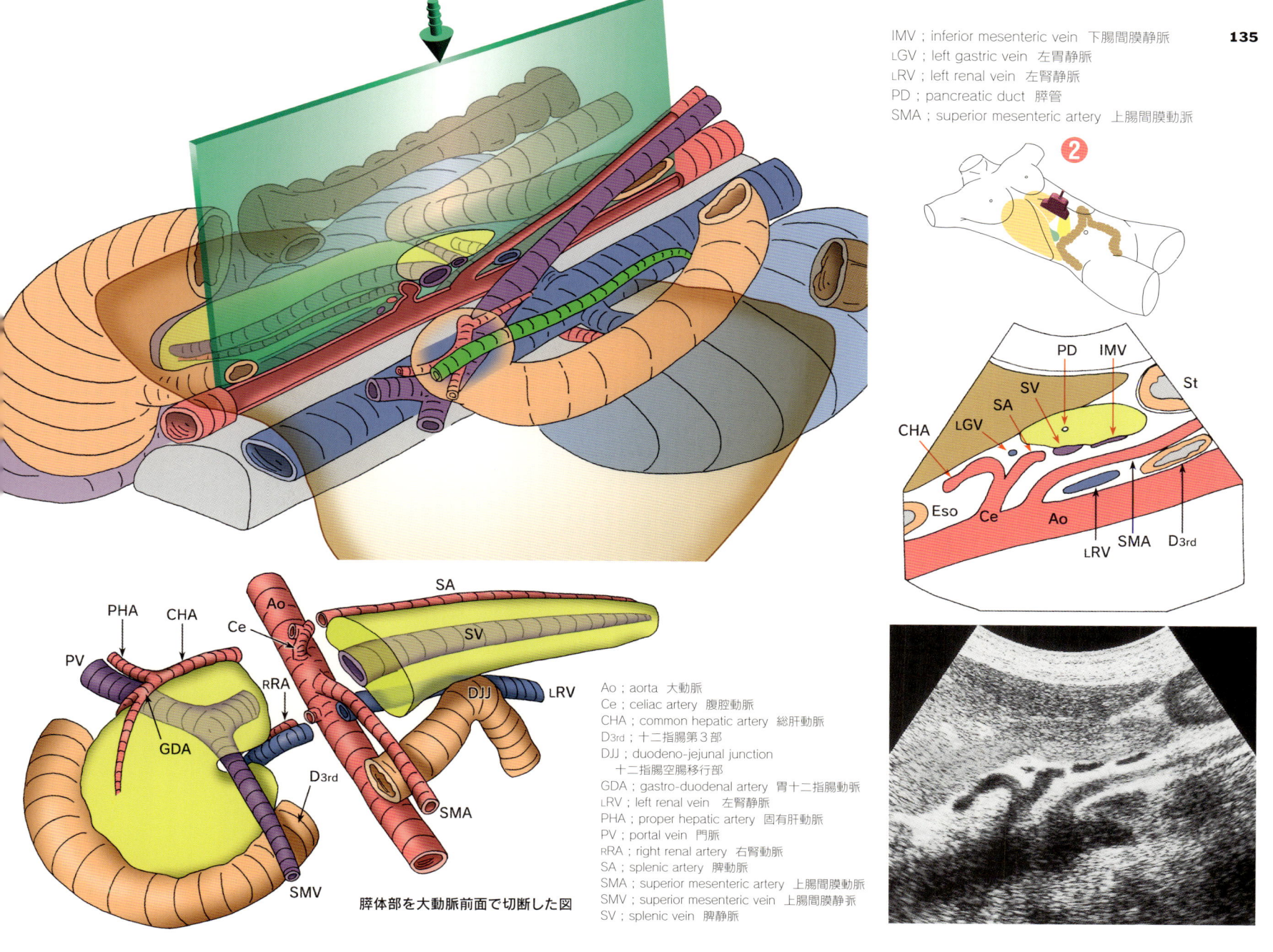

IMV ; inferior mesenteric vein　下腸間膜静脈
LGV ; left gastric vein　左胃静脈
LRV ; left renal vein　左腎静脈
PD ; pancreatic duct　膵管
SMA ; superior mesenteric artery　上腸間膜動脈

大動脈

❷

Ao ; aorta　大動脈
Ce ; celiac artery　腹腔動脈
CHA ; common hepatic artery　総肝動脈
D3rd ; 十二指腸第3部
DJJ ; duodeno-jejunal junction　十二指腸空腸移行部
GDA ; gastro-duodenal artery　胃十二指腸動脈
LRV ; left renal vein　左腎静脈
PHA ; proper hepatic artery　固有肝動脈
PV ; portal vein　門脈
rRA ; right renal artery　右腎動脈
SA ; splenic artery　脾動脈
SMA ; superior mesenteric artery　上腸間膜動脈
SMV ; superior mesenteric vein　上腸間膜静脈
SV ; splenic vein　脾静脈

膵体部を大動脈前面で切断した図

## II 臓器のオリエンテーション
# 大動脈 ❸

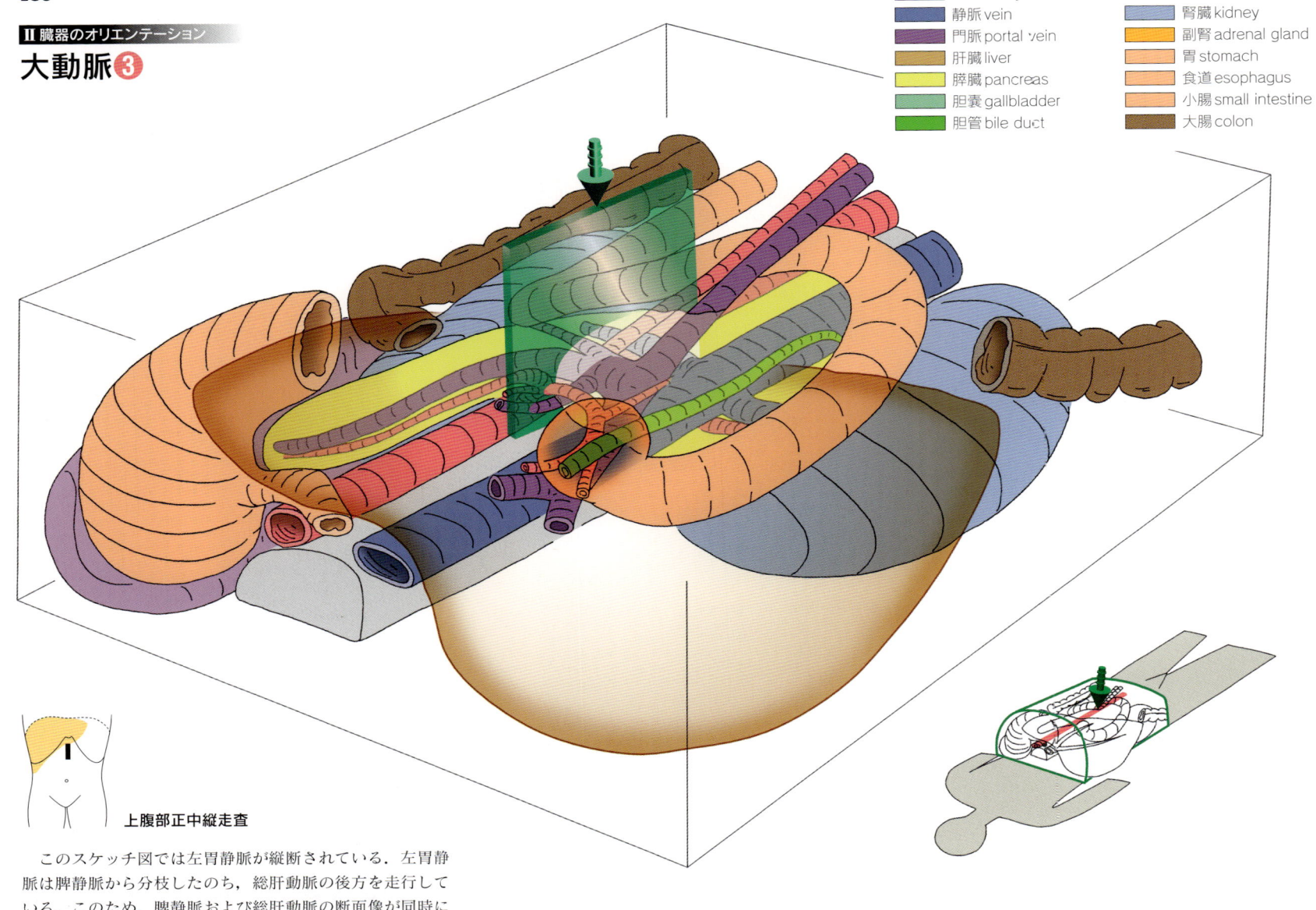

| | |
|---|---|
| 動脈 artery | 脾臓 spleen |
| 静脈 vein | 腎臓 kidney |
| 門脈 portal vein | 副腎 adrenal gland |
| 肝臓 liver | 胃 stomach |
| 膵臓 pancreas | 食道 esophagus |
| 胆嚢 gallbladder | 小腸 small intestine |
| 胆管 bile duct | 大腸 colon |

**上腹部正中縦走査**

　このスケッチ図では左胃静脈が縦断されている．左胃静脈は脾静脈から分枝したのち，総肝動脈の後方を走行している．このため，脾静脈および総肝動脈の断面像が同時に描出される．左胃静脈の走行の確認は，手術前に行うべきである．意外と見えるものである．

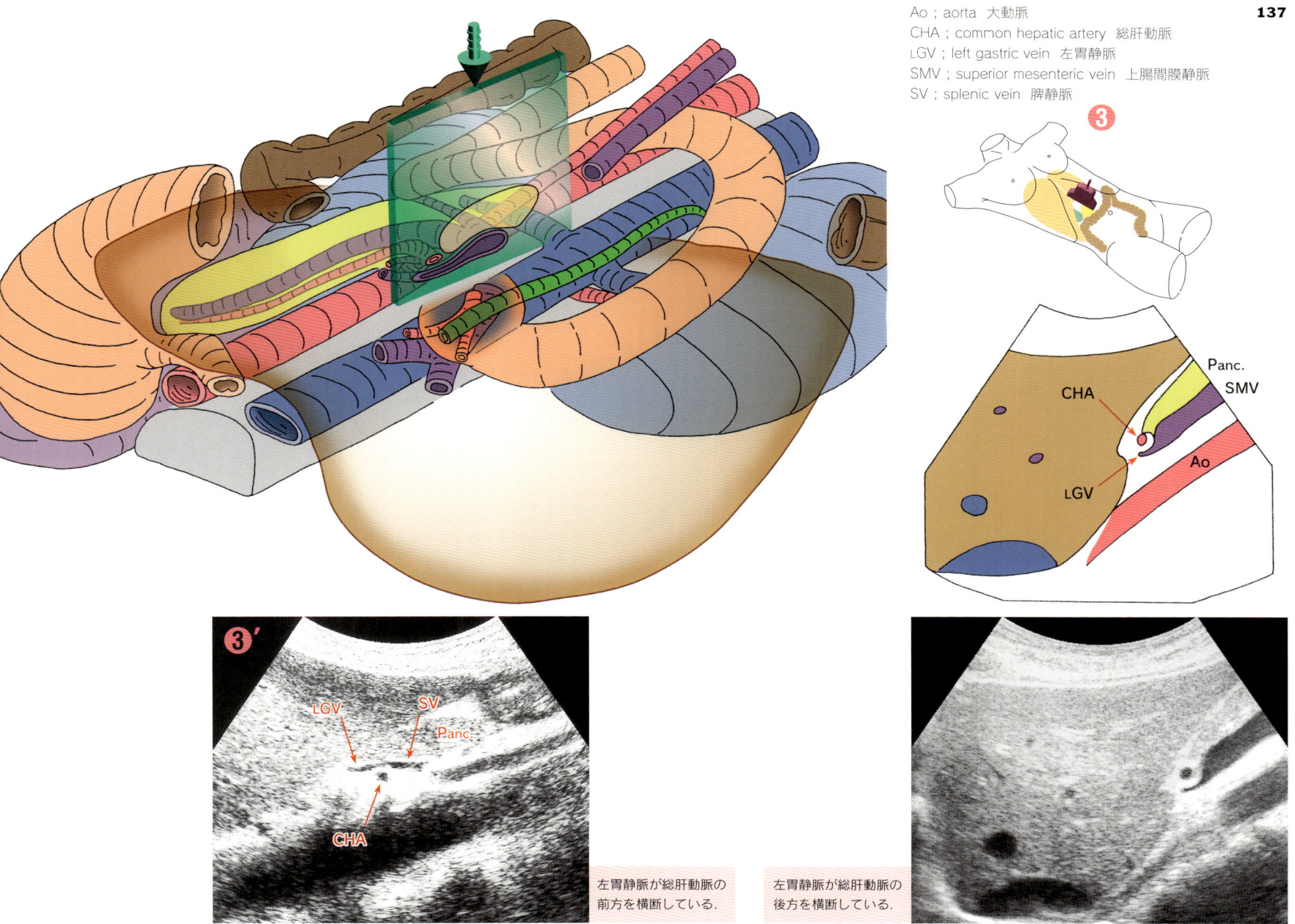

Ao ; aorta  大動脈
CHA ; common hepatic artery  総肝動脈
LGV ; left gastric vein  左胃静脈
SMV ; superior mesenteric vein  上腸間膜静脈
SV ; splenic vein  脾静脈

大動脈

左胃静脈が総肝動脈の前方を横断している.

左胃静脈が総肝動脈の後方を横断している.

## II 臓器のオリエンテーション
## 大動脈 ④

| 動脈 artery | 脾臓 spleen |
| 静脈 vein | 腎臓 kidney |
| 門脈 portal vein | 副腎 adrenal gland |
| 肝臓 liver | 胃 stomach |
| 膵臓 pancreas | 食道 esophagus |
| 胆嚢 gallbladder | 小腸 small intestine |
| 胆管 bile duct | 大腸 colon |

**上腹部横走査**

　腎静脈，腎動脈を描出している．膵頭部の後方に下大静脈が接するが，同部位より左腎静脈が分枝する．膵鉤状突起の後方を走行し，上腸間膜静脈と大動脈の間を通る．右腎動脈は下大静脈の後方を横断する．このスケッチ図では右腎動脈と左腎静脈が同じスライス面に描出されているが，異なるスライス面となることが多い．ここでは腎動静脈の前後関係を学んで欲しい．

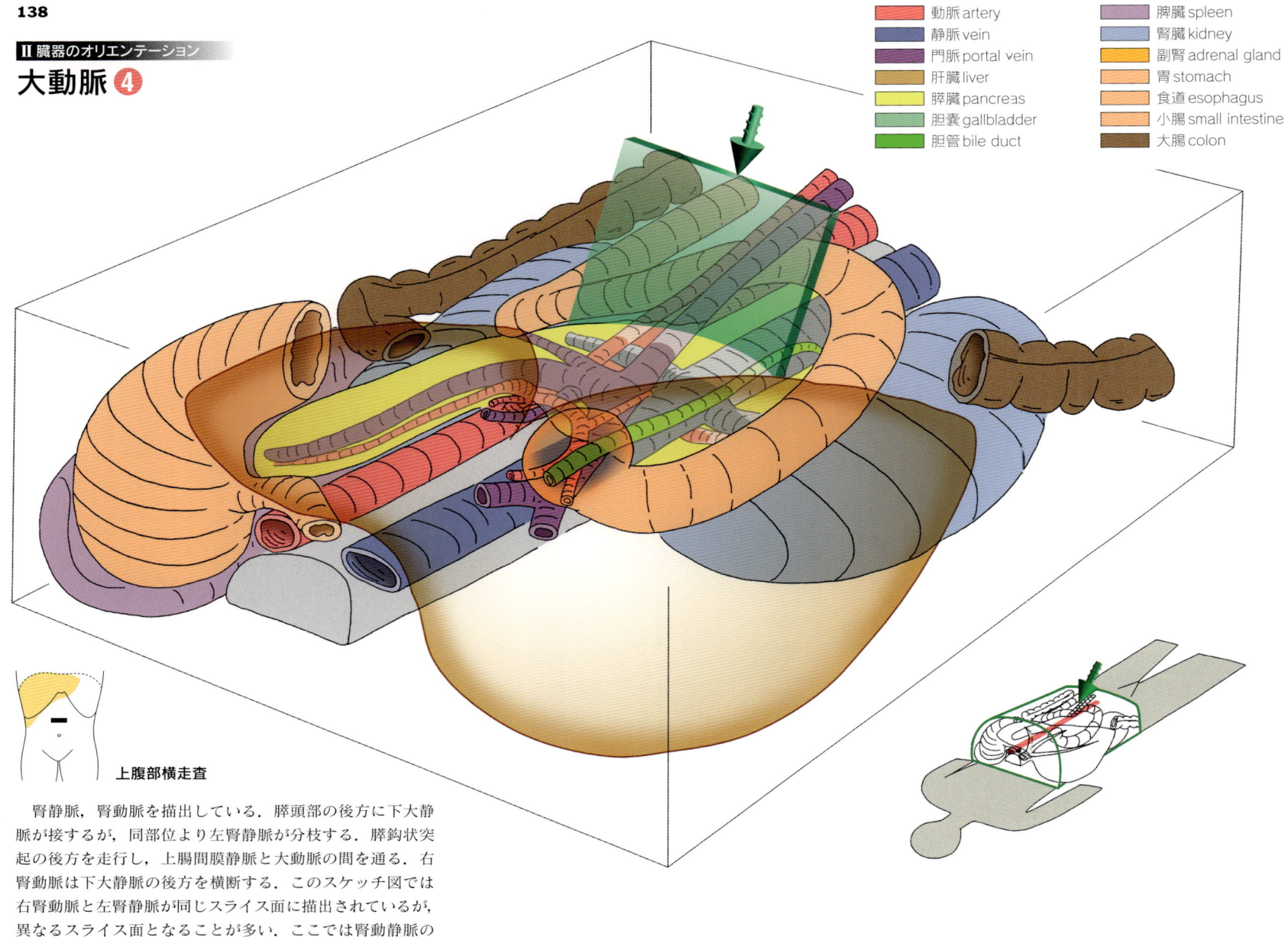

Ao ; aorta　大動脈
IVC ; inferior vena cava　下大静脈
LRV ; left renal vein　左腎静脈
RRA ; right renal artery　右腎動脈
SMA ; superior mesenteric artery　上腸間膜動脈
SMV ; superior mesenteric vein　上腸間膜静脈

139

大動脈

❹

SMV
Liver
SMA
Panc.
IVC
Ao
RRA
LRV

反転図

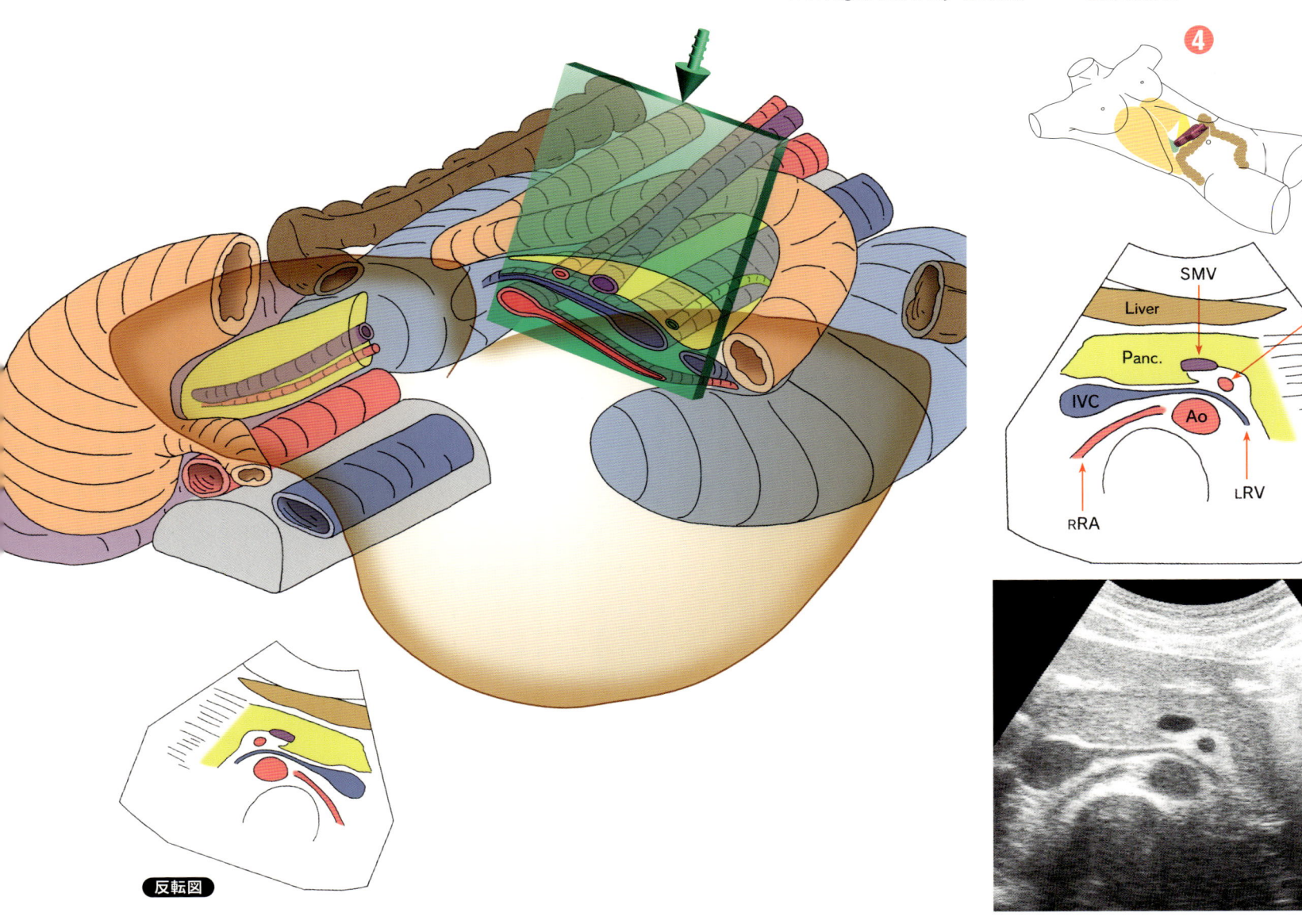

## II 臓器のオリエンテーション

# 膵臓　膵臓の区分

　膵は腹膜腔の後方（後腹膜腔）にあり，脊椎および下大静脈，腹部大動脈に巻き付く形で前方を斜めに横断する．膵は頭部 head，体部 body，尾部 tail に分けられる．頭部は第1・第2腰椎の高さで前方から右方に屈曲しながら下大静脈の前方に固定されている．頭部の下内後方より鈎状突起 processus uncinatus が伸びる．頭部と鈎状突起は十二指腸係蹄に囲まれ，門脈によって体部と境されている．第1腰椎の高さで最も前方に位置し，体部はここより脊椎の弯曲に沿うように後方に向かい，体部から尾部に移行する．副腎および左腎の前方を斜めに横断したのち，脾門に達する．右図は実測にもとづいているが，実際には膵は紙面の後方向に弯曲しているため，長軸の長さは右図の長さの約1.2倍となる．

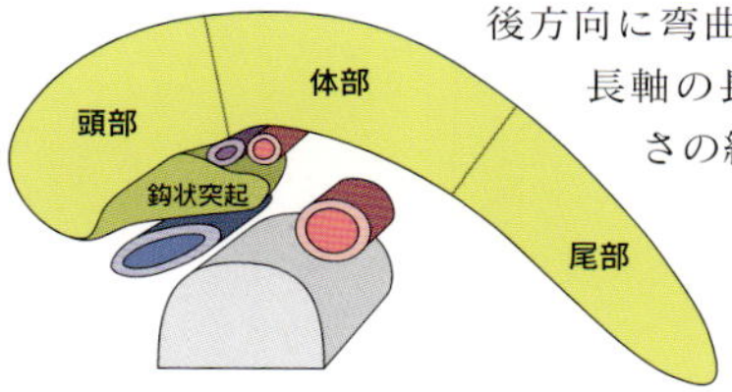

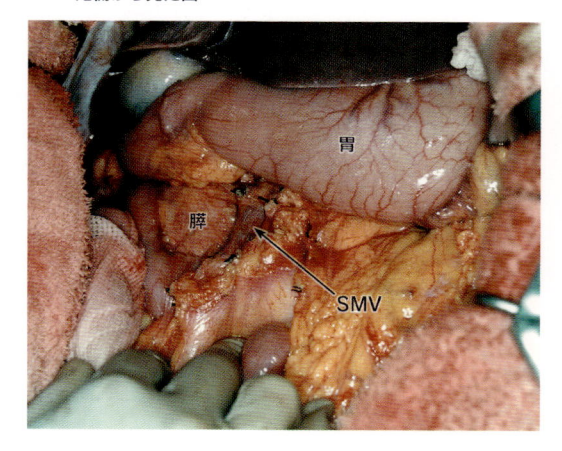

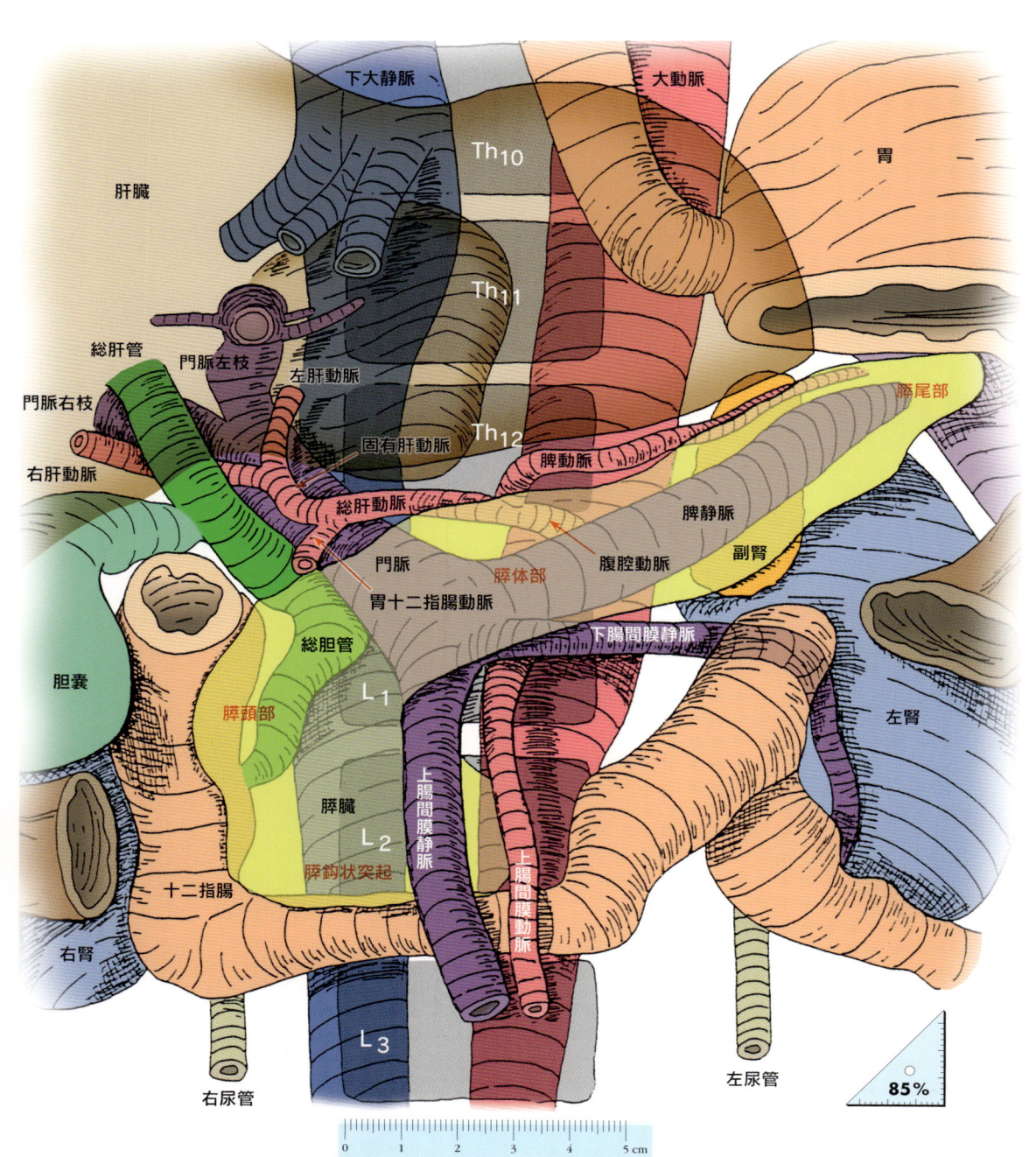

上腸間膜静脈により膵頭部と体部を分ける．上腸間膜静脈前面の部分は膵頸部と呼ばれる．一方，膵鈎状突起は上腸間膜静脈の後方にある．このため，鈎状突起と頭部との間に膵切痕 incisura pancreatis が生じる．同部位を走る上腸間膜静脈と，膵の後方を走る脾静脈とが合流して門脈本幹となり，肝に入っていく．総胆管は膵頭部の後方を下行し，膵内を走行してきた膵管と合流して十二指腸第2部に開口する．

Ao ; aorta　大動脈
CBD ; common bile duct　総胆管
Ce ; celiac artery　腹腔動脈
CHA ; common hepatic artery
　　総肝動脈
D1st ; 十二指腸第1部（上部）
D2nd ; 十二指腸第2部（下行部）
D3rd ; 十二指腸第3部（水平部）
D4th ; 十二指腸第4部（上行部）
DJJ ; duodeno-jejunal junction
　　十二指腸空腸移行部
GDA ; gastro-duodenal artery
　　胃十二指腸動脈
IMV ; inferior mesenteric vein
　　下腸間膜静脈
LGA ; left gastric artery　左胃動脈
PB ; pancreas, body　膵体部
PH ; pancreas, head　膵頭部
PT ; pancreas, tail　膵尾部
PD ; pancreatic duct　膵管
PHA ; proper hepatic artery
　　固有肝動脈
PV ; portal vein　門脈
SA ; splenic artery　脾動脈
SMA ; superior mesenteric artery
　　上腸間膜動脈
SMV ; superior mesenteric vein
　　上腸間膜静脈
St ; stomach　胃
SV ; splenic vein　脾静脈
uP ; uncinate, pancreas
　　膵鈎状突起

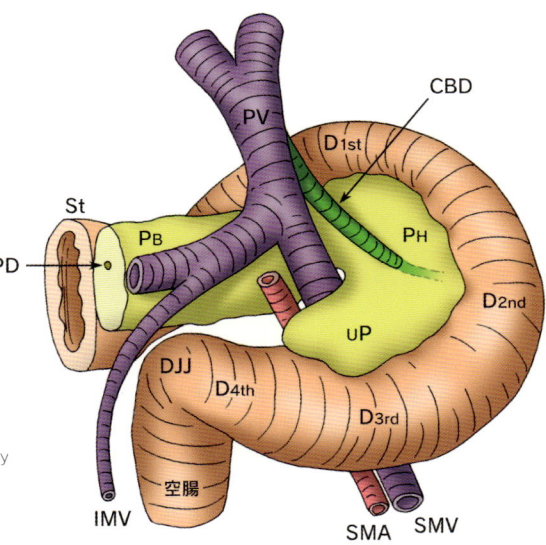

後方から見た膵臓

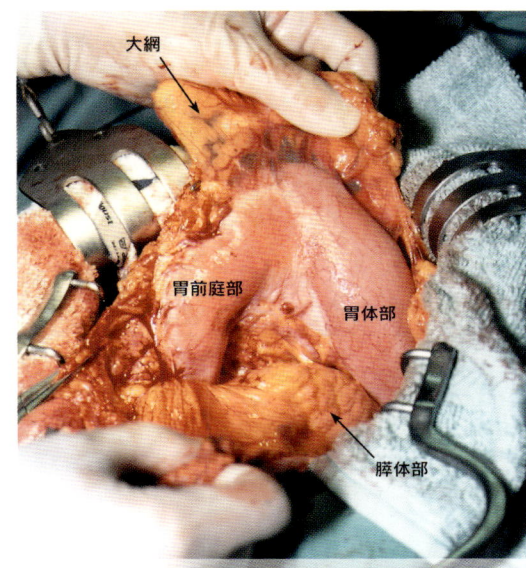

胃を大弯側から持ち上げ，膵体部をのぞむ

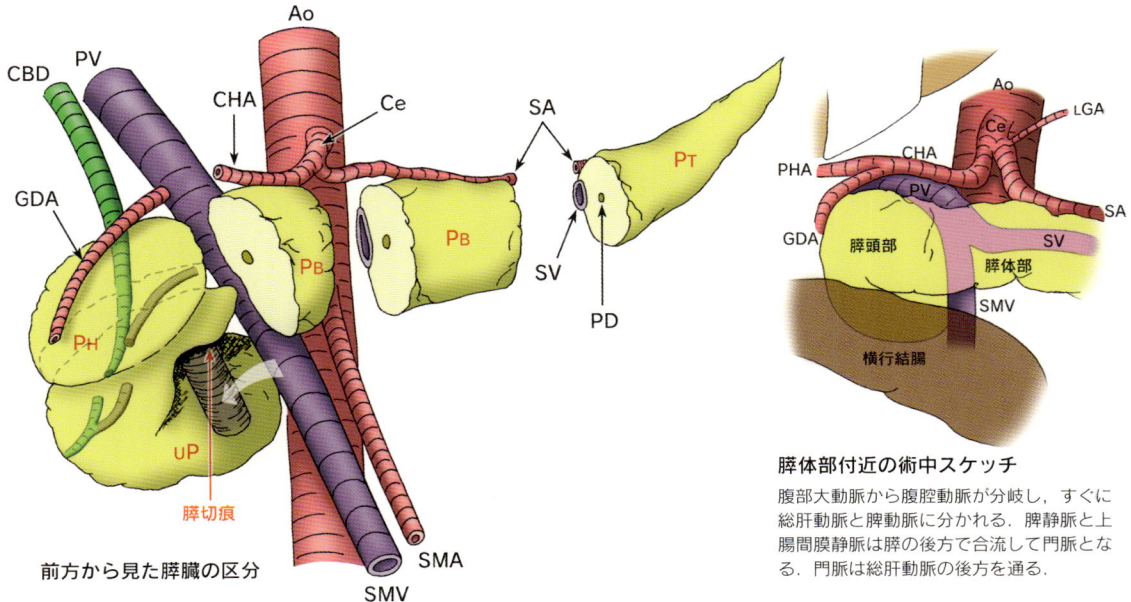

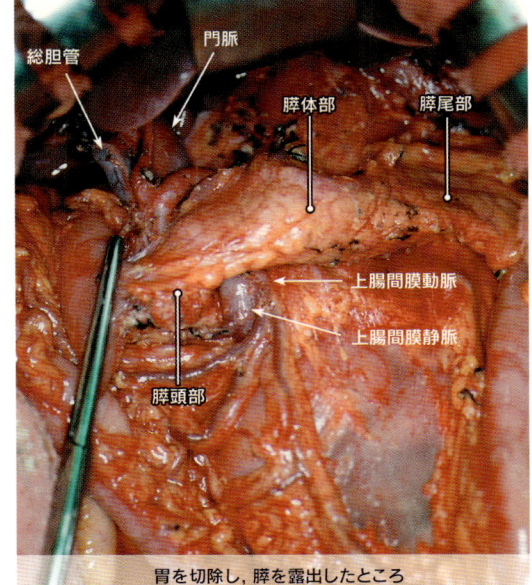

前方から見た膵臓の区分

**膵体部付近の術中スケッチ**
腹部大動脈から腹腔動脈が分岐し，すぐに総肝動脈と脾動脈に分かれる．脾静脈と上腸間膜静脈は膵の後方で合流して門脈となる．門脈は総肝動脈の後方を通る．

胃を切除し，膵を露出したところ

## II 臓器のオリエンテーション
## 膵臓　膵管と胆管

CBD ; common bile duct　総胆管
IVC ; inferior vena cava　下大静脈
PV ; portal vein　門脈
RRA ; right renal artery　右腎動脈

**左のスケッチ図に対応するエコー像**
総胆管は十二指腸第1部の背面を通り、膵頭部の後方で膵内に入る．

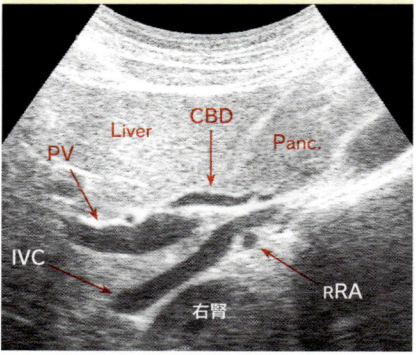

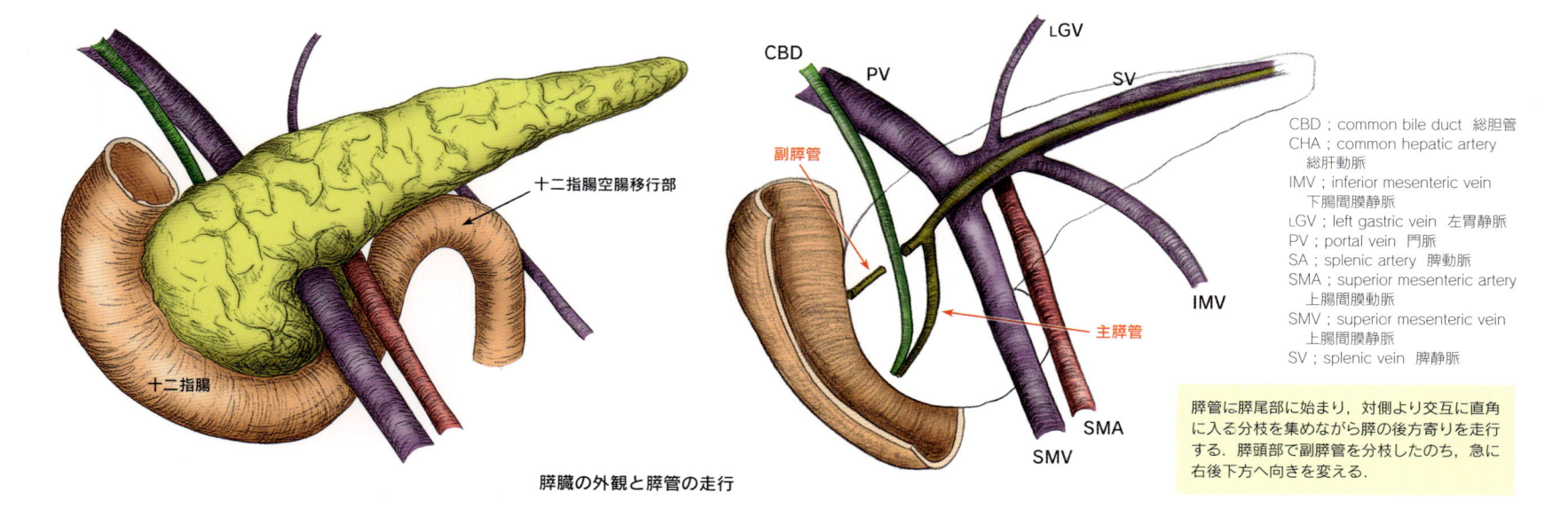

　主膵管 duct of Wirsung は膵尾部で始まり、膵実質内をほぼ直線状に通ったのち、膵頭部で急に尾側に方向を変え、膵頭部の後部を走行する．そして、総胆管 common bile duct の下縁と癒着または合流して、十二指腸第2部の大十二指腸乳頭 major duodenal papilla (Vater乳頭) に開口する．正常な主膵管は幅2mm以下であり、腹部超音波検査、CT検査では拡張がないと描出されにくい．

　副膵管 duct of Santorini は主膵管より細く、主膵管が膵頭部で急に屈曲する部位で主膵管から分かれ、十二指腸第2部の小十二指腸乳頭 minor duodenal papilla (大十二指腸乳頭より約3cm頭側) に開口する (155ページ参照)．

　左右肝管は合流して総肝管 common hapatic duct となる．さらに胆嚢胆管と合流して総胆管 common bile duct となり、十二指腸第1部の後方に接して膵に達する．十二指腸第1部の後方では門脈から離れ、下大静脈の前方を下行する．膵頭部の後方を下行し、その途中で膵内に入り、副膵管の後方を横切って主膵管と合流する．

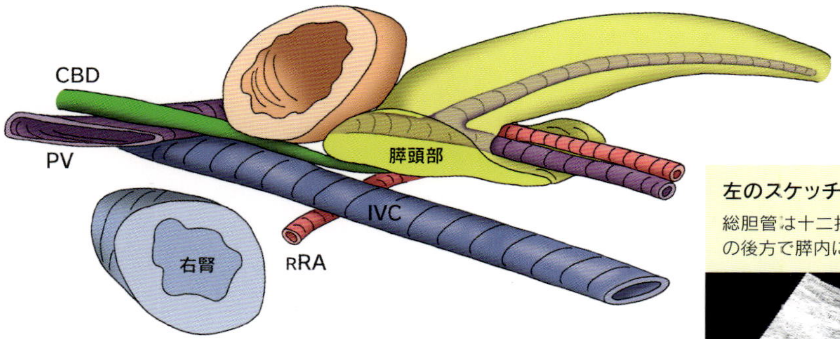

**膵臓の外観と膵管の走行**

CBD ; common bile duct　総胆管
CHA ; common hepatic artery　総肝動脈
IMV ; inferior mesenteric vein　下腸間膜静脈
LGV ; left gastric vein　左胃静脈
PV ; portal vein　門脈
SA ; splenic artery　脾動脈
SMA ; superior mesenteric artery　上腸間膜動脈
SMV ; superior mesenteric vein　上腸間膜静脈
SV ; splenic vein　脾静脈

膵管に膵尾部に始まり、対側より交互に直角に入る分枝を集めながら膵の後方寄りを走行する．膵頭部で副膵管を分枝したのち、急に右後下方へ向きを変える．

## II 臓器のオリエンテーション
## 膵臓　膵臓のオリエンテーション

膵は，その複雑な発生過程において，他臓器や消化管，脈管と密接に関わりながら形づくられる．したがって，腹部の局所解剖を十分に理解するためには，膵の各器官との位置関係をさまざまな角度から学ぶ必要がある．

### 後腹膜腔

腹腔 abdominal cavity は腹膜腔 peritoneal cavity と後腹膜腔 retroperitoneal cavity に分けられる．腹膜腔は腹膜に包まれた free space であり，ここに存在する臓器や消化管はある程度の可動性または変形の余地がある（186ページ参照）．

一方，後腹膜腔は腹腔の背側にある腔で，膵，十二指腸第2部〜第4部，上行結腸および下行結腸，腎，副腎，尿管，腹部大動脈，下大静脈などが存在し，脂肪組織と線維性結合組織に包まれている．このため可動性はほとんどなく，あっても腹膜腔内臓器・消化管に比べて少ない．

### 膵臓と周囲臓器・消化管

膵頭部に十二指腸が包むように固定されている．ただし，十二指腸第1部は膵頭部の前方で可動している．また，膵尾部は脾門部に固定されている．

膵の前方に肝，胃，結腸がある．後方には腎動静脈，左腎，上腸間膜動脈，大動脈，下大静脈がある．

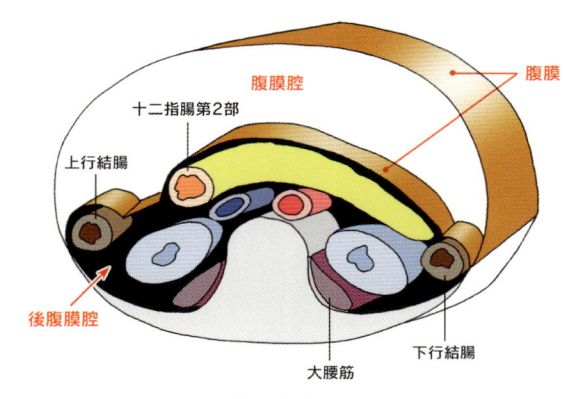

腹膜腔と後腹膜腔

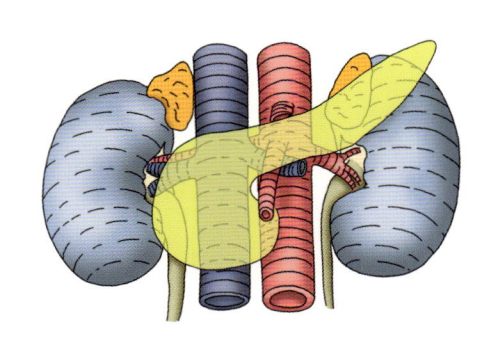

正面から見た膵臓の位置

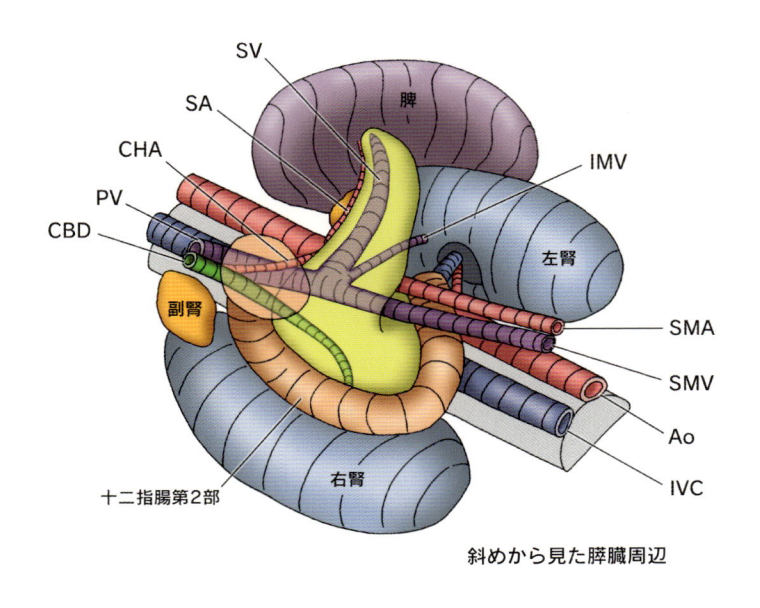

斜めから見た膵臓周辺

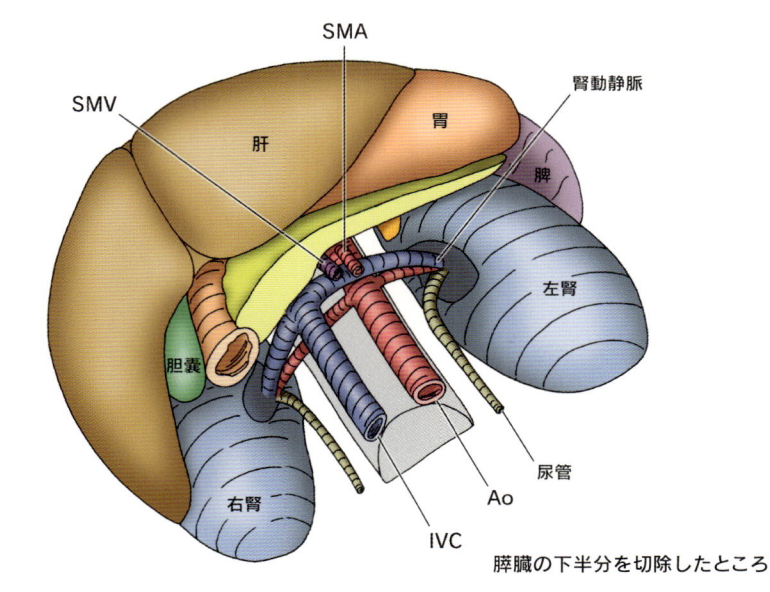

膵臓の下半分を切除したところ

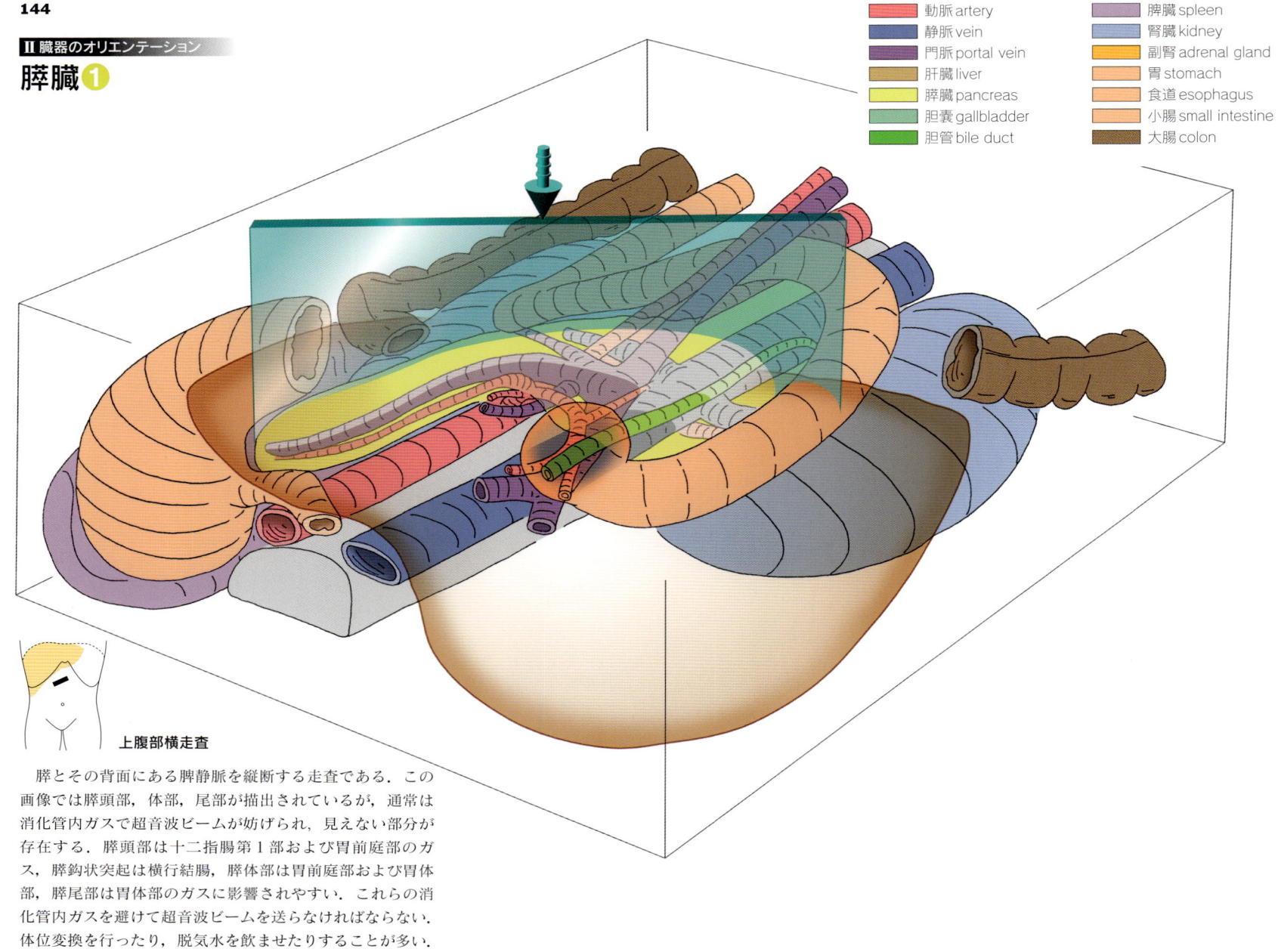

## II 臓器のオリエンテーション
# 膵臓 ❶

| | | | |
|---|---|---|---|
| 動脈 artery | | 脾臓 spleen | |
| 静脈 vein | | 腎臓 kidney | |
| 門脈 portal vein | | 副腎 adrenal gland | |
| 肝臓 liver | | 胃 stomach | |
| 膵臓 pancreas | | 食道 esophagus | |
| 胆囊 gallbladder | | 小腸 small intestine | |
| 胆管 bile duct | | 大腸 colon | |

**上腹部横走査**

　膵とその背面にある脾静脈を縦断する走査である．この画像では膵頭部，体部，尾部が描出されているが，通常は消化管内ガスで超音波ビームが妨げられ，見えない部分が存在する．膵頭部は十二指腸第1部および胃前庭部のガス，膵鉤状突起は横行結腸，膵体部は胃前庭部および胃体部，膵尾部は胃体部のガスに影響されやすい．これらの消化管内ガスを避けて超音波ビームを送らなければならない．体位変換を行ったり，脱気水を飲ませたりすることが多い．

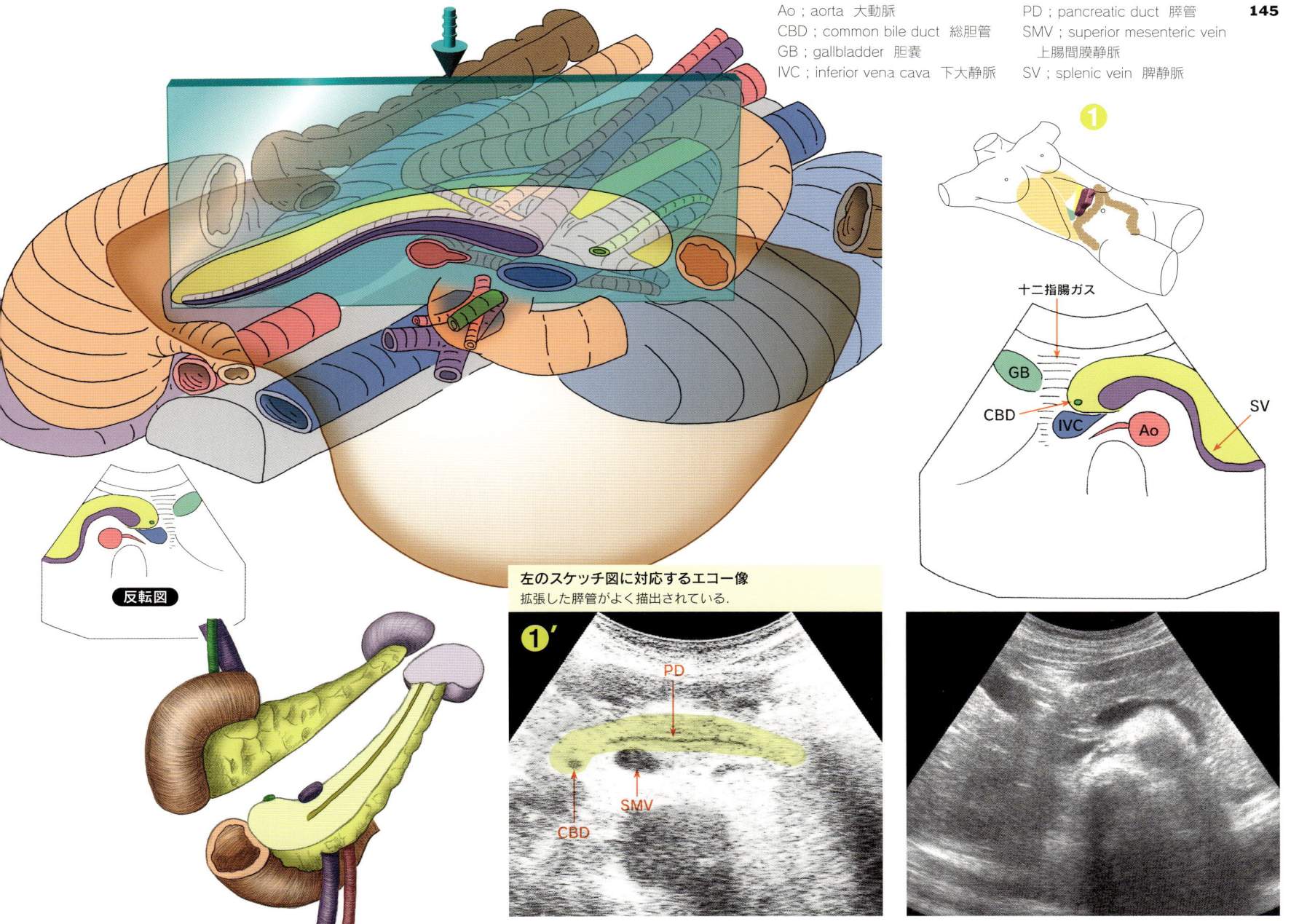

| Ao ; aorta 大動脈 | PD ; pancreatic duct 膵管 |
| CBD ; common bile duct 総胆管 | SMV ; superior mesenteric vein 上腸間膜静脈 |
| GB ; gallbladder 胆嚢 | |
| IVC ; inferior vena cava 下大静脈 | SV ; splenic vein 脾静脈 |

❶

十二指腸ガス

GB
CBD
IVC
Ao
SV

反転図

**左のスケッチ図に対応するエコー像**
拡張した膵管がよく描出されている.

❶′
PD
SMV
CBD

膵臓

## II 臓器のオリエンテーション
# 膵臓 ❷

凡例:
- 動脈 artery
- 静脈 vein
- 門脈 portal vein
- 肝臓 liver
- 膵臓 pancreas
- 胆嚢 gallbladder
- 胆管 bile duct
- 脾臓 spleen
- 腎臓 kidney
- 副腎 adrenal gland
- 胃 stomach
- 食道 esophagus
- 小腸 small intestine
- 大腸 colon

**上腹部縦走査（大動脈左縁）**

腹部大動脈左縁で膵体部を縦断する走査．膵の背側にある脾静脈と，背側上方にある脾動脈が横断されている．左胃動脈は腹腔動脈から分岐したのち左方へ走行するので，左胃静脈とともに横断面像が得られる．ここからプローブを被検者内側へ軽く振ると，腹腔動脈が描出される．

IMV ; inferior mesenteric vein 下腸間膜静脈
LGA ; left gastric artery 左胃動脈
LGV ; left gastric vein 左胃静脈
SA ; splenic artery 脾動脈
SV ; splenic vein 脾静脈

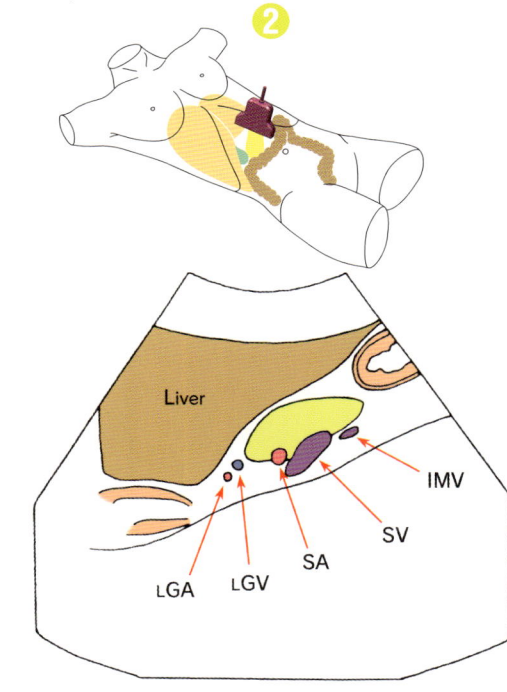

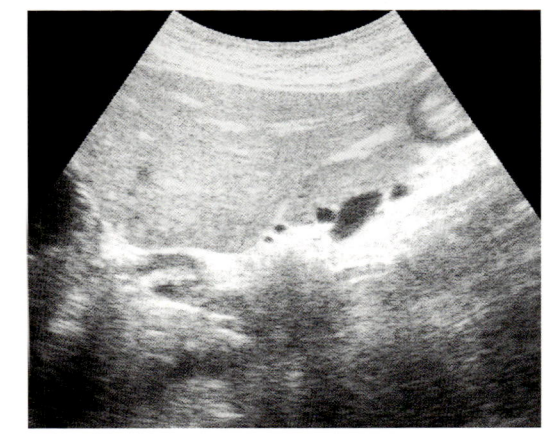

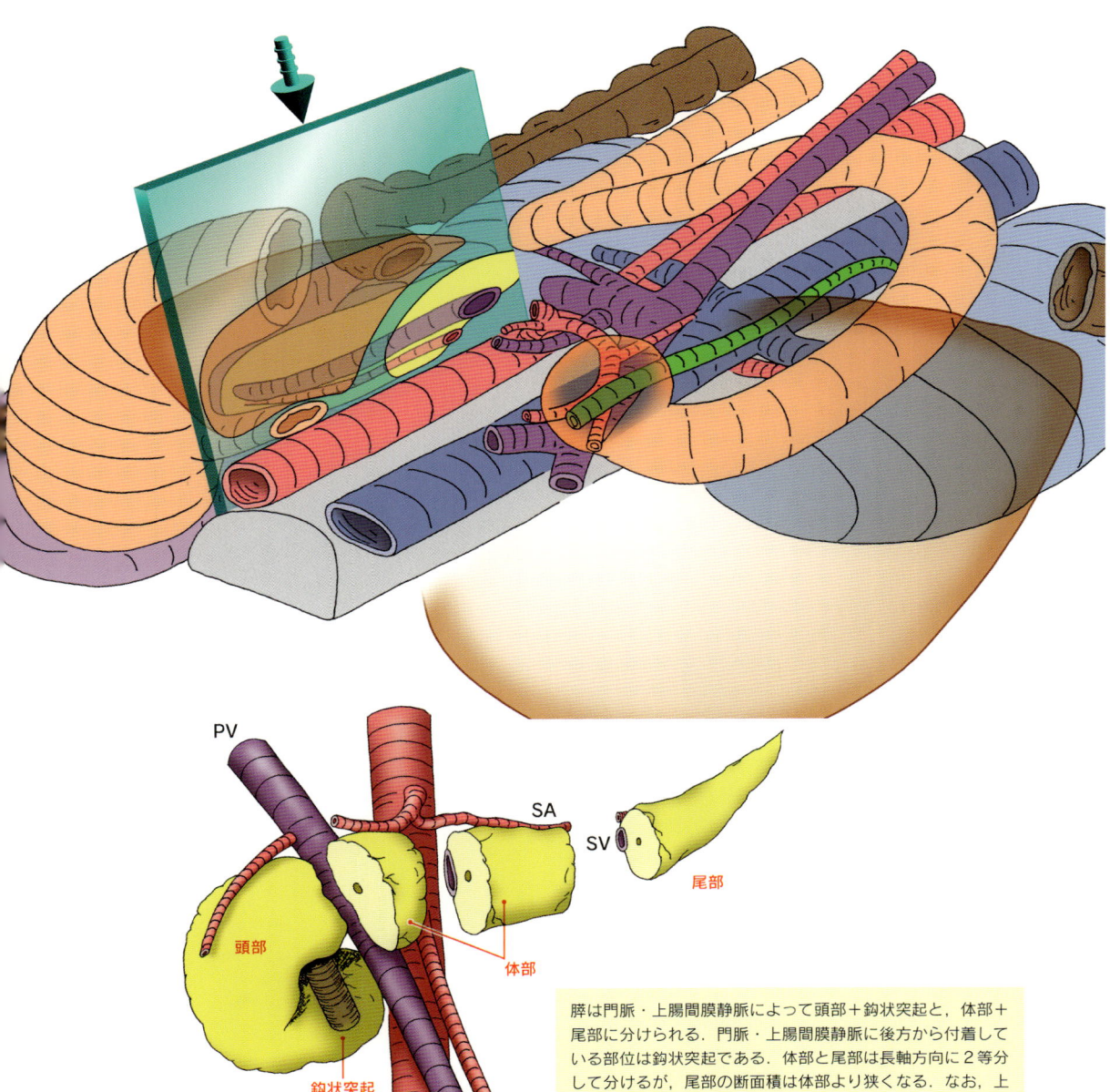

膵臓

膵は門脈・上腸間膜静脈によって頭部＋鈎状突起と，体部＋尾部に分けられる．門脈・上腸間膜静脈に後方から付着している部位は鈎状突起である．体部と尾部は長軸方向に2等分して分けるが，尾部の断面積は体部より狭くなる．なお，上腸間膜動脈の前方にある部位は体部である．

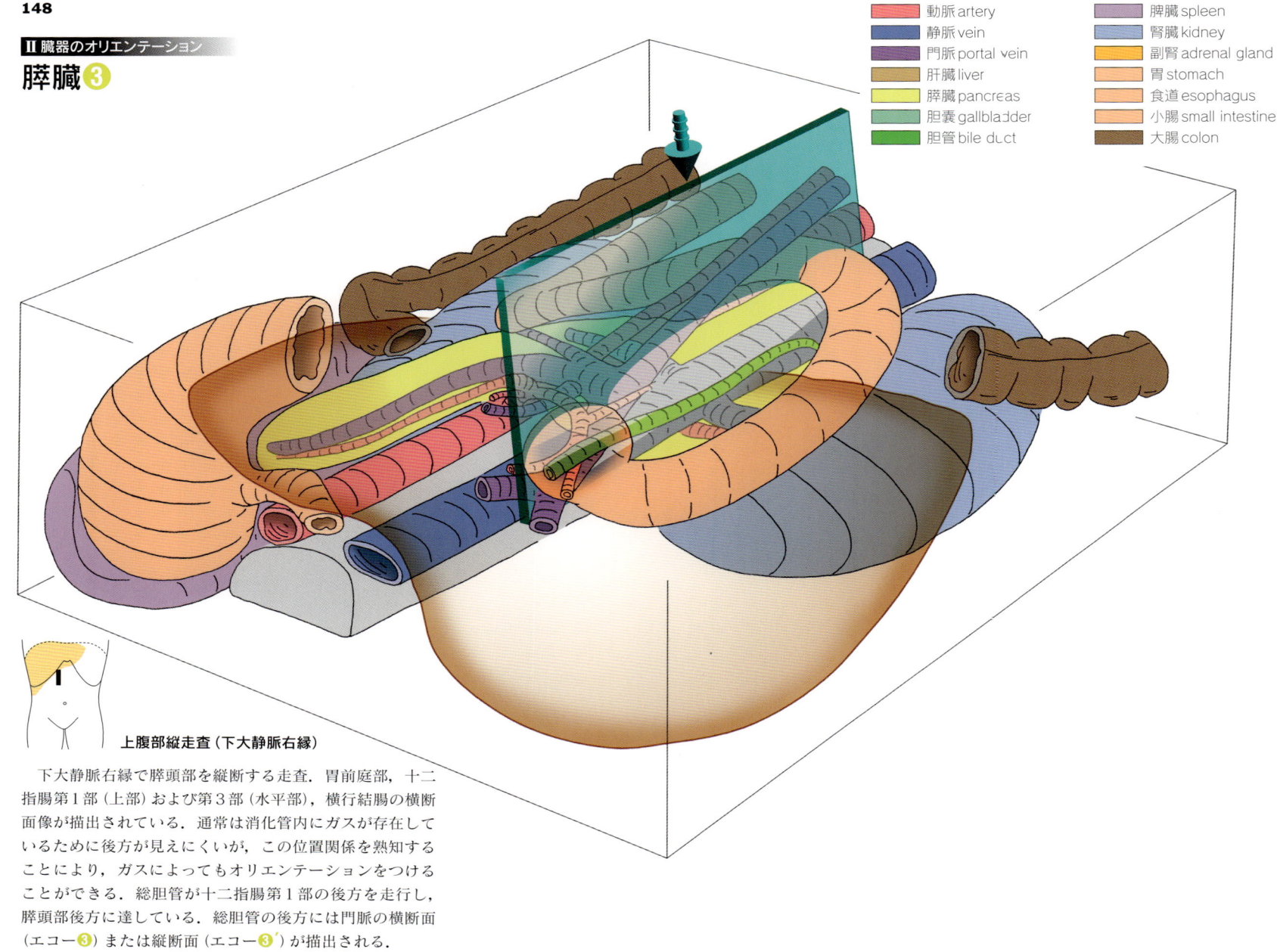

## II 臓器のオリエンテーション
# 膵臓 ❸

| 動脈 artery | 脾臓 spleen |
| 静脈 vein | 腎臓 kidney |
| 門脈 portal vein | 副腎 adrenal gland |
| 肝臓 liver | 胃 stomach |
| 膵臓 pancreas | 食道 esophagus |
| 胆嚢 gallbladder | 小腸 small intestine |
| 胆管 bile duct | 大腸 colon |

**上腹部縦走査（下大静脈右縁）**

　下大静脈右縁で膵頭部を縦断する走査．胃前庭部，十二指腸第1部（上部）および第3部（水平部），横行結腸の横断面像が描出されている．通常は消化管内にガスが存在しているために後方が見えにくいが，この位置関係を熟知することにより，ガスによってもオリエンテーションをつけることができる．総胆管が十二指腸第1部の後方を走行し，膵頭部後方に達している．総胆管の後方には門脈の横断面（エコー❸）または縦断面（エコー❸'）が描出される．

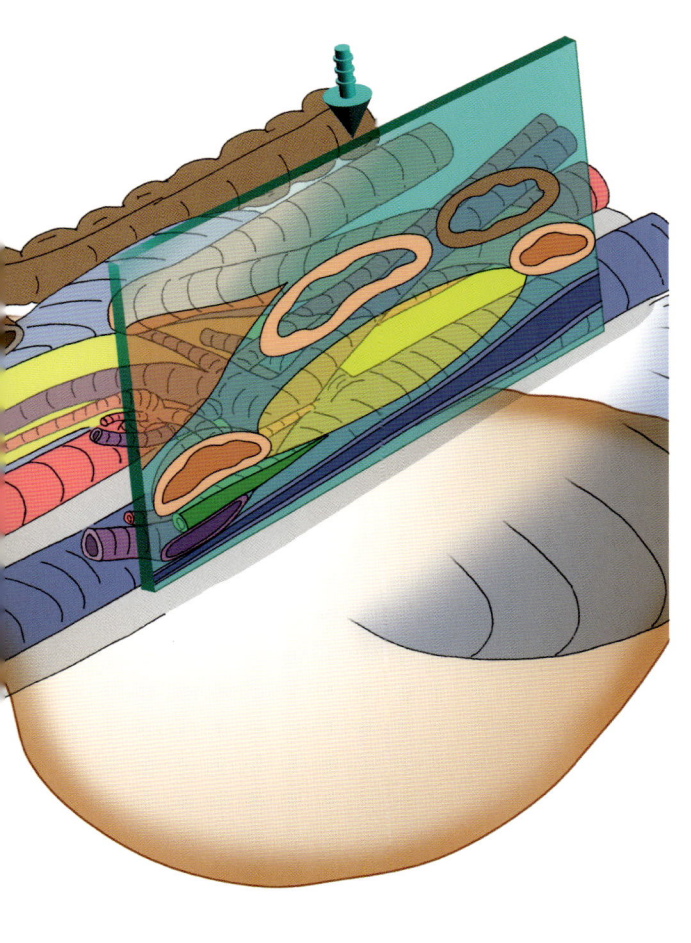

CBD ; common bile duct 総胆管
D1st ; 十二指腸第1部（上部）
D3rd ; 十二指腸第3部（水平部）
IVC ; inferior vena cava 下大静脈
Panc. ; pancreas 膵臓
PV ; portal vein 門脈
rRA ; right renal artery 右腎動脈
St ; stomach 胃

❸と同じ症例であるが，右上腹部にプローブを斜めに置くことによって門脈の縦断面が得られる．門脈の前方に右肝動脈の横断面，総胆管の縦断面が描出されている．

膵臓

## II 臓器のオリエンテーション
# 膵臓 ④

| | |
|---|---|
| ■ 動脈 artery | ■ 脾臓 spleen |
| ■ 静脈 vein | ■ 腎臓 kidney |
| ■ 門脈 portal vein | ■ 副腎 adrenal gland |
| ■ 肝臓 liver | ■ 胃 stomach |
| ■ 膵臓 pancreas | ■ 食道 esophagus |
| ■ 胆嚢 gallbladder | ■ 小腸 small intestine |
| ■ 胆管 bile duct | ■ 大腸 colon |

**上腹部縦走査**

　プローブを上腹部正中線上に置き，被検者の左方に大きく振る．プローブを垂直に置いたときに横断面像として描出された脾動静脈は徐々に縦断面像となる．脾動静脈は膵の背面に付着しているので，これらの描出されているスライス面は膵の最も後方にあたる．この面が膵と他組織との境界で，前方に膵，後方に左副腎，左腎，左腎動静脈が位置する．この部位の画像が不鮮明なことがあるため，この境界面はオリエンテーションをつける重要な指標となる．

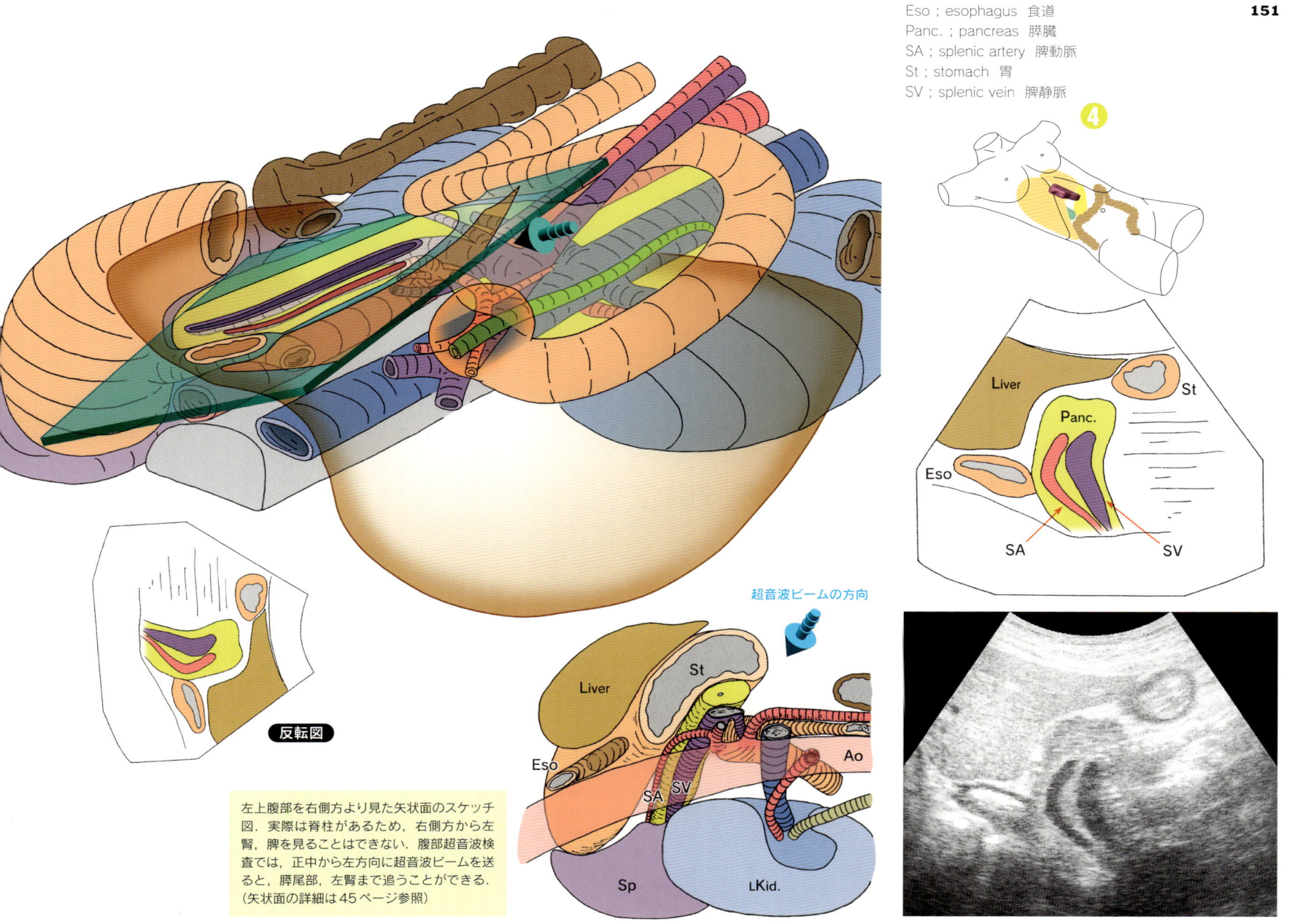

Eso ; esophagus 食道
Panc. ; pancreas 膵臓
SA ; splenic artery 脾動脈
St ; stomach 胃
SV ; splenic vein 脾静脈

❹

151

膵臓

Liver　St
Panc.
Eso
SA　SV

反転図

超音波ビームの方向

Liver　St
Eso
SA SV　Ao
Sp　LKid.

左上腹部を右側方より見た矢状面のスケッチ図．実際は脊柱があるため，右側方から左腎，脾を見ることはできない．腹部超音波検査では，正中から左方向に超音波ビームを送ると，膵尾部，左腎まで追うことができる．（矢状面の詳細は45ページ参照）

## II 臓器のオリエンテーション
# 膵臓 ❺

| | |
|---|---|
| ■ 動脈 artery | ■ 脾臓 spleen |
| ■ 静脈 vein | ■ 腎臓 kidney |
| ■ 門脈 portal vein | ■ 副腎 adrenal gland |
| ■ 肝臓 liver | ■ 胃 stomach |
| ■ 膵臓 pancreas | ■ 食道 esophagus |
| ■ 胆嚢 gallbladder | ■ 小腸 small intestine |
| ■ 胆管 bile duct | ■ 大腸 colon |

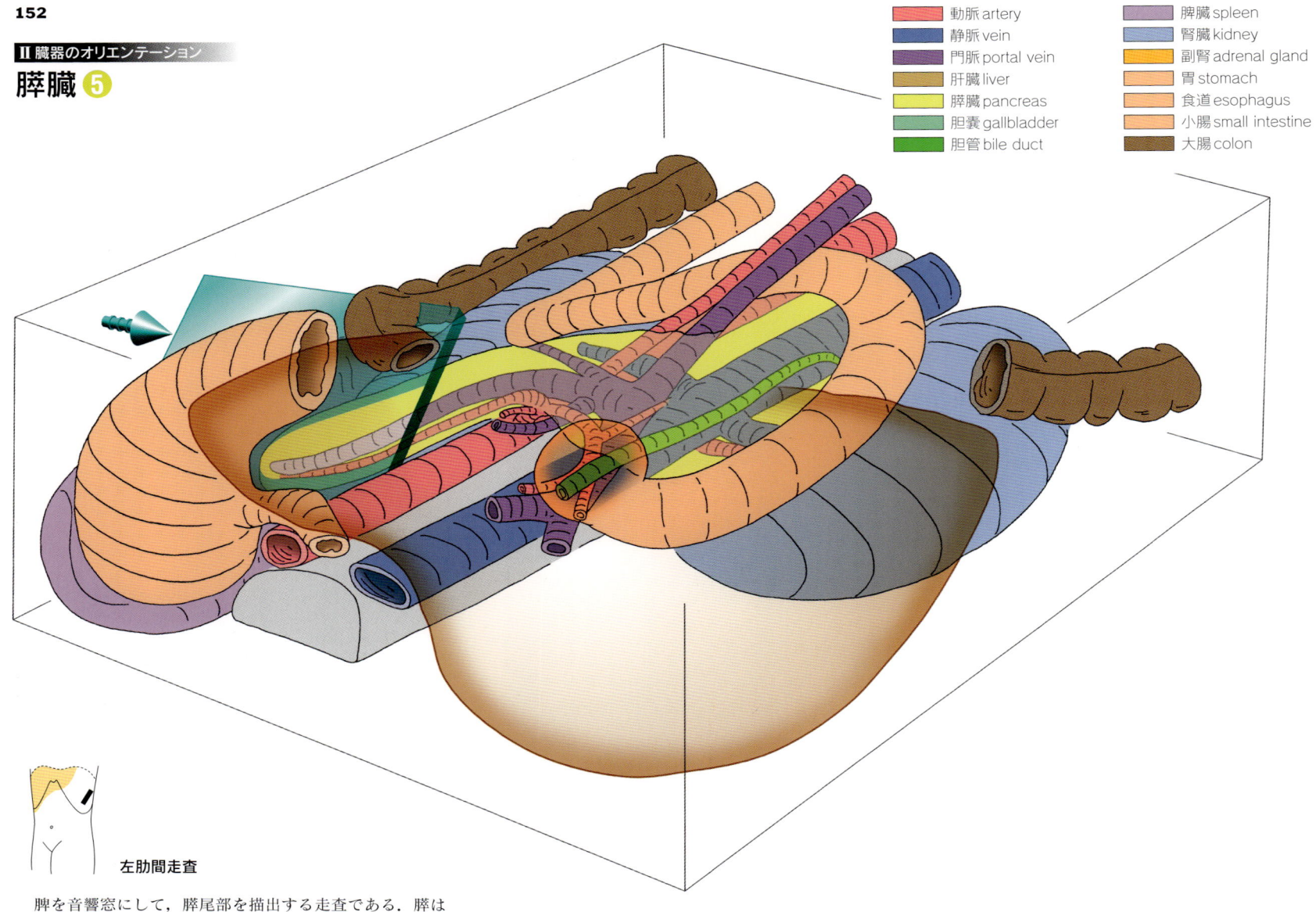

**左肋間走査**

　脾を音響窓にして，膵尾部を描出する走査である．膵は脾門部に接合し，脾動脈および脾静脈が同部位を走行する．膵尾部は脾門部の脂肪のために描出が不良となることがあるが，必ず描出が可能である．

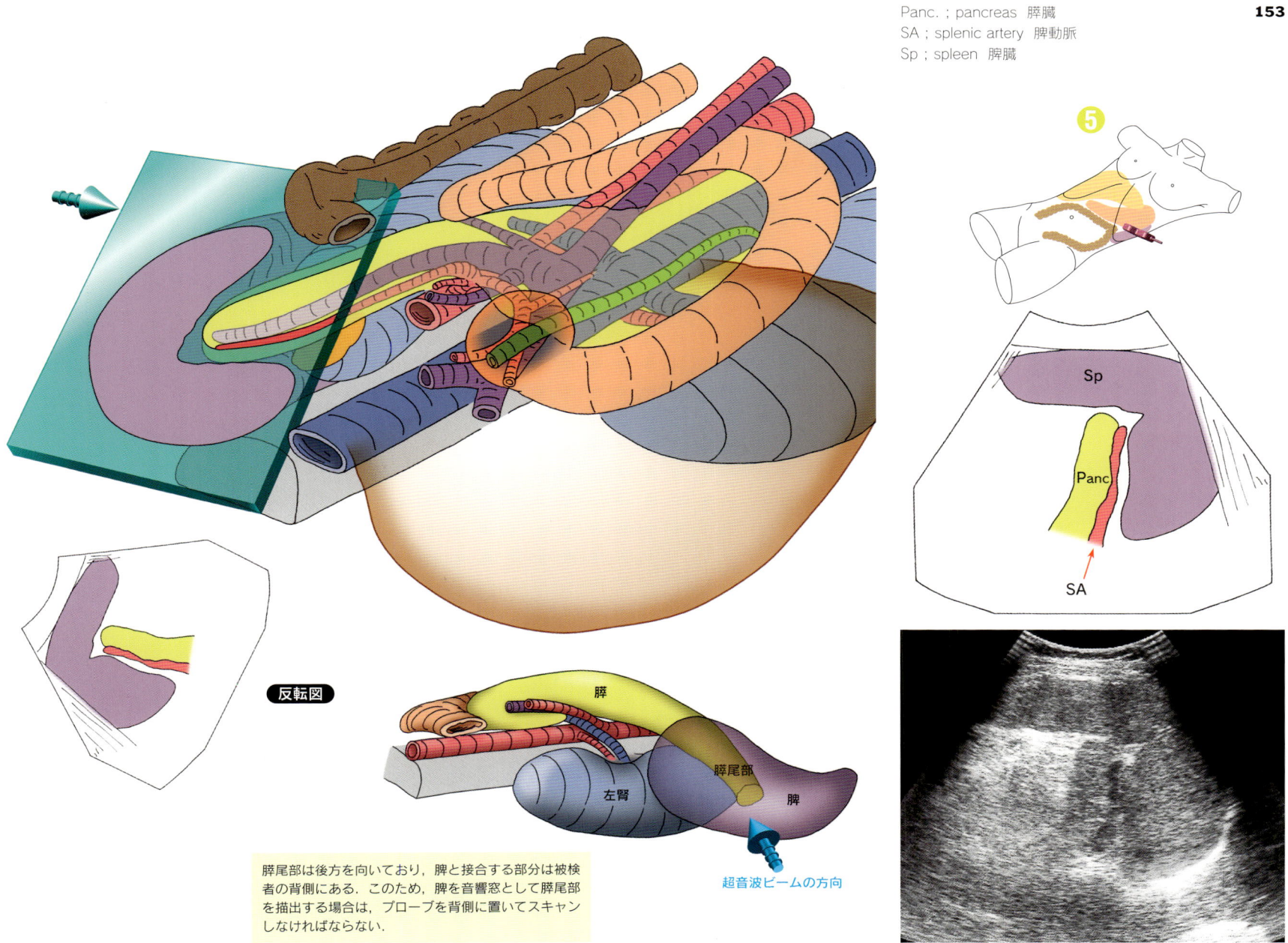

Panc. ; pancreas 膵臓
SA ; splenic artery 脾動脈
Sp ; spleen 脾臓

**153**

膵臓

❺

Sp
Panc
SA

反転図

膵
膵尾部
左腎
脾

超音波ビームの方向

膵尾部は後方を向いており，脾と接合する部分は被検者の背側にある．このため，脾を音響窓として膵尾部を描出する場合は，プローブを背側に置いてスキャンしなければならない．

## II 臓器のオリエンテーション
# 胆嚢・胆道

　肝外胆管は肝管に始まり，総胆管の十二指腸開口部に終わる．肝右葉前区域と後区域の胆管は合流して右肝管になる．左葉内側区域および外側区域の胆管は合流して左肝管になる．左右肝管が肝門部で合流した総肝管は，胆嚢胆管が接合する部位から総胆管となり，十二指腸の後方を通り，膵の背面から膵内に入る．総胆管および総肝管は肝十二指腸間膜の前方を正中に対して30～35度の角度で走行する．一方，門脈は40～45度の角度で走行するため，総胆管は途中で離れ，門脈の右方に移動していく．膵内に入った総胆管は右方へ屈曲し，十二指腸のVater乳頭部に開口する．

　胆嚢は底部，体部，頚部の3部に区分され，胆嚢体部および頚部が肝下面の胆嚢窩に付着し，底部は肝下縁より突出している．

### 胆嚢の外観
肝下面と十二指腸第1部の間に肝十二指腸間膜が張っている．内部に固有肝動脈，肝外胆管，門脈を入れ，横に胆嚢が付随する．肝十二指腸間膜の後方がWinslow孔で，左側は小網につながっている．下の写真は小網を開き，網嚢を開放したところ．

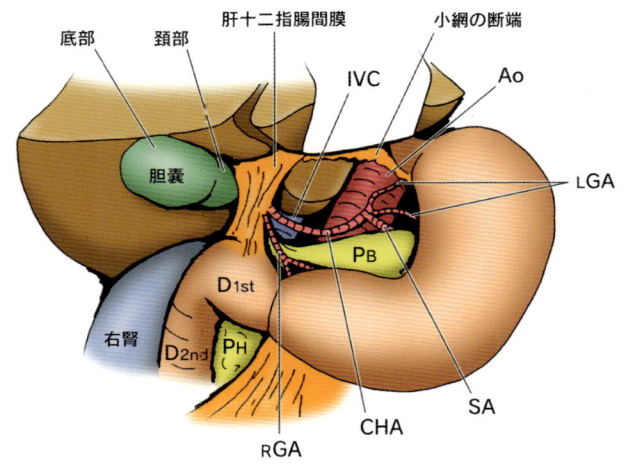

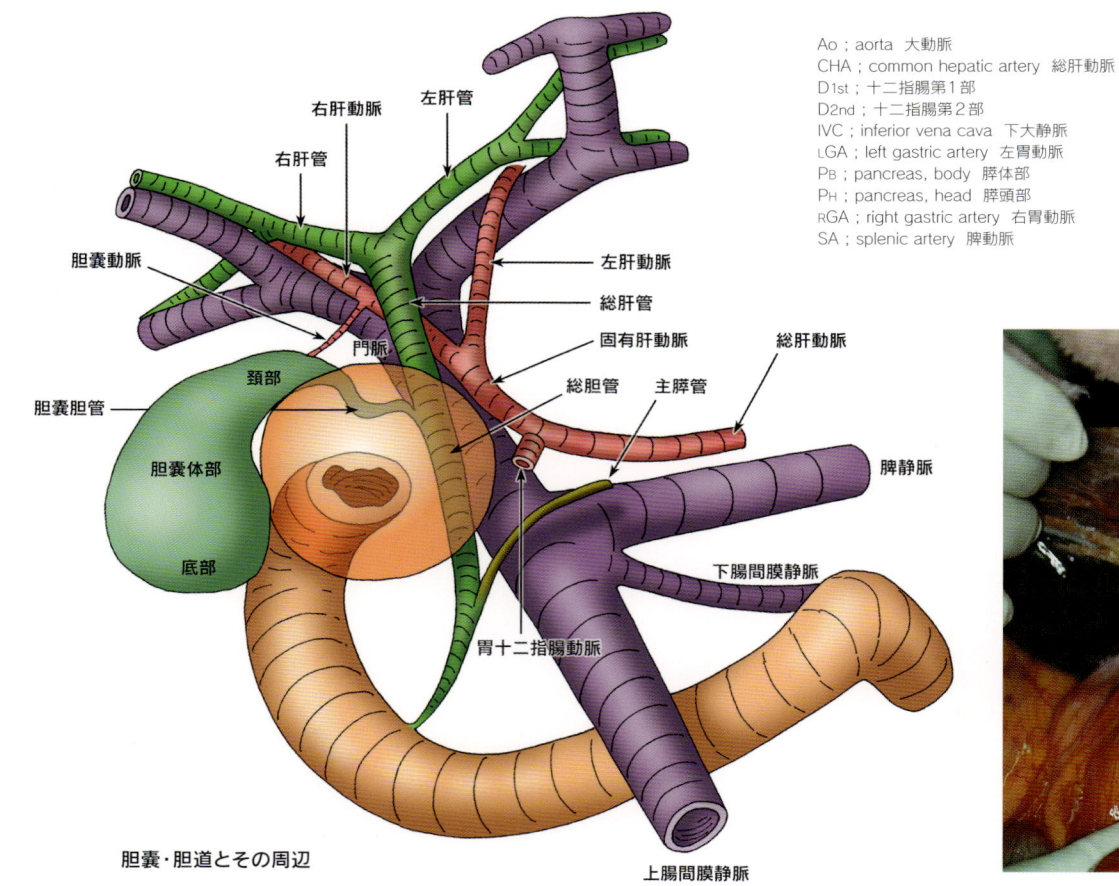

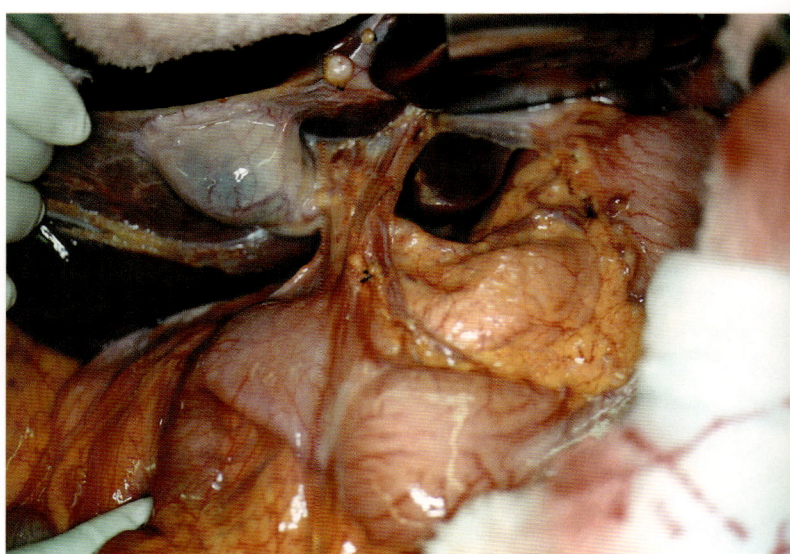

Ao ; aorta　大動脈
CHA ; common hepatic artery　総肝動脈
D1st ; 十二指腸第1部
D2nd ; 十二指腸第2部
IVC ; inferior vena cava　下大静脈
LGA ; left gastric artery　左胃動脈
PB ; pancreas, body　膵体部
PH ; pancreas, head　膵頭部
RGA ; right gastric artery　右胃動脈
SA ; splenic artery　脾動脈

胆嚢・胆道とその周辺

## 胆嚢を剥離

胆嚢を胆嚢窩からはずすと，胆嚢胆管が総胆管に合流しているのが見える．肝尾状葉はWinslow孔の上方の壁をなし，後方は下大静脈に付着している．

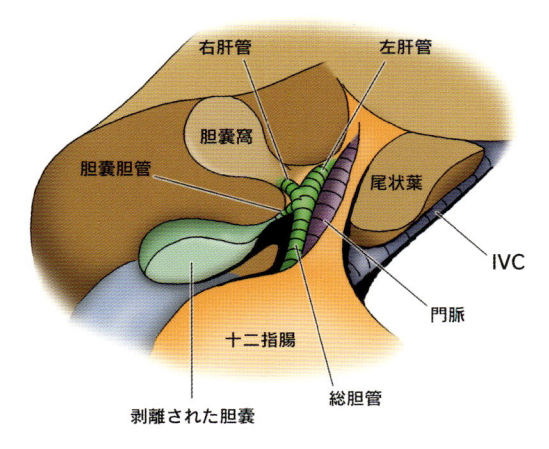

## 胆嚢を摘除

肝十二指腸間膜を開き，胆嚢胆管で切離して胆嚢を摘除したところ．胆嚢動脈も右肝動脈から切離されている．右肝動脈は総肝管と門脈の間を走行することが多いが，この写真では並走している．（左の1，2とは別の症例）

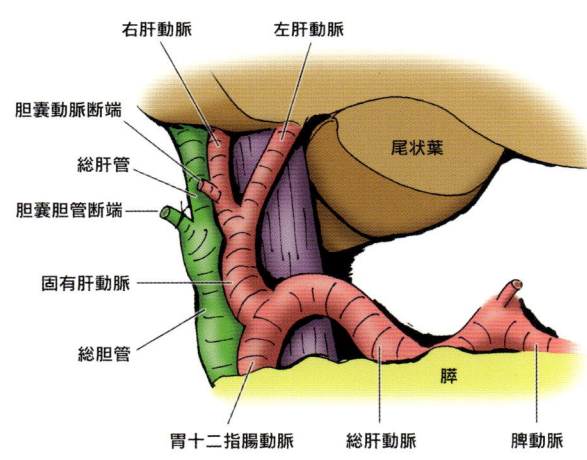

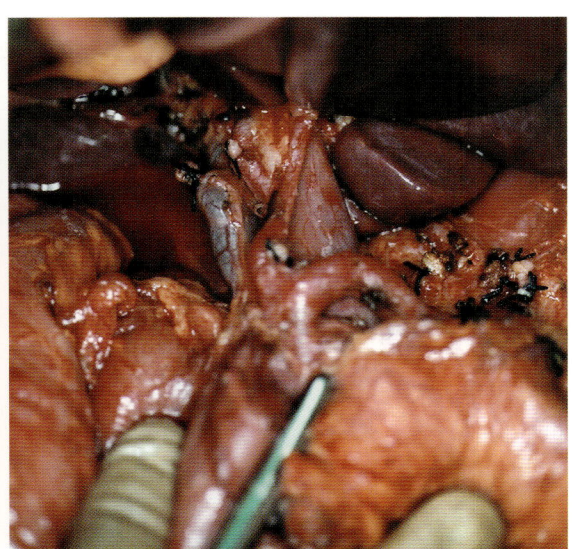

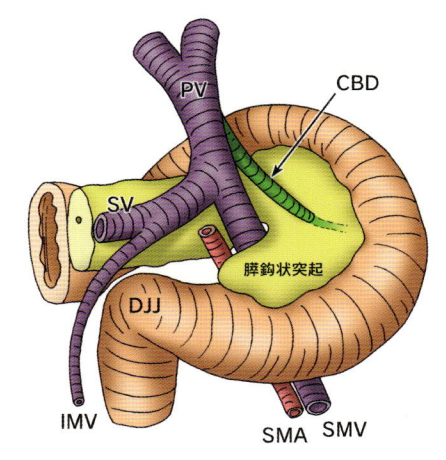

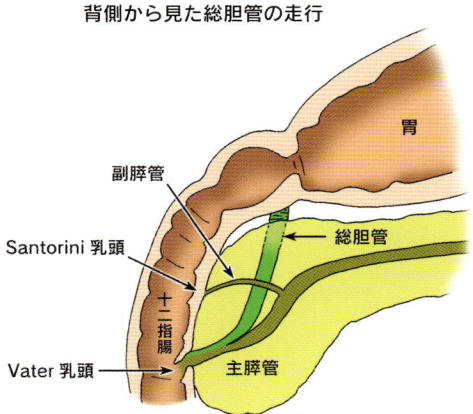

背側から見た総胆管の走行

## 総胆管と膵管（正面から見たところ）

総胆管は膵の背面を膵組織に埋まりながら下行する．そして，膵内を貫通するように入り，右方へ屈曲したのち十二指腸に開口する．下行する際，総胆管は膵組織に完全に埋没することは少ない．そのため，膵頭部を後方の組織から剥離した際に管腔を触れることができる．

膵管は膵尾部に始まり，対側から交互に直角に入る分枝を集めながら膵後方寄りを走行する．膵頭部において副膵管を分枝したのち，急に下後右方へ向きを変え，総胆管に連結する．

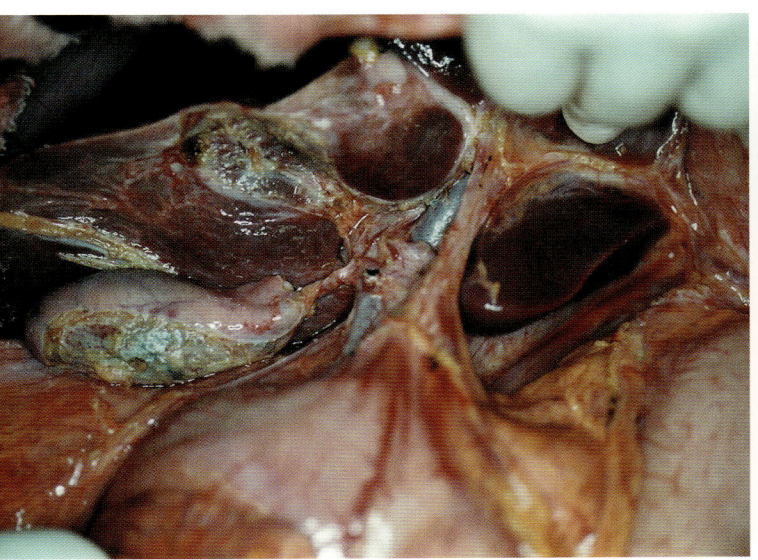

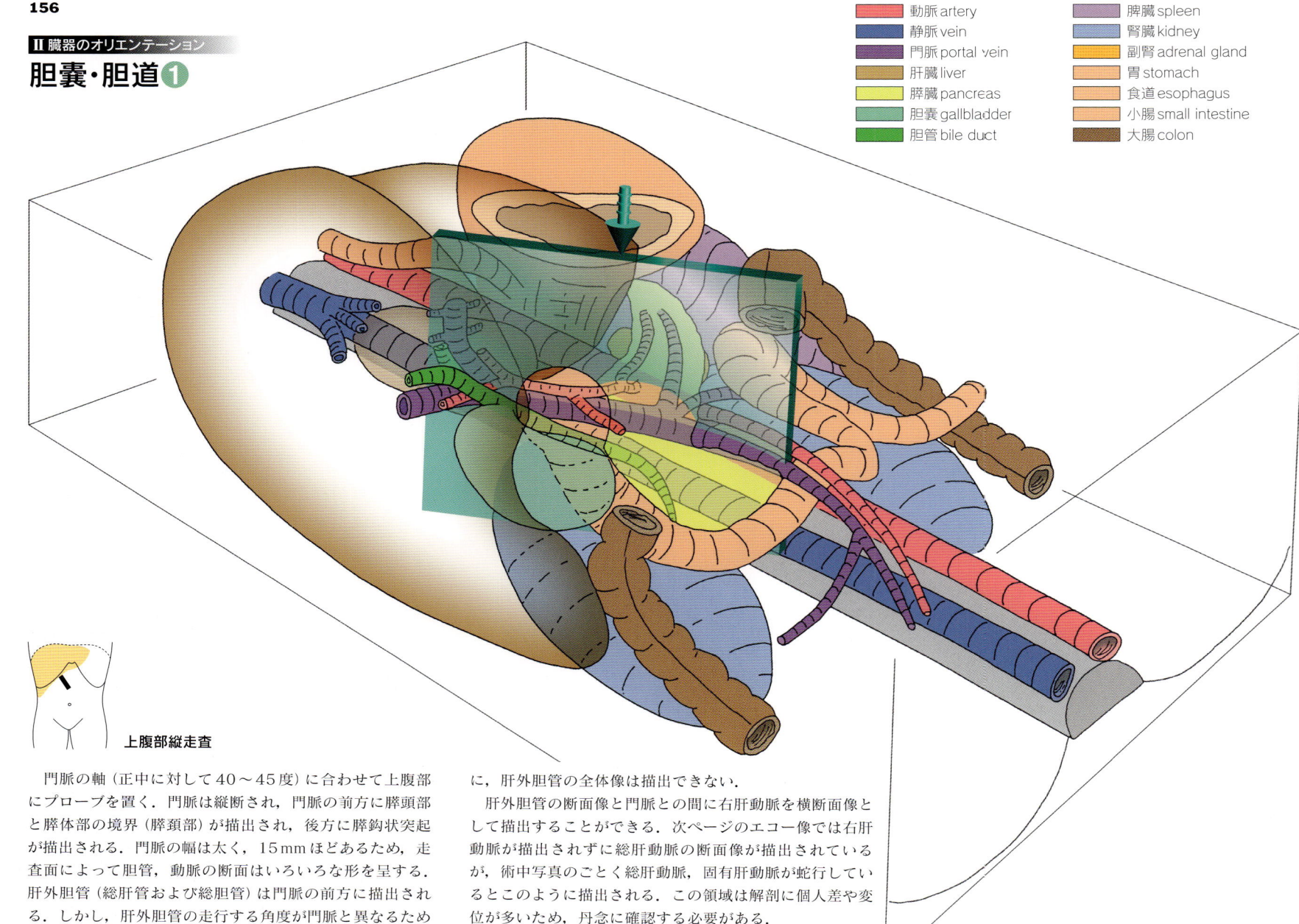

## II 臓器のオリエンテーション
# 胆嚢・胆道 ❶

| | |
|---|---|
| 動脈 artery | 脾臓 spleen |
| 静脈 vein | 腎臓 kidney |
| 門脈 portal vein | 副腎 adrenal gland |
| 肝臓 liver | 胃 stomach |
| 膵臓 pancreas | 食道 esophagus |
| 胆嚢 gallbladder | 小腸 small intestine |
| 胆管 bile duct | 大腸 colon |

**上腹部縦走査**

　門脈の軸（正中に対して40〜45度）に合わせて上腹部にプローブを置く．門脈は縦断され，門脈の前方に膵頭部と膵体部の境界（膵頚部）が描出され，後方に膵鉤状突起が描出される．門脈の幅は太く，15mmほどあるため，走査面によって胆管，動脈の断面はいろいろな形を呈する．肝外胆管（総肝管および総胆管）は門脈の前方に描出される．しかし，肝外胆管の走行する角度が門脈と異なるために，肝外胆管の全体像は描出できない．

　肝外胆管の断面像と門脈との間に右肝動脈を横断面像として描出することができる．次ページのエコー像では右肝動脈が描出されずに総肝動脈の断面像が描出されているが，術中写真のごとく総肝動脈，固有肝動脈が蛇行しているとこのように描出される．この領域は解剖に個人差や変位が多いため，丹念に確認する必要がある．

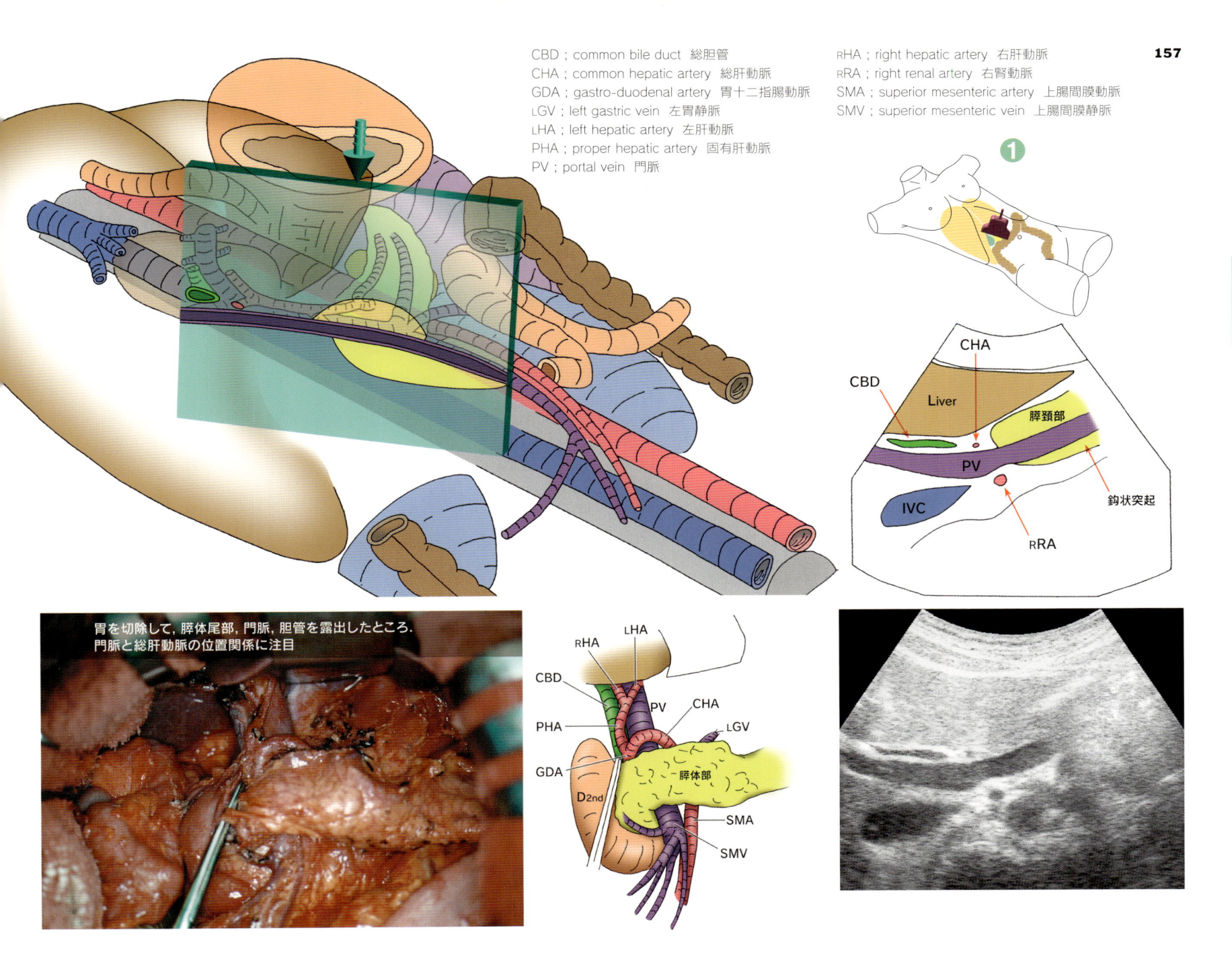

CBD ; common bile duct　総胆管
CHA ; common hepatic artery　総肝動脈
GDA ; gastro-duodenal artery　胃十二指腸動脈
LGV ; left gastric vein　左胃静脈
LHA ; left hepatic artery　左肝動脈
PHA ; proper hepatic artery　固有肝動脈
PV ; portal vein　門脈
RHA ; right hepatic artery　右肝動脈
RRA ; right renal artery　右腎動脈
SMA ; superior mesenteric artery　上腸間膜動脈
SMV ; superior mesenteric vein　上腸間膜静脈

胃を切除して，膵体尾部，門脈，胆管を露出したところ．
門脈と総肝動脈の位置関係に注目

胆嚢・胆道

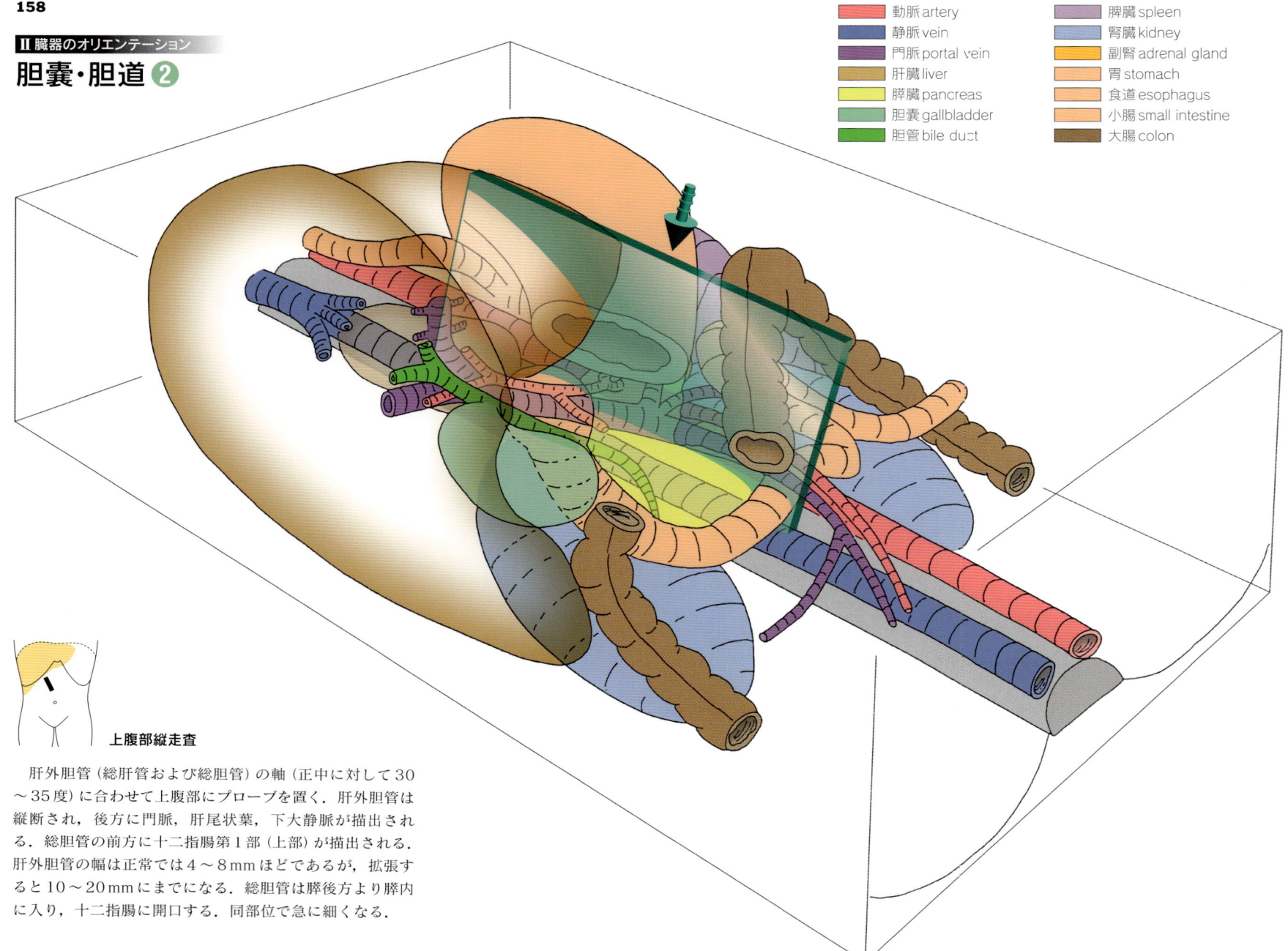

## Ⅱ 臓器のオリエンテーション
# 胆嚢・胆道 ❷

凡例:
- 動脈 artery
- 静脈 vein
- 門脈 portal vein
- 肝臓 liver
- 膵臓 pancreas
- 胆嚢 gallbladder
- 胆管 bile duct
- 脾臓 spleen
- 腎臓 kidney
- 副腎 adrenal gland
- 胃 stomach
- 食道 esophagus
- 小腸 small intestine
- 大腸 colon

**上腹部縦走査**

　肝外胆管（総肝管および総胆管）の軸（正中に対して30〜35度）に合わせて上腹部にプローブを置く．肝外胆管は縦断され，後方に門脈，肝尾状葉，下大静脈が描出される．総胆管の前方に十二指腸第1部（上部）が描出される．肝外胆管の幅は正常では4〜8mmほどであるが，拡張すると10〜20mmにまでになる．総胆管は膵後方より膵内に入り，十二指腸に開口する．同部位で急に細くなる．

CBD ; common bile duct　総胆管
CHD ; common hepatic duct　総肝管
D1st ; 十二指腸第1部（上部）
D3rd ; 十二指腸第3部（水平部）
IVC ; inferior vena cava　下大静脈
LHD ; left hepatic duct　左肝管
Panc. ; pancreas　膵臓
PD ; pancreatic duct　膵管
PV ; portal vein　門脈
RHD ; right hepatic duct　右肝管
rRA ; right renal artery　右腎動脈
St ; stomach　胃

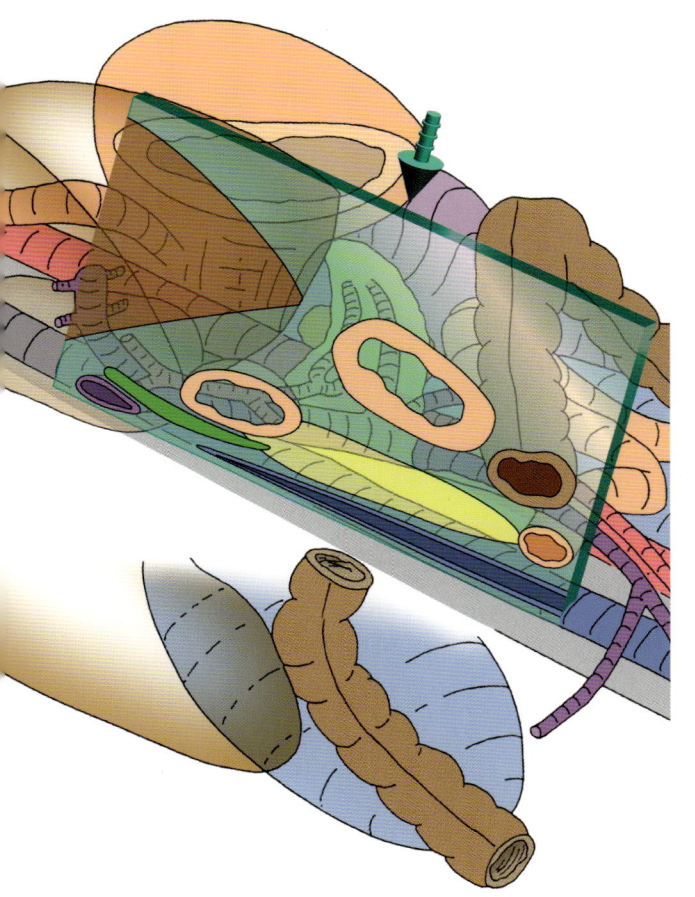

**経静脈性胆道造影**
肝外胆管が上中部で脊椎に対して30度の角度で走行し，膵内で右に方向を変えている．この症例では胆嚢頸部と体部の境界がはっきりとくびれている．

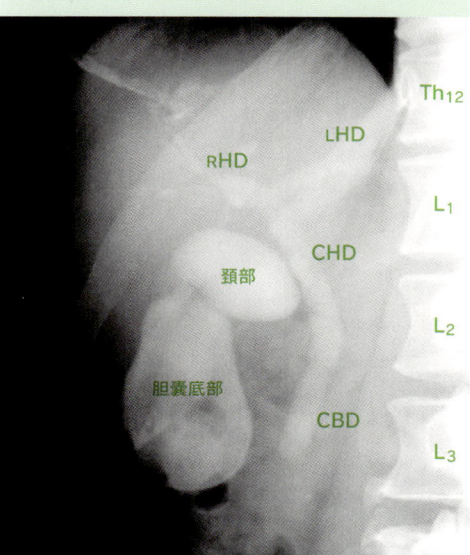

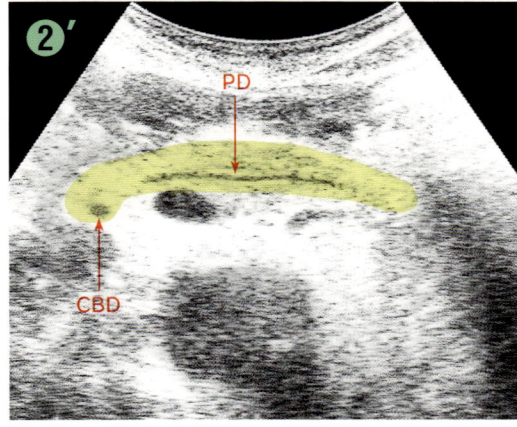

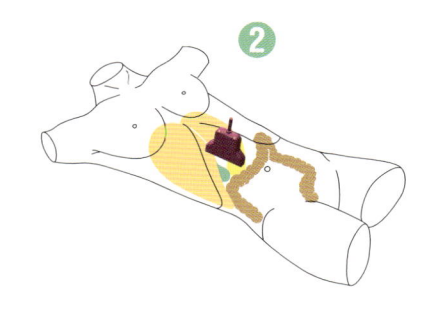

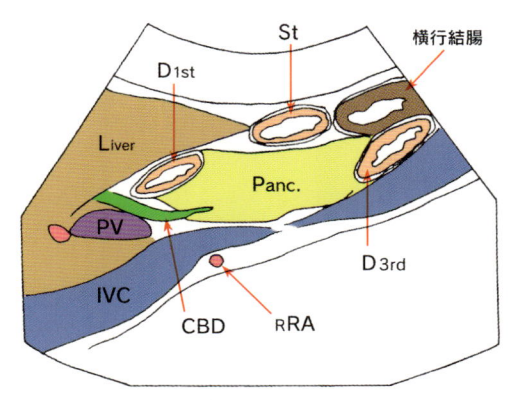

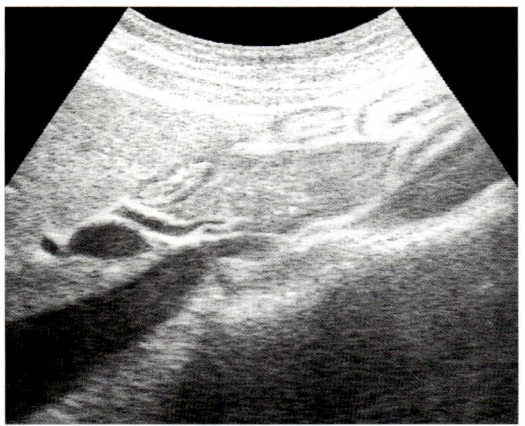

胆嚢・胆道

## II 臓器のオリエンテーション
# 胆嚢・胆道 ③

| 動脈 artery | 脾臓 spleen |
| 静脈 vein | 腎臓 kidney |
| 門脈 portal vein | 副腎 adrenal gland |
| 肝臓 liver | 胃 stomach |
| 膵臓 pancreas | 食道 esophagus |
| 胆嚢 gallbladder | 小腸 small intestine |
| 胆管 bile duct | 大腸 colon |

**上腹部横走査**

膵の長軸に合わせてプローブを置き，総胆管を描出する走査．総胆管の縦断面を描出したのち，プローブを90度回転すると容易にこの像を得ることができる．総胆管は膵の後方を走行するため，総胆管の横断面像は膵の背面に接するか，膵内の最も後方に位置する．多くの場合，膵上方では総胆管の背面は膵組織に覆われていないが，完全に膵内に埋没している場合もある．総胆管を下方に追っていくと，右に方向を変え，十二指腸ガスに近づいて消失する．

Ao ; aorta 大動脈
CBD ; common bile duct 総胆管
D2nd ; 十二指腸第2部（下行部）
GB ; gallbladder 胆嚢
IVC ; inferior vena cava 下大静脈
LRV ; left renal vein 左腎静脈
PD ; pancreatic duct 膵管
RRA ; right renal artery 右腎動脈
SMA ; superior mesenteric artery 上腸間膜動脈
SMV ; superior mesenteric vein 上腸間膜静脈
SV ; splenic vein 脾静脈

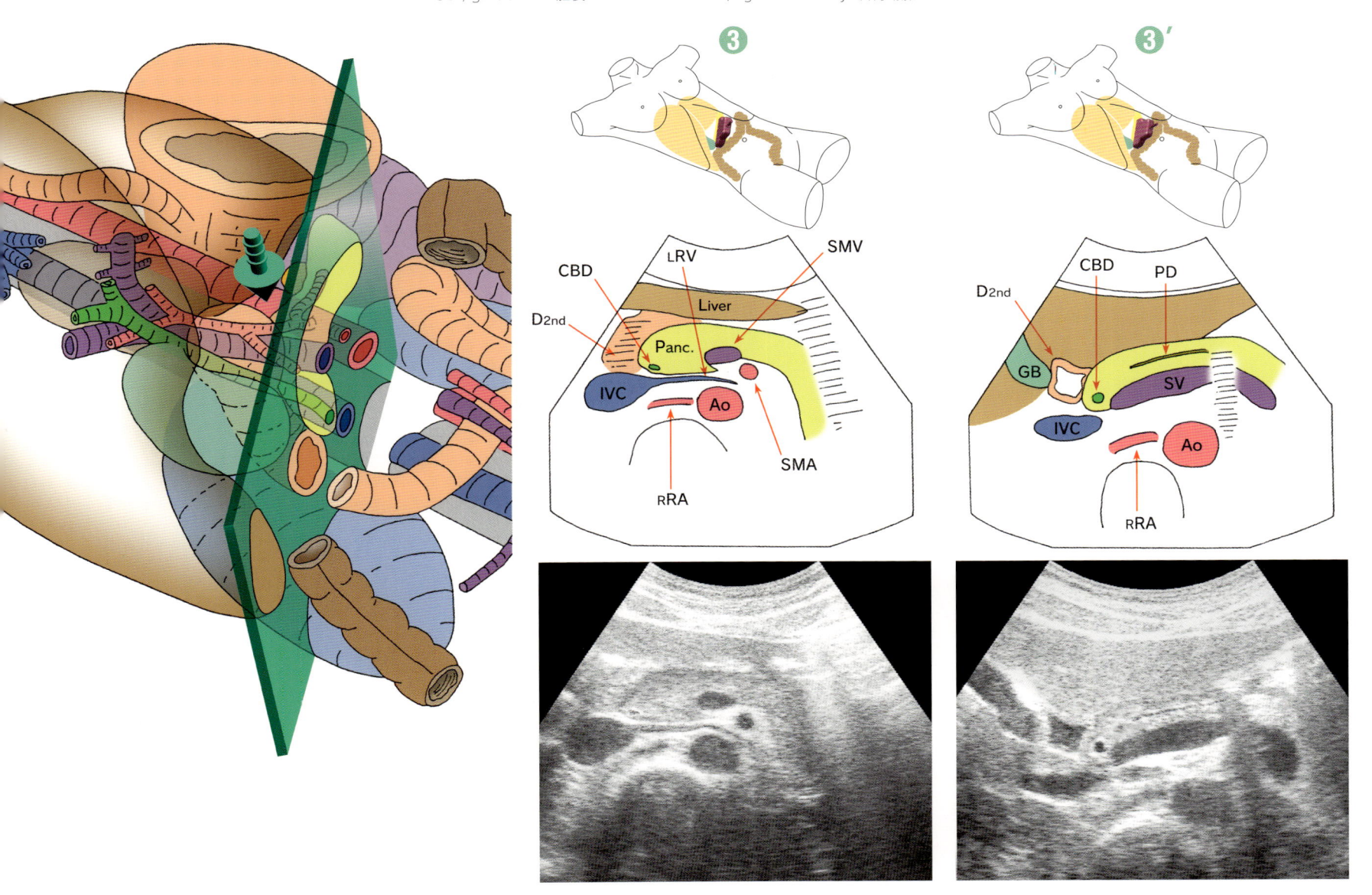

胆嚢・胆道

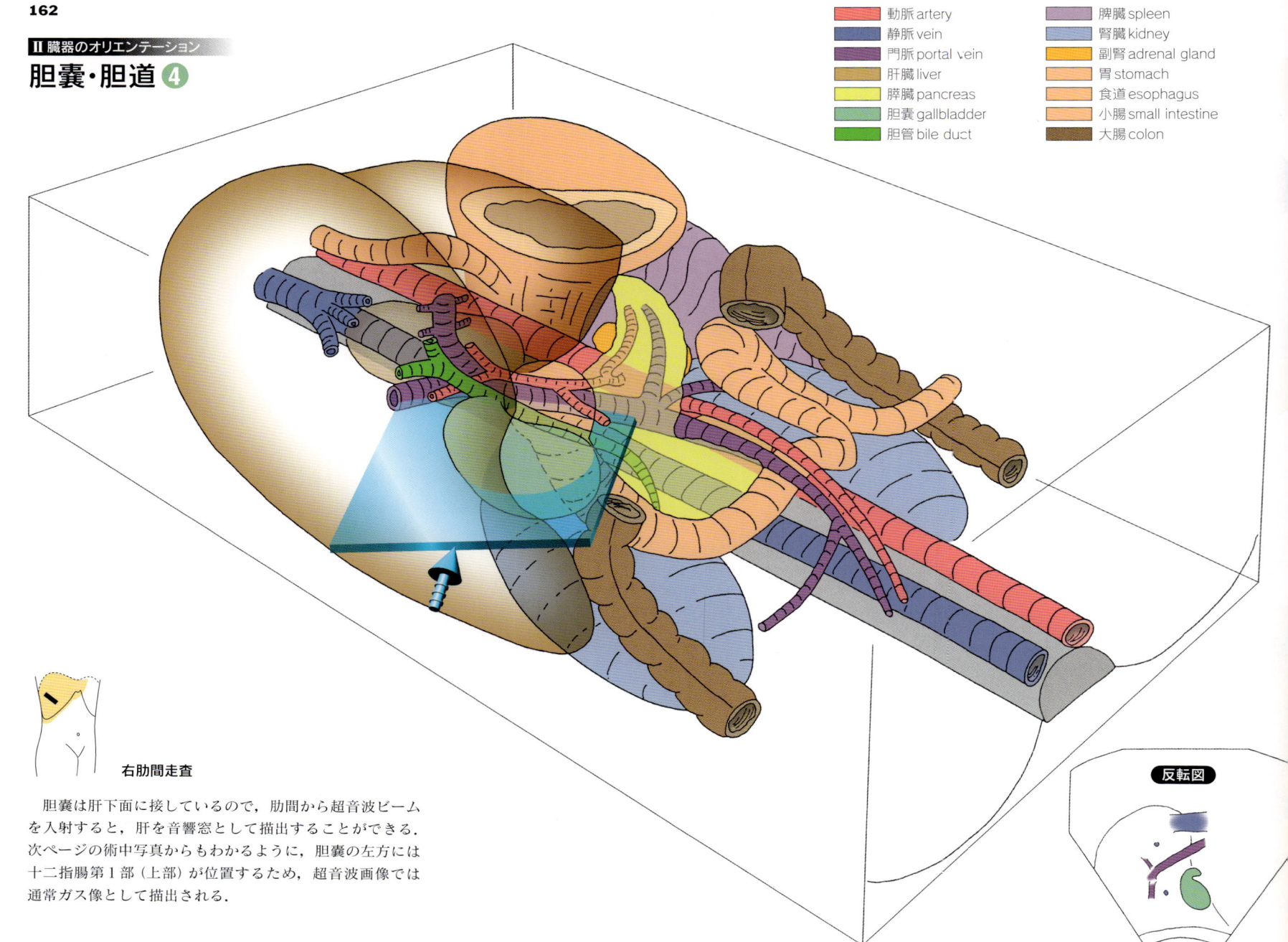

## II 臓器のオリエンテーション
## 胆嚢・胆道 ❹

| | | | |
|---|---|---|---|
| 動脈 artery | | 脾臓 spleen | |
| 静脈 vein | | 腎臓 kidney | |
| 門脈 portal vein | | 副腎 adrenal gland | |
| 肝臓 liver | | 胃 stomach | |
| 膵臓 pancreas | | 食道 esophagus | |
| 胆嚢 gallbladder | | 小腸 small intestine | |
| 胆管 bile duct | | 大腸 colon | |

**右肋間走査**

　胆嚢は肝下面に接しているので，肋間から超音波ビームを入射すると，肝を音響窓として描出することができる．次ページの術中写真からもわかるように，胆嚢の左方には十二指腸第1部（上部）が位置するため，超音波画像では通常ガス像として描出される．

反転図

D1st；十二指腸第1部（上部）
GB；gallbladder　胆嚢
IVC；inferior vena cava　下大静脈
PV；portal vein　門脈

❹　　　　❹'

底部
GB
体部
頚部
PV
IVC

底部
体部
GB
頚部
D1st
胆嚢胆管
PV

胆嚢の左方には十二指腸第1部がある

GB
D2nd
D1st

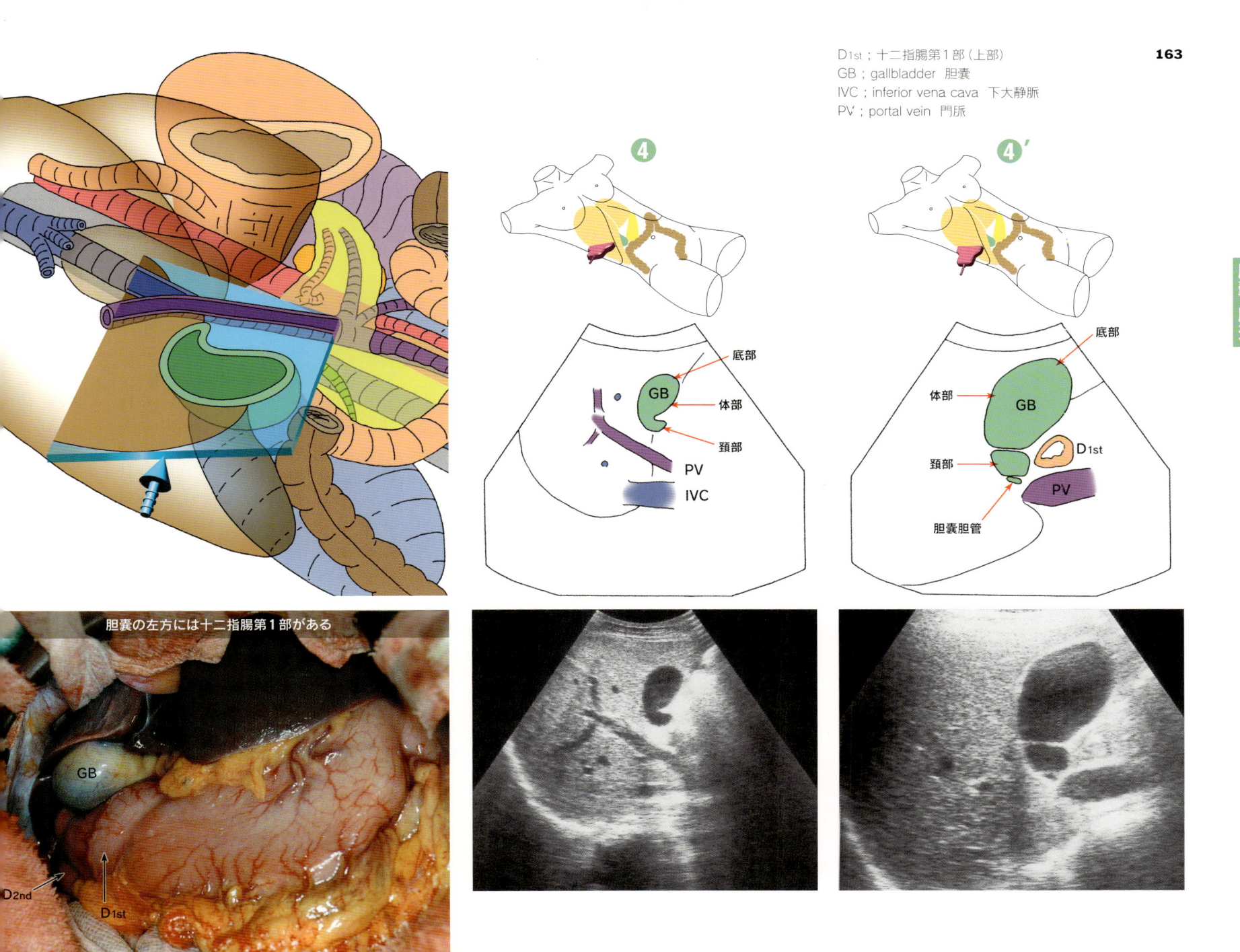

胆嚢・胆道

## II 臓器のオリエンテーション
# 脾臓

　脾は左上腹部後方から左側方に位置し，血流量・圧により大きさが変わる柔らかい臓器である．このため，脾下極が左腎に接する場合は変形している．通常は胸郭内にあるが，巨大なものは触知することもある．

　脾は左腎の上方および左側方に位置し，腎の形状に合わせて変形している．前方にある膵と胃底部を脾門部で受けるように位置し，ここで脈管の出入りが行われる．発生過程で並んでいた胃，脾，膵は，脾で折れるように左側後方に移動する（82ページの図を参照）．この際，胃と脾が接することになるが，癒着せずに網嚢となる．これによって胃は可動性を有し，胃内容物の量に応じて形態を変えることができる．一方，脾，膵，腎は後腹膜腔に固着する．

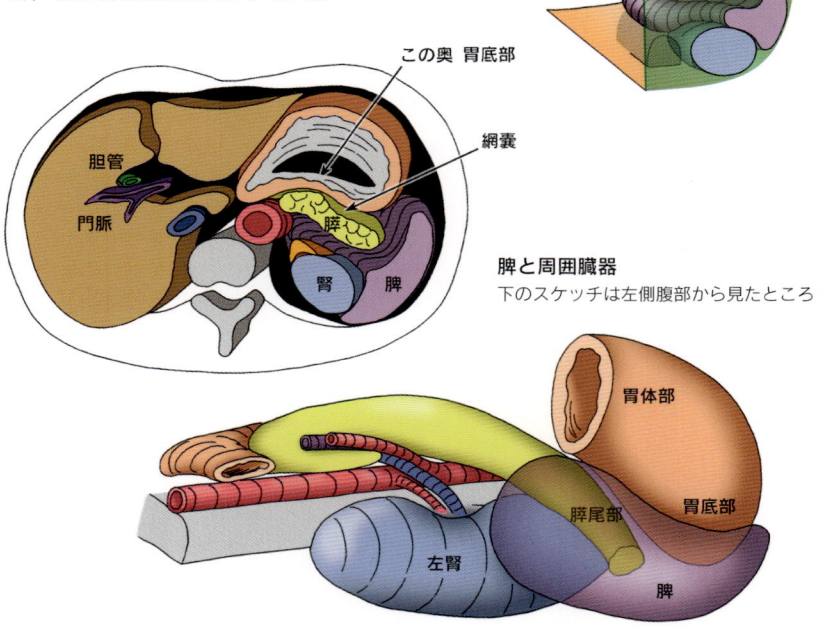

CTスライス面

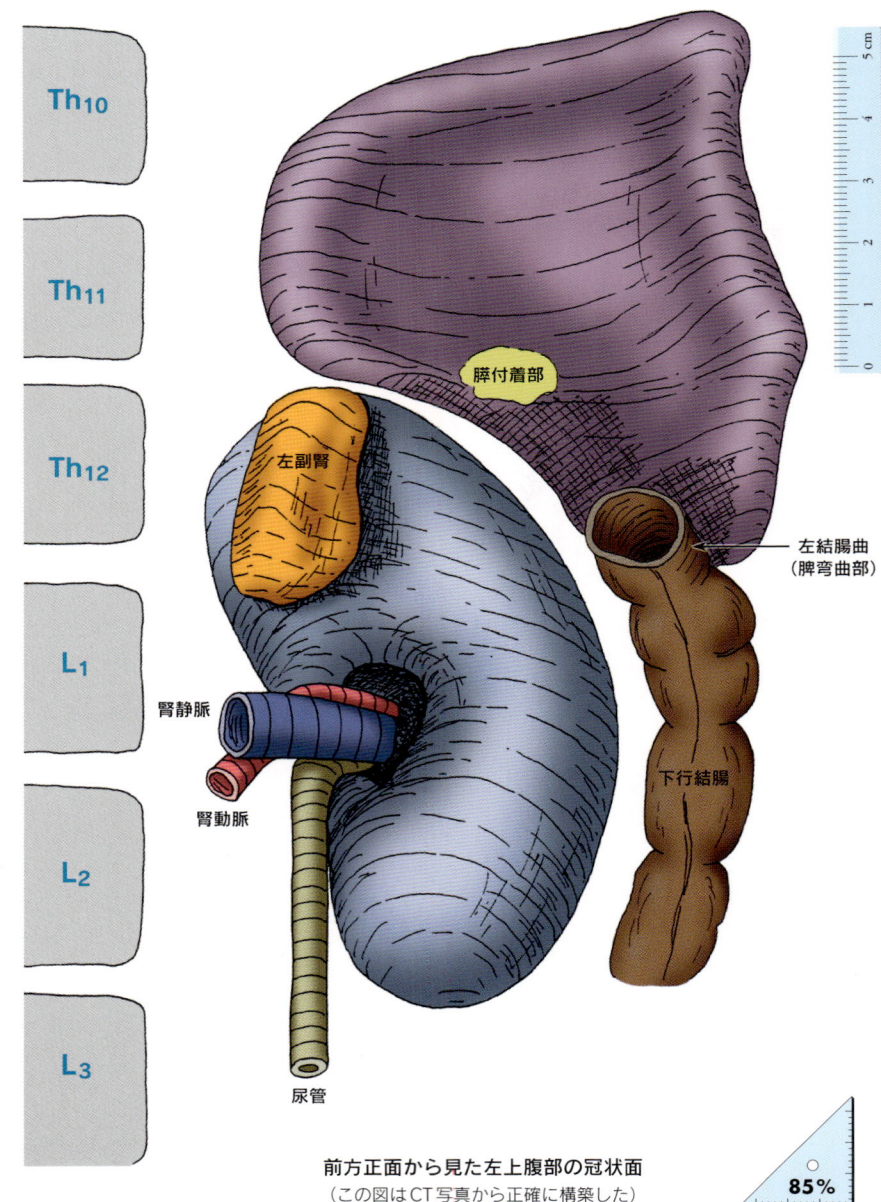

**脾と周囲臓器**
下のスケッチは左側腹部から見たところ

胆管
門脈
網嚢
この奥 胃底部
膵
腎
脾

胃体部
胃底部
膵尾部
左腎
脾

Th10
Th11
Th12
L1
L2
L3

脾付着部
左副腎
左結腸曲（脾弯曲部）
腎静脈
腎動脈
下行結腸
尿管

**前方正面から見た左上腹部の冠状面**
（この図はCT写真から正確に構築した）

85%

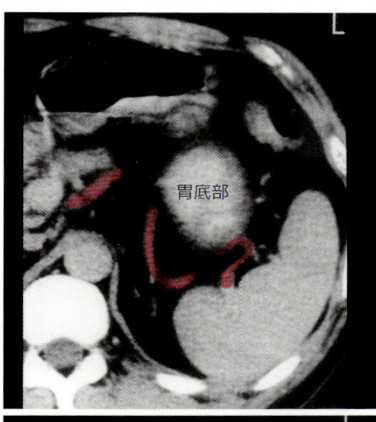

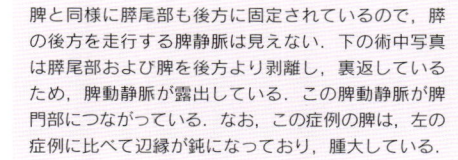

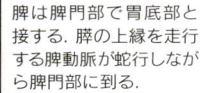

脾は脾門部で胃底部と接する．膵の上縁を走行する脾動脈が蛇行しながら脾門部に到る．

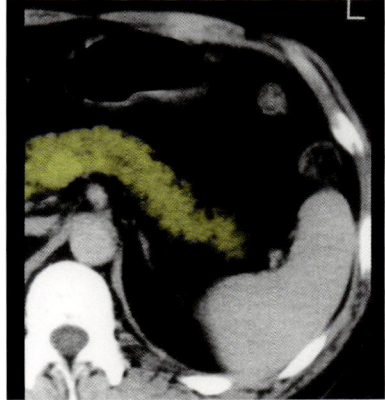

膵が脾門部に向かい，膵尾部で接している．

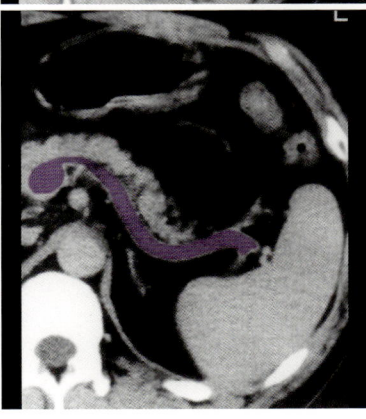

脾静脈が脾から始まる．脾の静脈血を運び，門脈と合流し，肝に到る．

脾の後方は固定されているので可動しない．下の術中写真は，脾の後方を剥離して前方に持ち上げている．通常，脾は手のひらに入る大きさである．

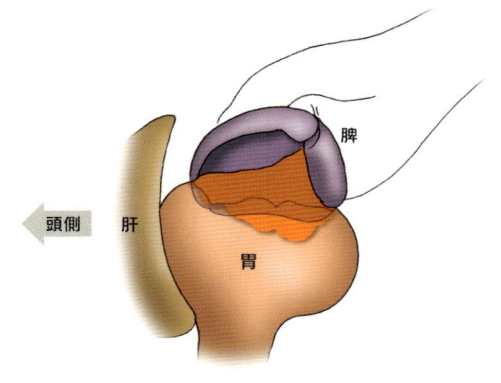

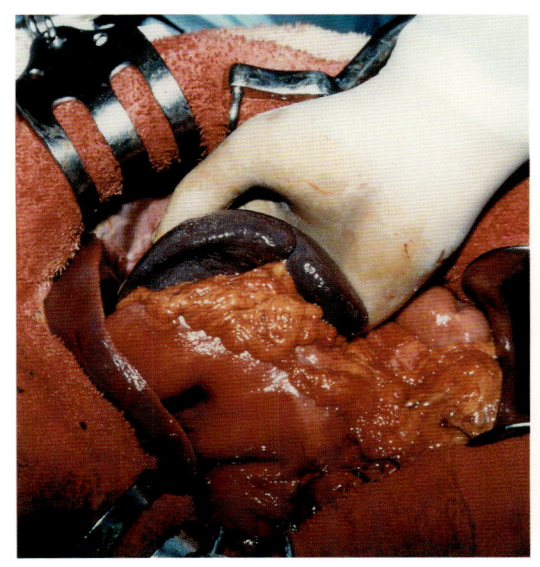

脾と同様に膵尾部も後方に固定されているので，脾の後方を走行する脾静脈は見えない．下の術中写真は膵尾部および脾を後方より剥離し，裏返しているため，脾動静脈が露出している．この脾動静脈が脾門部につながっている．なお，この症例の脾は，左の症例に比べて辺縁が鈍になっており，腫大している．

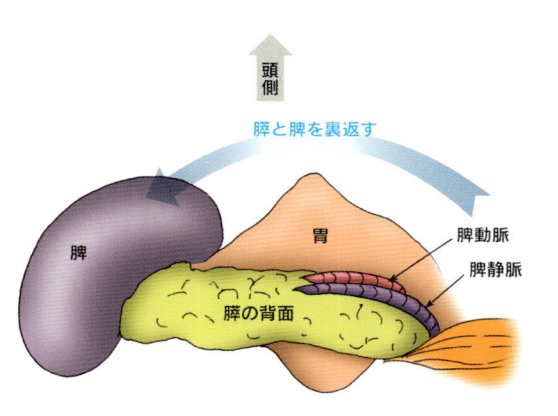

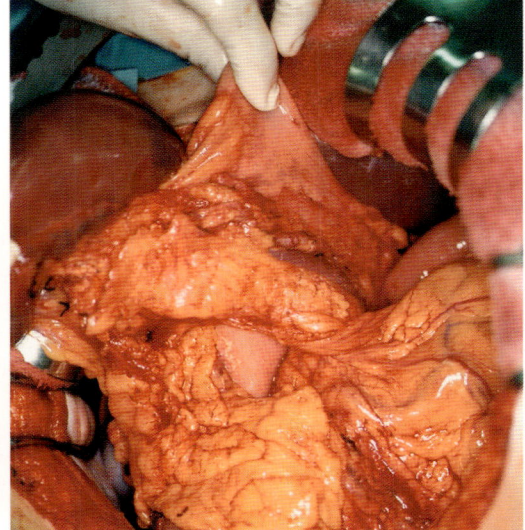

## 脾臓

## II 臓器のオリエンテーション
# 脾臓 ❶

| | |
|---|---|
| 動脈 artery | 脾臓 spleen |
| 静脈 vein | 腎臓 kidney |
| 門脈 portal vein | 副腎 adrenal gland |
| 肝臓 liver | 胃 stomach |
| 膵臓 pancreas | 食道 esophagus |
| 胆嚢 gallbladder | 小腸 small intestine |
| 胆管 bile duct | 大腸 colon |

**左肋間走査**

　左肋間走査によって脾を描出する．ここでは膵尾部が描出されているが，脂肪や結合組織のため膵の輪郭が明瞭でないことが多い．これより肋間を上げるか，プローブを振り上げると胃が現れるので，ガスのため脾の描出が不良となる．肋骨が後方で弯曲するために胸郭は脊柱の外後方に大きく広がっている．これを胸郭の肺溝といい，下方（尾側）に延び，脾の後方に位置する．この胸郭にある肺内ガスのため，脾の後方の画像が欠損することが多い．

Pt ; pancreas, tail 膵尾部
SA ; splenic artery 脾動脈
Sp ; spleen 脾臓

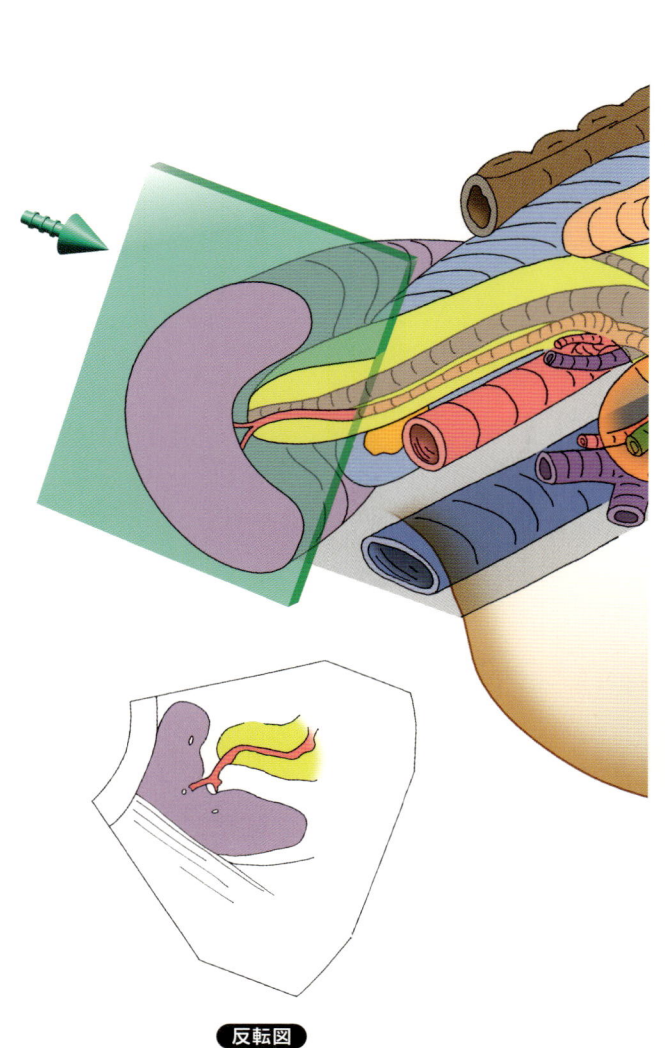

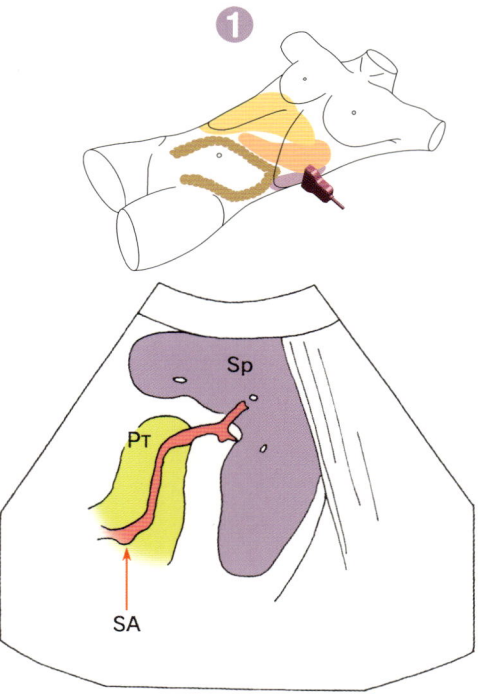

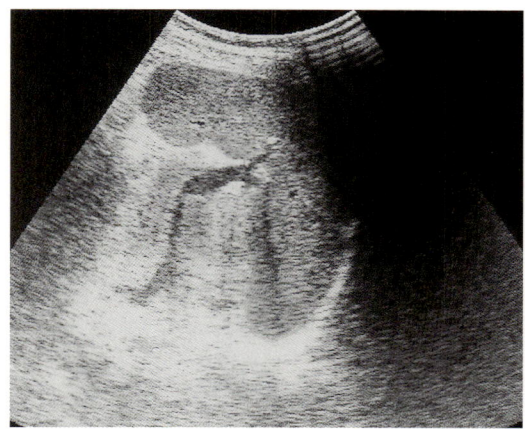

左肋間から走査した場合，画像の右側が被検者の後方に相当する．この部位にある肺内ガスによって，脾の壁側面の輪郭が消失する．一方，脾の臓側面（脾門部）は左上方を向いているので，画像の左下方に描出される．

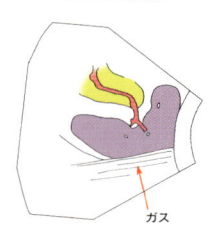

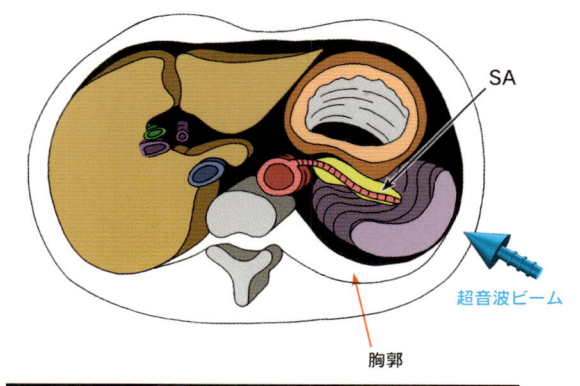

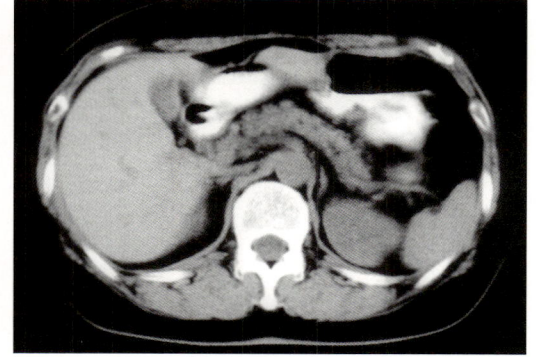

**92°回転**

ガス

SA

超音波ビーム

胸郭

Sp

Pt

SA

反転図

脾臓

## II 臓器のオリエンテーション

# 腎臓

　腎臓は後腹膜腔にあり，第12胸椎から第3腰椎の間の高さに位置し，脊椎の左右に腎門部を内側前方に向けて存在する一対の実質性臓器である．右腎は左腎より1～2cm低いのが普通であるが，同じ高さであることもある．形態は前後に扁平で，外側は凸，内側は中央部が陥凹し，腎門部を形成している．ここから腎動静脈，尿管が出入りしている．腹部大動脈および下大静脈と腎動静脈とが，脊椎をはさんで左右の腎をつなぐ．

　腎の左右上極には副腎が付着している．これらは腎脂肪膜に覆われ，この外側をGerota筋膜が包んでいる．この周囲にさらに腎傍脂肪層がある．これらによって腎は後腹膜腔内で一定の位置に保持されている．しかし，脂肪組織であるため，通常のCT写真では腎周囲は全く写らず，あたかも腎が後腹膜腔に浮いているように見える．ただし，炎症があると，炎症性線維組織などにより，不均一な像として描出される．

　腎実質は皮質と髄質に分けられる．髄質は腎錐体を形成し，腎杯に結合する．通常，8～10個前後で尿を生成し，腎乳頭から腎盂に流出する．皮質は髄質を取り巻いている部位である．腎錐体の間をBertin腎柱が内側に向かって突出するが，ここに腎動静脈が流入する．

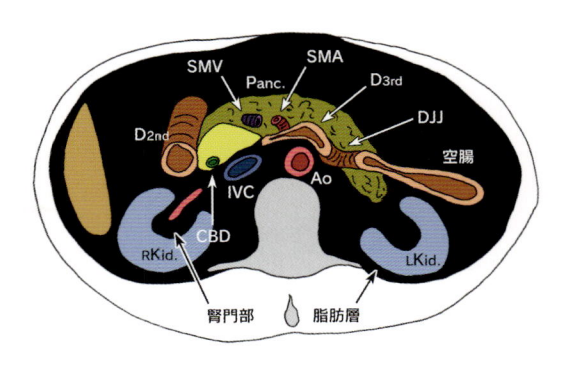

右の合成CTのスケッチ

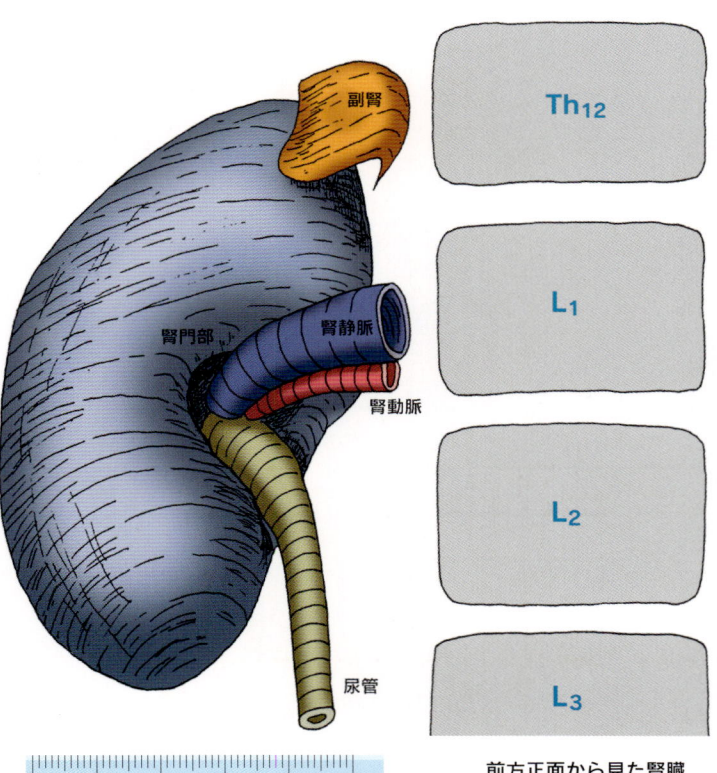

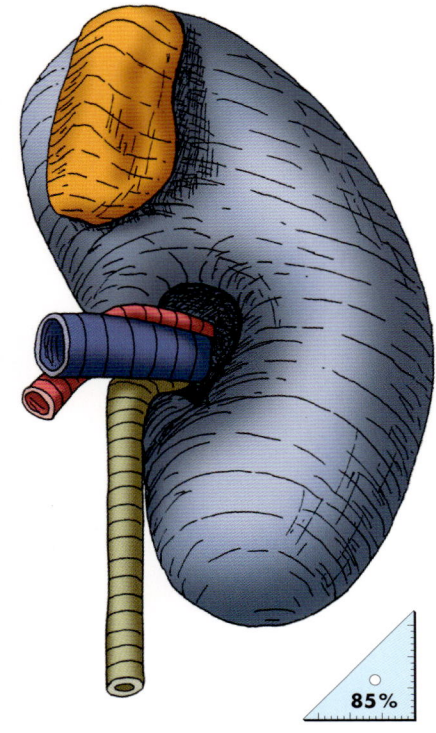

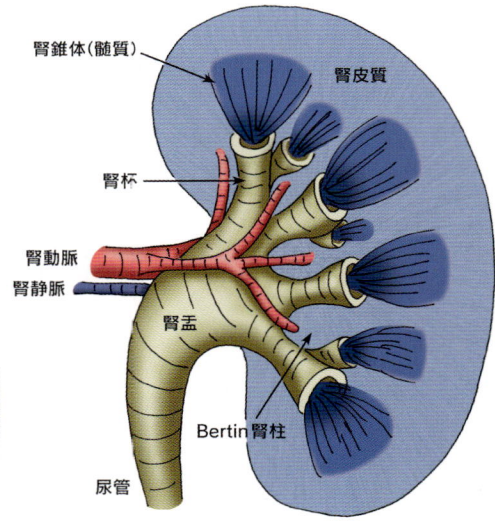

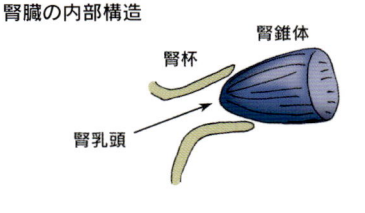

前方正面から見た腎臓

腎臓の内部構造

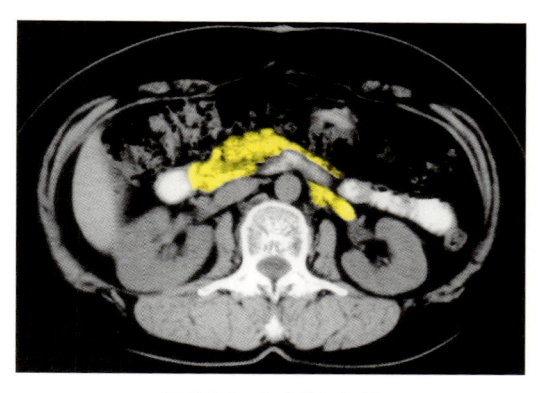

2スライスを合成したCT
膵（黄色）は1つ上のスライスから合成

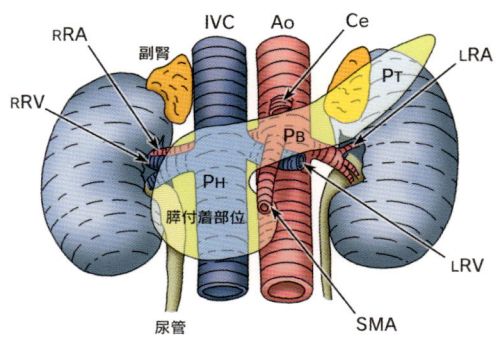

腎動静脈と膵臓の位置関係

LRA ; left renal artery　左腎動脈
LRV ; left renal vein　左腎静脈
RRA ; right renal artery　右腎動脈
RRV ; right renal vein　右腎静脈
$P_B$ ; pancreas, body　膵体部
$P_H$ ; pancreas, head　膵頭部
$P_T$ ; pancreas, tail　膵尾部
uP ; uncinate, pancreas　膵鈎状突起

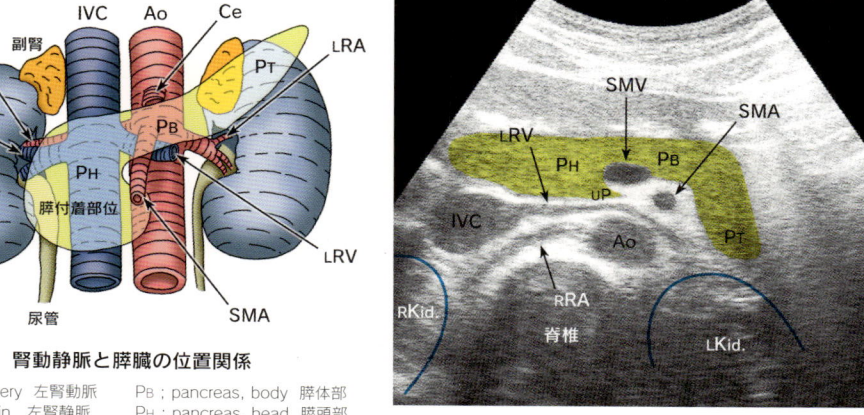

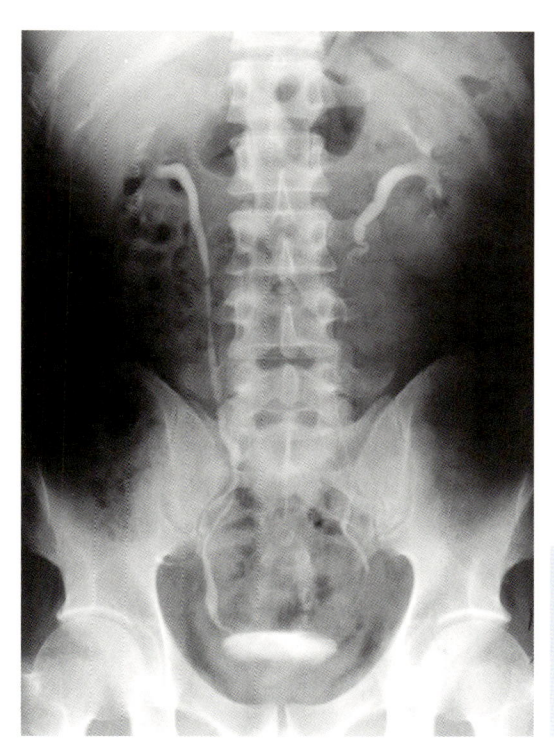

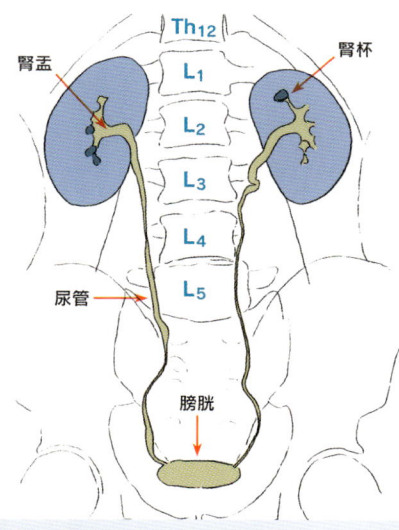

## 尿管造影（左）と術中写真（右）

腎盂から尿管への移行部が第1の生理的狭窄部位である．腎門部を出た尿管は大腰筋（腸腰筋）の前面を下行する．第5腰椎から第1仙骨の高さで総腸骨動脈から分岐する外腸骨動脈を乗り越えるが，ここが第2の生理的狭窄部位である．その後，骨盤内を下行し膀胱後面に開口する．

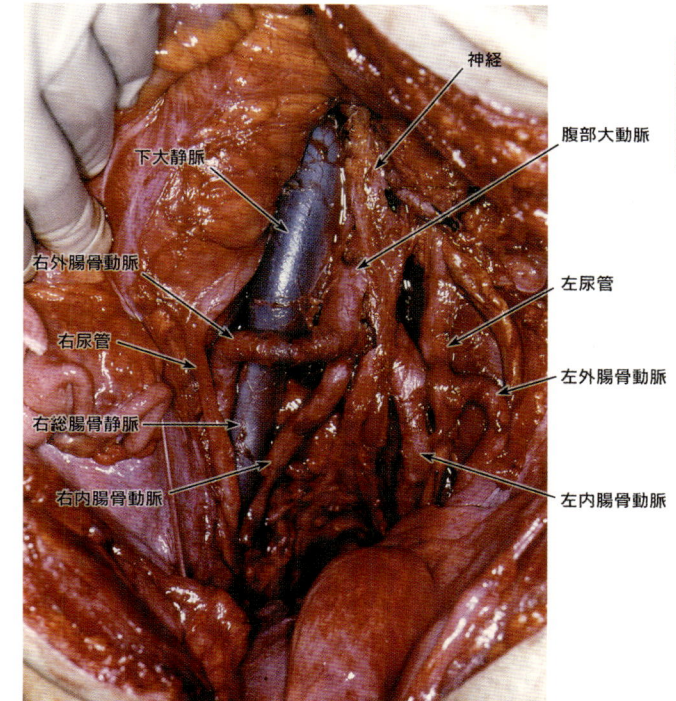

腎臓

170

**II 臓器のオリエンテーション**

# 腎臓 ❶

| | | | | |
|---|---|---|---|---|
| 動脈 artery | | | 脾臓 spleen | |
| 静脈 vein | | | 腎臓 kidney | |
| 門脈 portal vein | | | 尿管 ureter | |
| 肝臓 liver | | | 副腎 adrenal gland | |
| 膵臓 pancreas | | | 胃 stomach | |
| 胆嚢 gallbladder | | | 食道 esophagus | |
| 胆管 bile duct | | | 小腸 small intestine | |
| | | | 大腸 colon | |

**右側腹部縦走査**

　右側腹部にプローブを縦に置き，水平に超音波ビームを送っている．腎門部は内側上方に位置する．したがって，腎門部を検査するには，腎の前方を水平にスライスするか（右図A），下方よりプローブを振り上げる（B）必要がある．

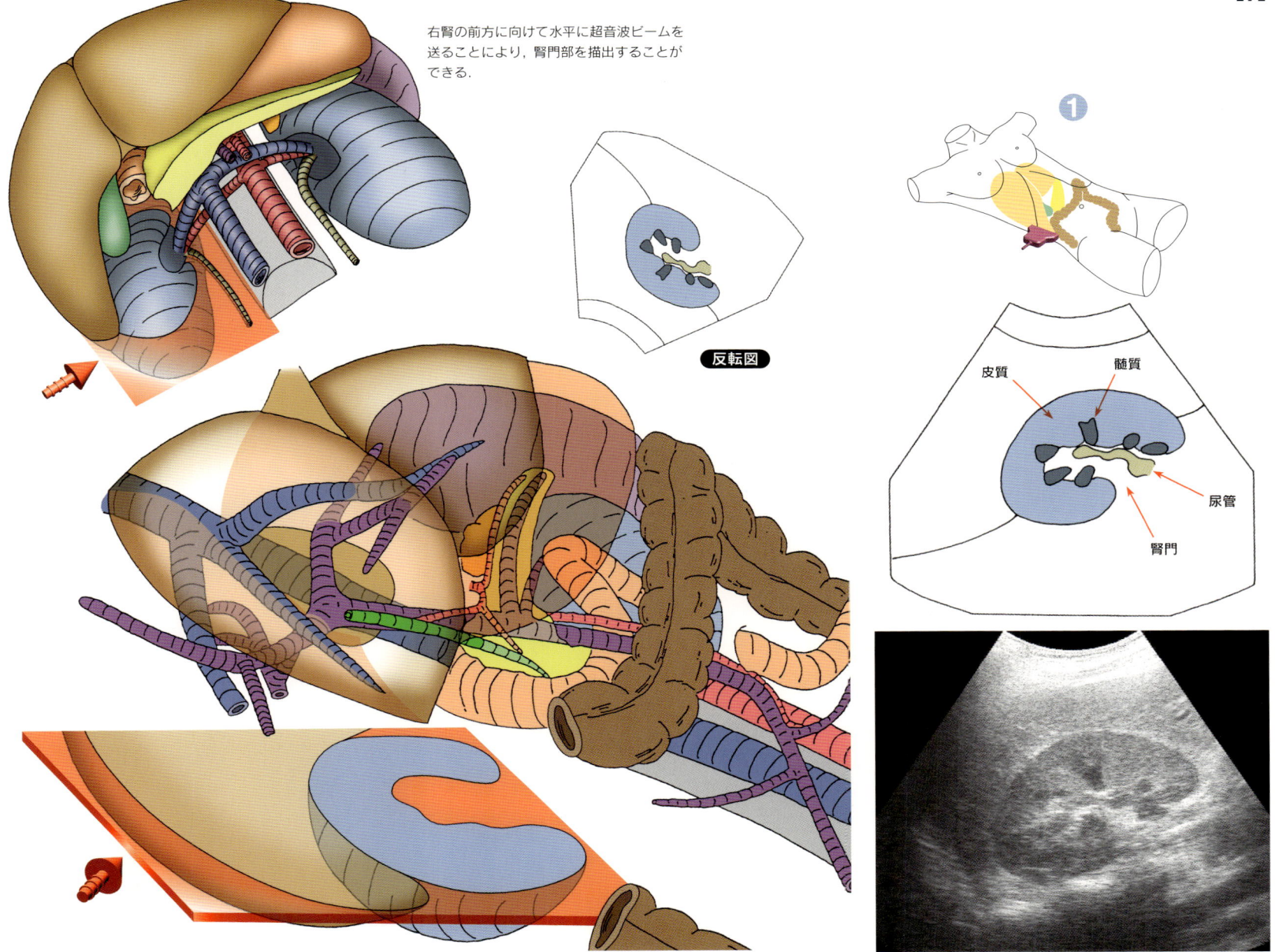

右腎の前方に向けて水平に超音波ビームを送ることにより，腎門部を描出することができる．

**反転図**

❶

皮質　髄質

尿管

腎門

腎臓

## II 臓器のオリエンテーション

# 胃・食道

　胃は食道と十二指腸の間にある器官で，左横隔膜下腔から脊椎前方にかけて位置し，内容物や空気の有無によりその形状は著しく変化する．胃内が空虚のときの内容量は50mℓかそれ以下であるが（X線写真❶），食物が入ってくると胃壁内の筋層は弛緩し，胃は拡張していく（❷→❸）．最大胃内容量は1500mℓ以上となる（次ページの造影写真）．

　通常，胃X線検査では発泡剤を投与したのち造影剤を飲ませるため，腹部超音波検査時（禁飲水時）にみられる胃の形状とは全く異なる．超音波像では胃体部，前庭部は脊椎の前方を左右に横たわる．横径で3cm前後である．胃底部は胃体上部から急に後方（背側）に折れるように屈曲している．この曲がっている角度は胃内容物が少ないほど鋭角で，胃内容量が増加するにつれて角度が鈍になっていく．CT写真からもわかるように，胃底部は膵を乗り越えて，左横隔膜下腔に広がっている．左横隔膜下腔の広い範囲を占めるが，内容物が少ない場合は非常に細い．

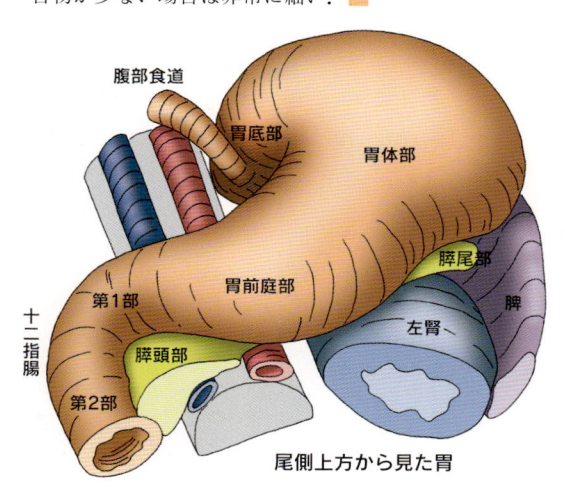

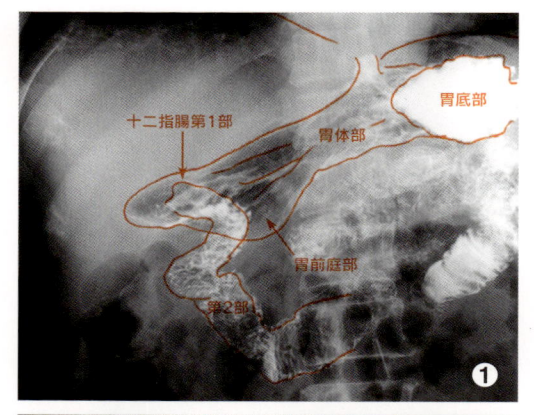

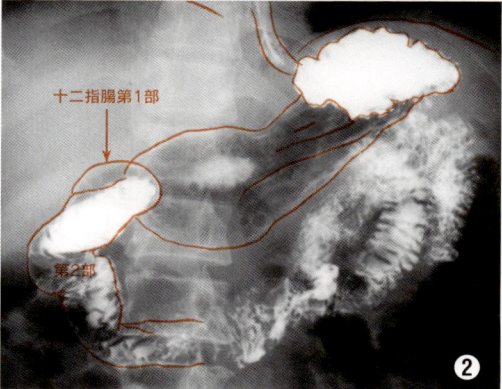

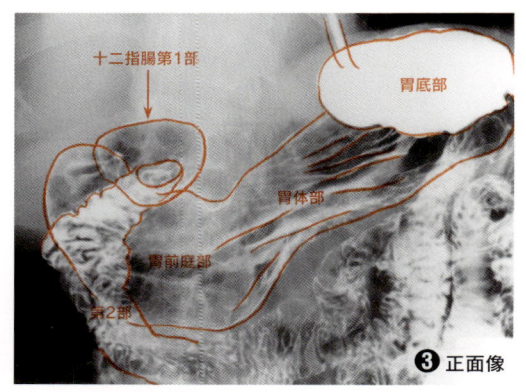

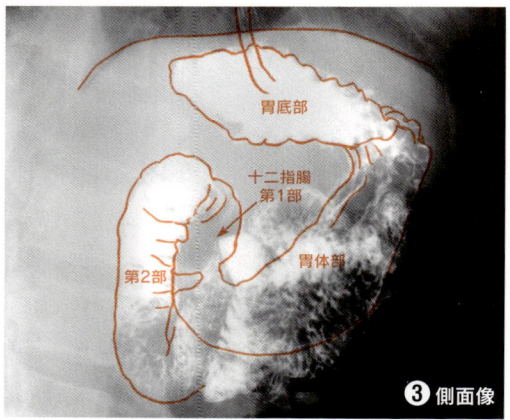

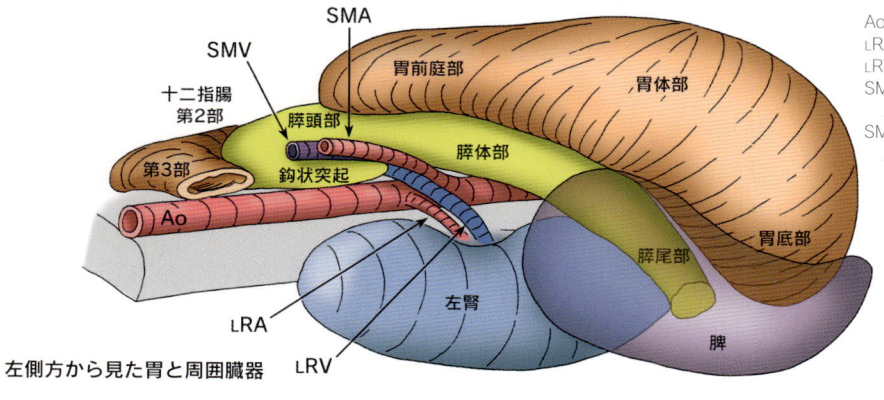

❶

❸ 正面像

❷

❸ 側面像

尾側上方から見た胃

左側方から見た胃と周囲臓器

Ao ; aorta　大動脈
LRA ; left renal artery　左腎動脈
LRV ; left renal vein　左腎静脈
SMA ; superior mesenteric artery
　　　上腸間膜動脈
SMV ; superior mesenteric vein
　　　上腸間膜静脈

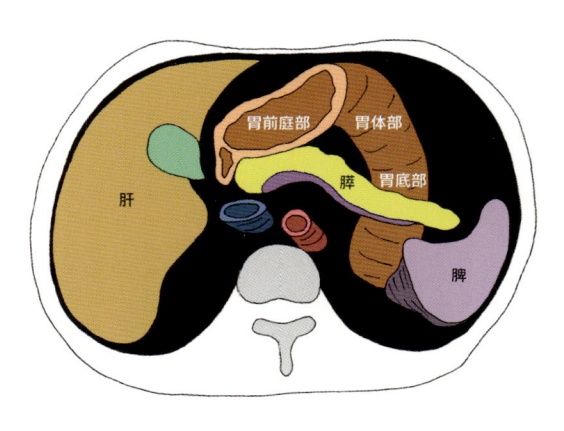

右の合成CTのスケッチ

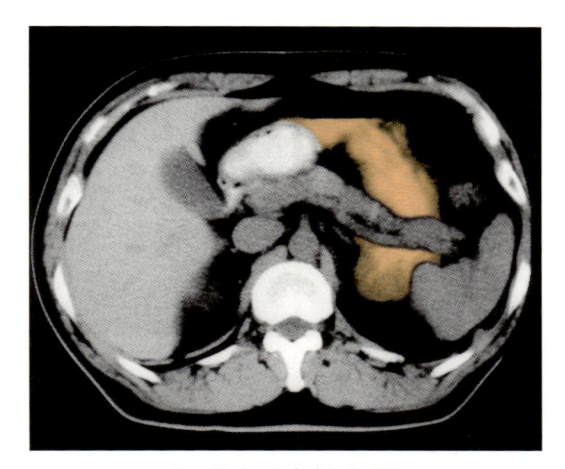

2スライスを合成したCT
胃（茶色）は1つ上のスライスから合成．胃底部が脾を乗り越えて後方に落ち込んでいるのがわかる．

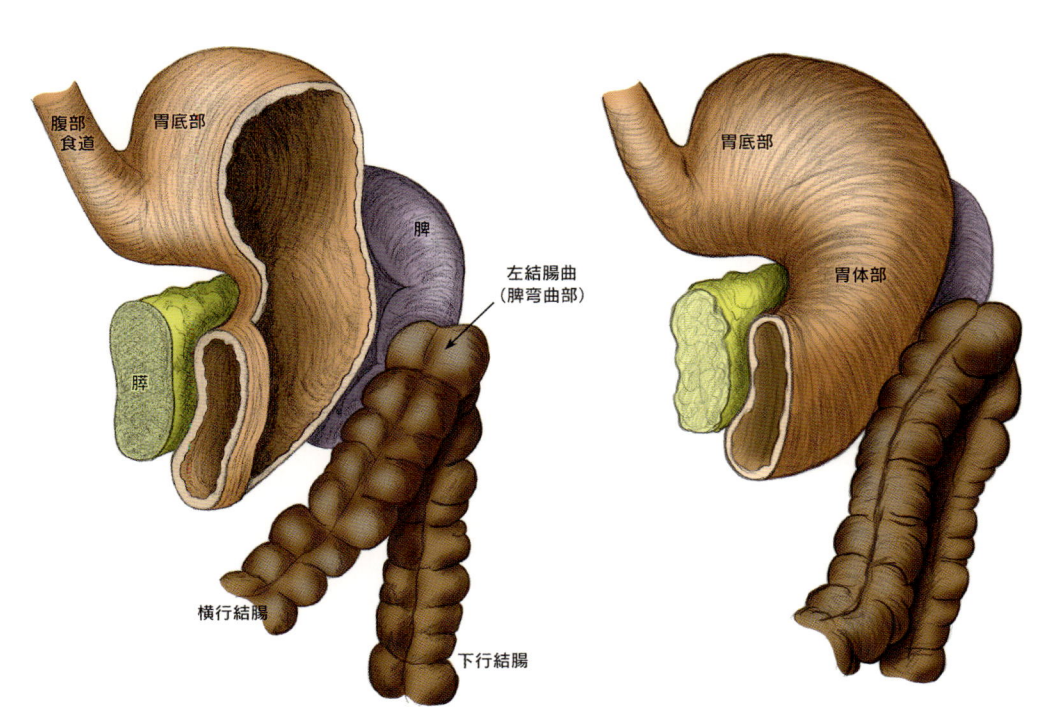

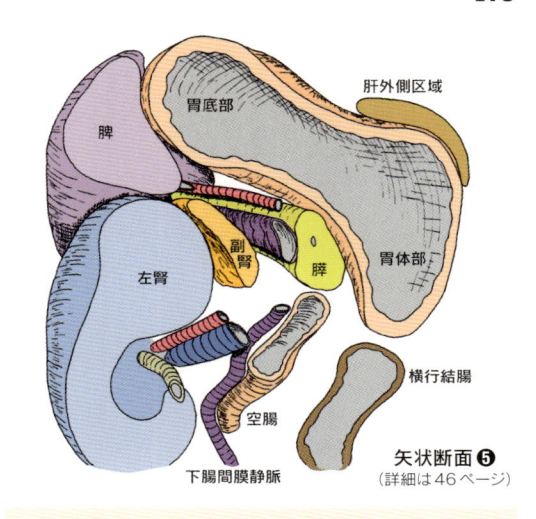

矢状断面 ❺
（詳細は46ページ）

胃底部は，X線写真正面像では食道胃接合部より上方（頭側）の範囲をいうが，矢状面でみるように実際にはかなり後方（背側）まで広がる大きい部位である．

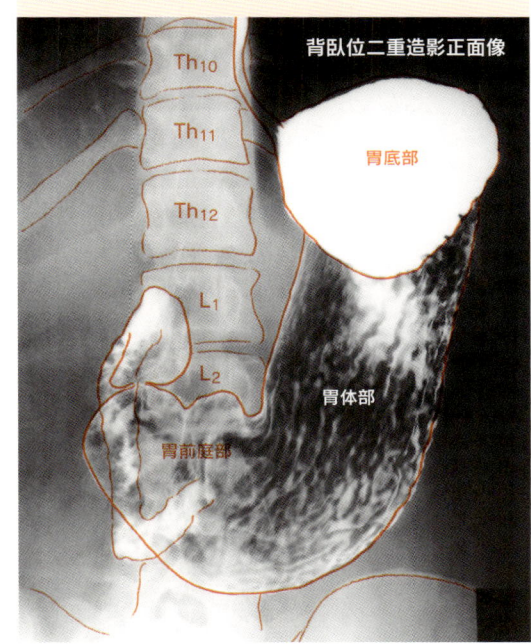

背臥位二重造影正面像

胃・食道

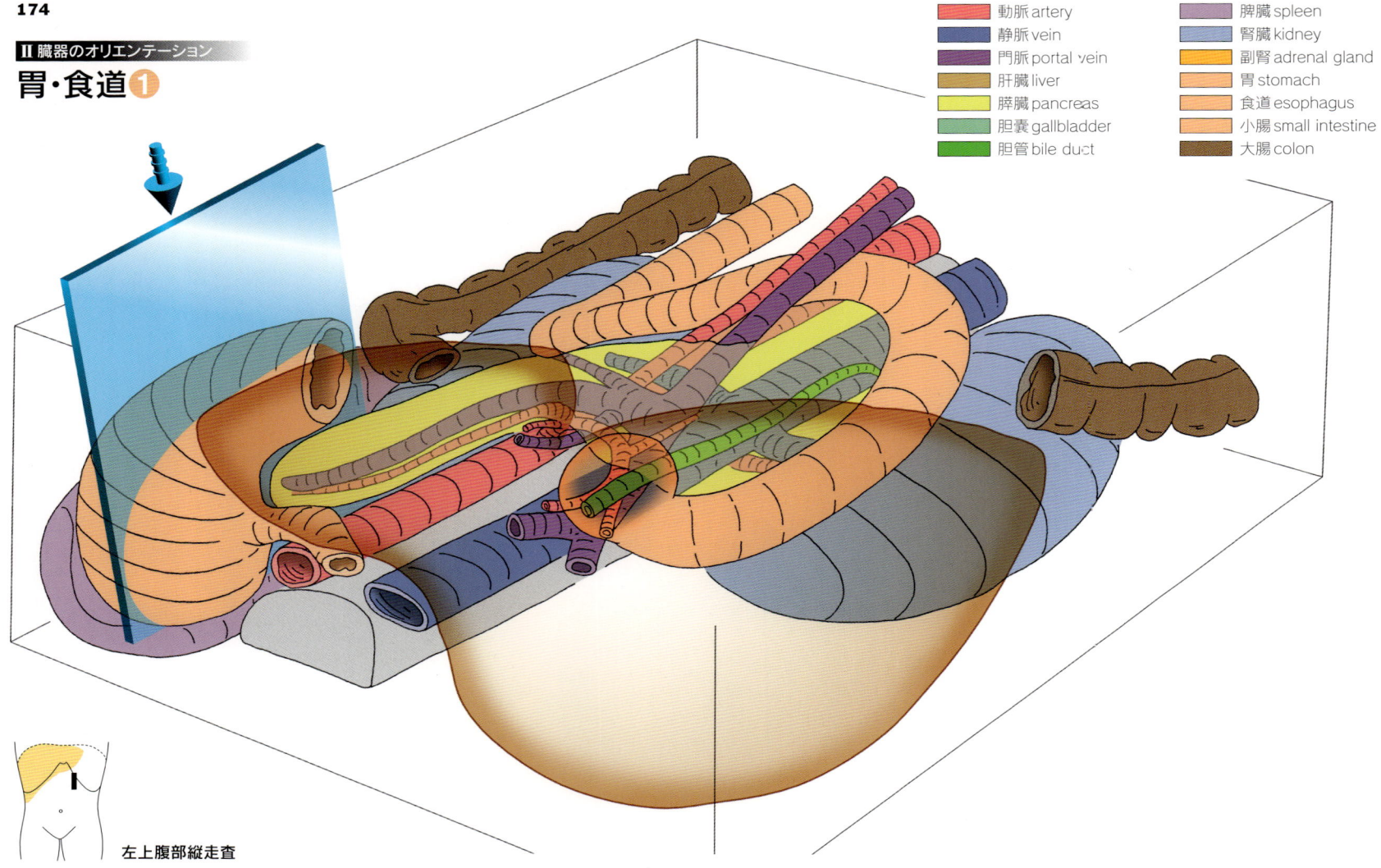

## II 臓器のオリエンテーション
# 胃・食道 ❶

| | |
|---|---|
| 動脈 artery | 脾臓 spleen |
| 静脈 vein | 腎臓 kidney |
| 門脈 portal vein | 副腎 adrenal gland |
| 肝臓 liver | 胃 stomach |
| 膵臓 pancreas | 食道 esophagus |
| 胆嚢 gallbladder | 小腸 small intestine |
| 胆管 bile duct | 大腸 colon |

**左上腹部縦走査**

　左上腹部にプローブを縦に置き，胃底部を描出する走査である．通常はガスのため描出できないので，脱気水を飲ませる必要がある．胃底部は，胃が膵を乗り越えて胃体部から後方に屈曲するために形成される．したがって，胃底部の下方，胃体部の後方に膵が存在する．胃底部の後方には脾がある．

　正常の胃壁は5層として描出される．胃壁の内側から粘膜層 (hyperechoic area)，粘膜筋板 (hypoechoic area)，粘膜下層 (hyperechoic area)，固有筋層 (hypoechoic area)，漿膜および漿膜下層 (hyperechoic area) に分けられるが，通常はっきりと描出されるのは固有筋層と粘膜層・粘膜下層である．

Ao ; aorta 大動脈
CBD ; common bile duct 総胆管
D1st ; 十二指腸第1部（上部）
D2nd ; 十二指腸第2部（下行部）
IVC ; inferior vena cava 下大静脈
Panc. ; pancreas 膵臓
SV ; splenic vein 脾静脈

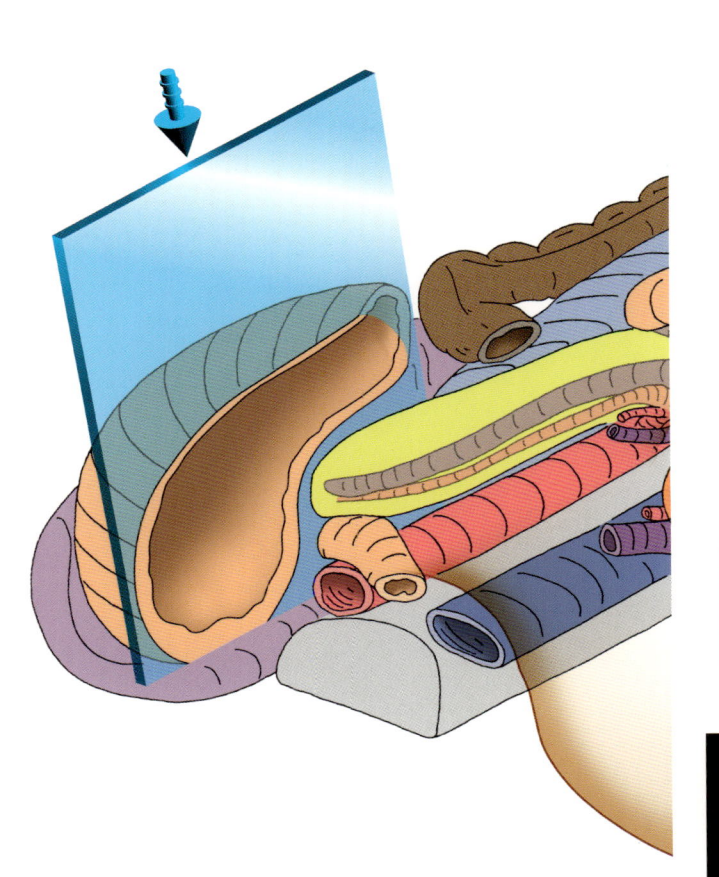

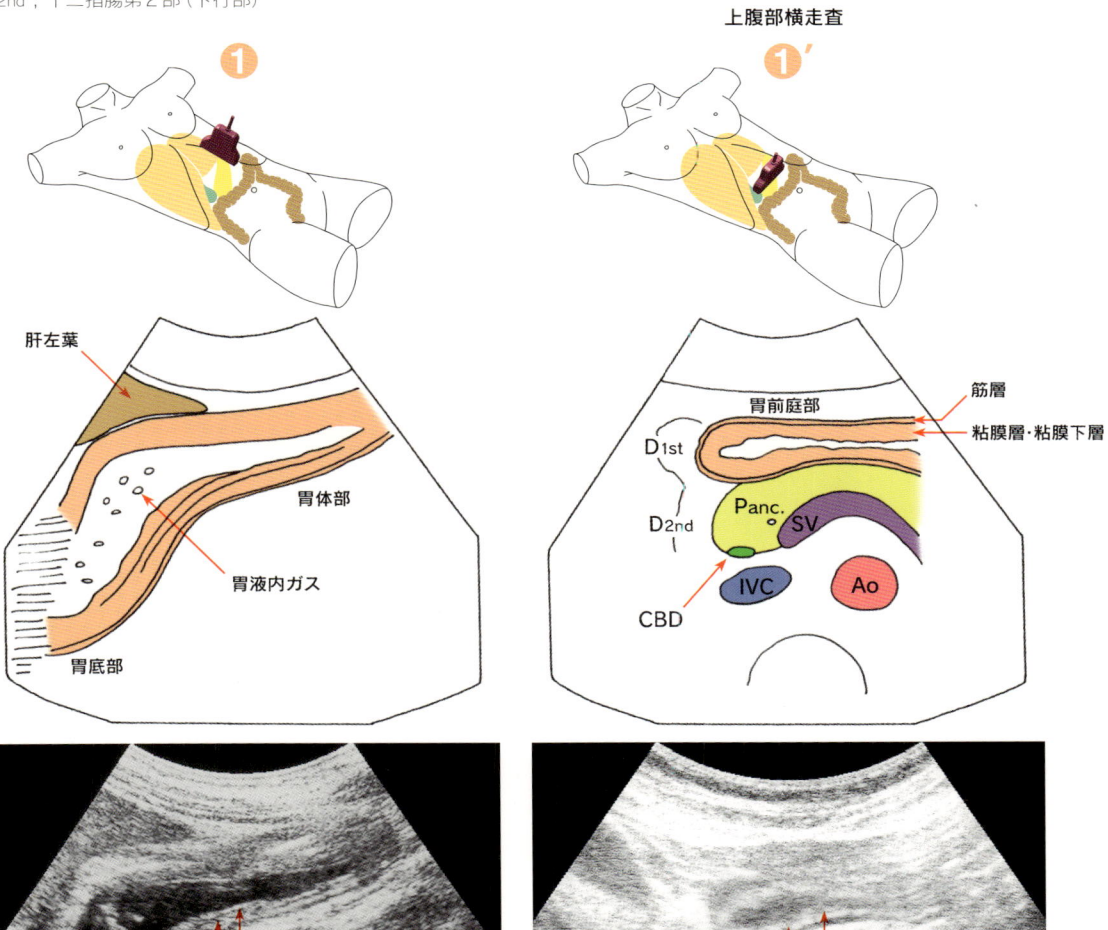

175

上腹部横走査

❶　　　　　❶′

肝左葉
胃前庭部
筋層
粘膜層・粘膜下層
D1st
D2nd
Panc.
SV
CBD
IVC
Ao
胃体部
胃液内ガス
胃底部

粘膜層
粘膜筋板
粘膜下層
固有筋層

粘膜層
粘膜下層
固有筋層

胃・食道

176

## II 臓器のオリエンテーション
# 胃・食道 ❷

| | |
|---|---|
| 動脈 artery | 脾臓 spleen |
| 静脈 vein | 腎臓 kidney |
| 門脈 portal vein | 副腎 adrenal gland |
| 肝臓 liver | 胃 stomach |
| 膵臓 pancreas | 食道 esophagus |
| 胆嚢 gallbladder | 小腸 small intestine |
| 胆管 bile duct | 大腸 colon |

**左上腹部縦走査**

　左上腹部にプローブを縦に置き，被検者右側に軽く振る．前ページのエコー❶よりやや正中寄りの走査である．肝外側区域の後方に腹部食道が描出される．

Ao；aorta 大動脈
IVC；inferior vena cava 下大静脈

上腹部横走査

肝外側区域 / Panc. / 心臓 / 脊椎 / 腹部食道

腹部食道 / 胃噴門部 / IVC / Ao

胃・食道

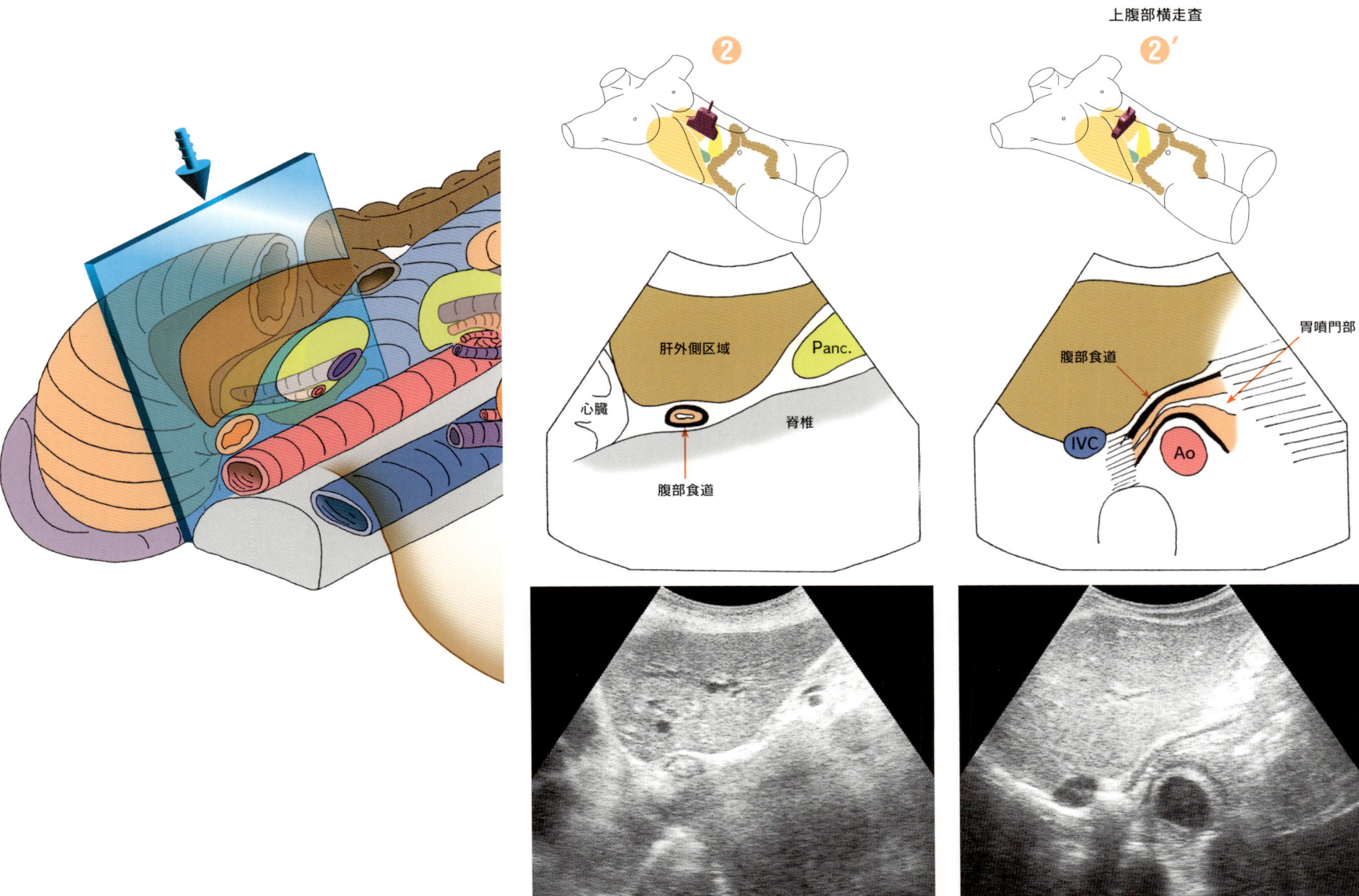

## Ⅱ 臓器のオリエンテーション
# 十二指腸

　十二指腸は胃に続き，空腸に移行するまでの約30 cmをいう．結腸間膜の上方にあり，十二指腸球部（第1部の上半分）を除き後腹膜腔にあり，固定されている．十二指腸は上部（第1部），下行部（第2部），水平部（第3部），上行部（第4部）に分けられ，第1部と第2部の屈曲部を上十二指腸角，第2部と第3部の屈曲部を下十二指腸角という．また，十二指腸から空腸に移行する部分を十二指腸空腸角といい，ここで結腸間膜から下方に出て，後腹膜腔から遊離する．

　十二指腸球部は幽門輪に始まる．球部は長さ1〜3 cmで，腸間膜を有するため十二指腸で唯一移動することができ，また十二指腸造影で膨隆する領域である．球部の右側には胆嚢が接し，後方には総胆管が走行する．また，胃十二指腸動脈も後方を走行する．上部は後方に走行を変えるため上十二指腸角（superior duodenal angulus；SDA）を形成する（63ページの内視鏡写真参照）．ここから下行部となり，右腎または下大静脈の前方を下行する．水平部は脊椎前方を横断する．前方に上腸間膜動静脈があるが，術中前方からは結腸間膜に覆われて見えない．次に上行部となるが，十二指腸空腸角を出るまでは同様に視野に現れない．

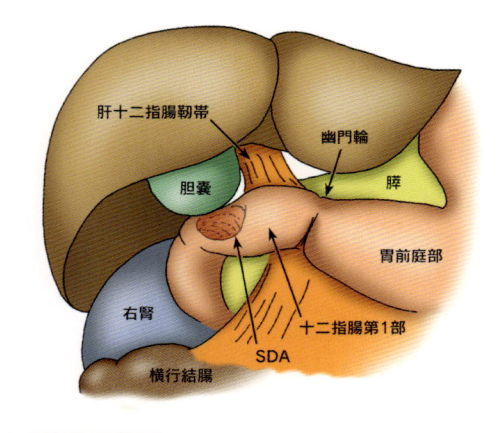

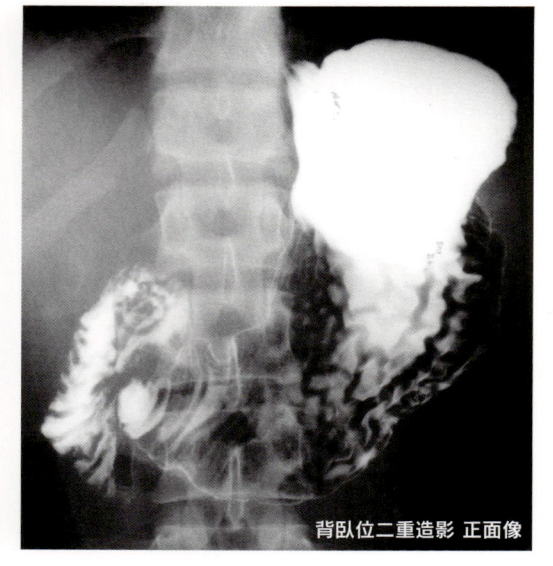

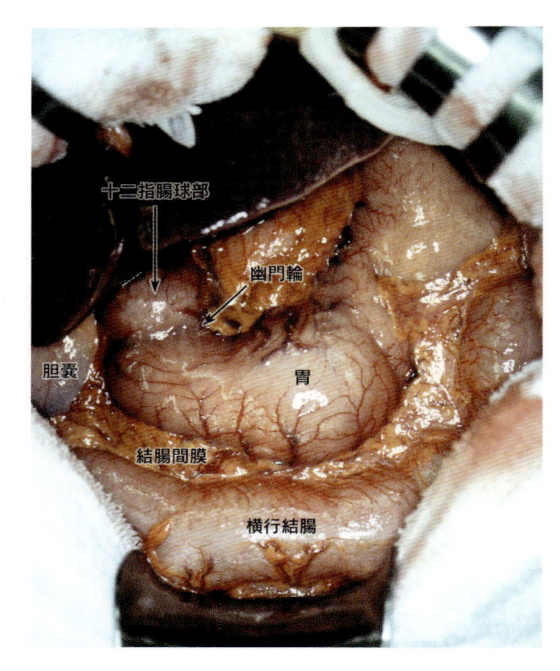

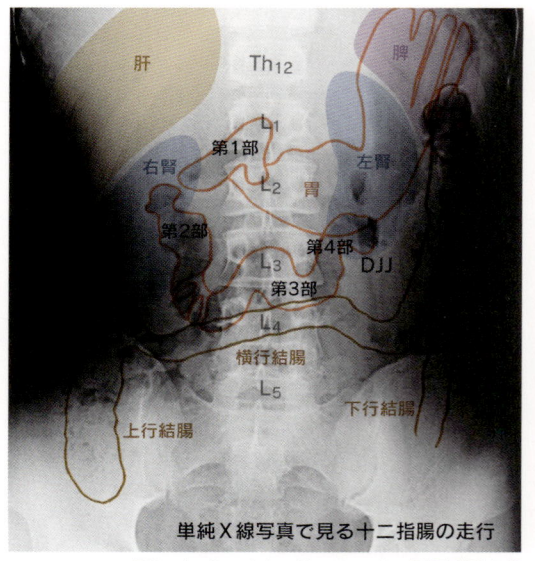

単純X線写真で見る十二指腸の走行

DJJ；duodeno-jejunal junction　十二指腸空腸移行部

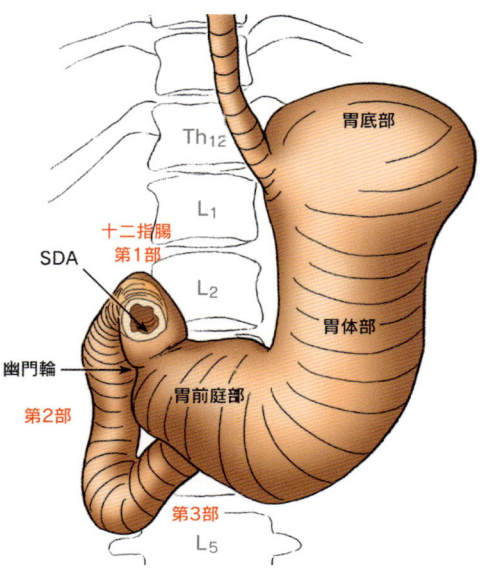

背臥位二重造影　正面像

十二指腸上部（第1部）は短く（5cm以内），第1腰椎前外側にある．このうち初めの半分を球部といい，移動・変形が可能な領域である．下行部（第2部）は長さ7〜10cmで，第1〜第4腰椎の右側を下行する．水平部（第3部）は長さ6〜8cmで，第3腰椎前面を横断する．CT写真のごとく，十二指腸は上腸間膜動静脈と大動脈・下大静脈とに挟まれ，細くなる．上行部（第4部）は短く（5cm），第3腰椎左側に始まり，第1〜第2腰椎の左側に達する．十二指腸空腸角は，横隔膜からTreitz靭帯によってつり下げられている．このため，Treitz靭帯の長さにより十二指腸空腸角の位置が異なる（下図）．

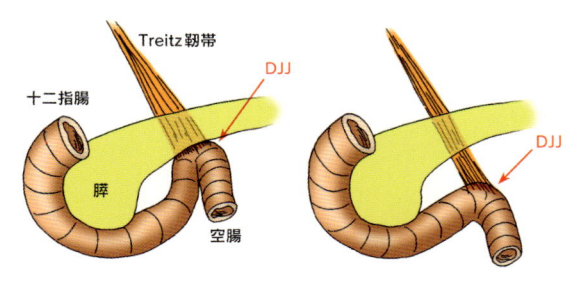

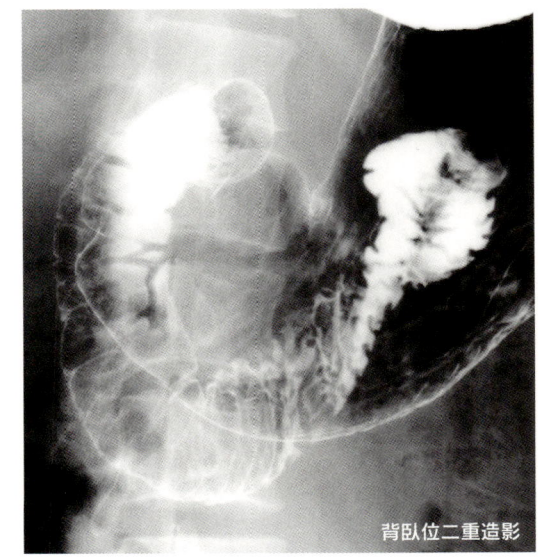

## 十二指腸空腸移行部の術中写真

結腸間膜下方で十二指腸空腸移行部（DJJ）が見えている．十二指腸空腸移行部を上方へ牽引すると，後方を走行する下腸間膜静脈（IMV）が露出する．さらにその後方に左腎静脈（LRV）が透見される．
（この部位の超音波像は183ページ参照）

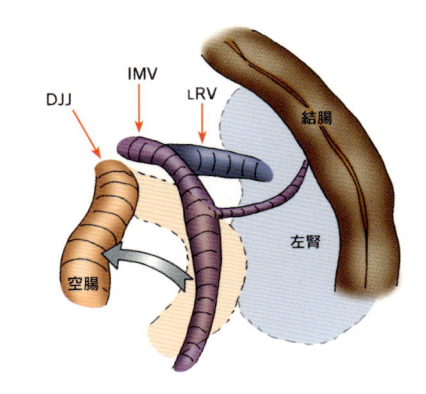

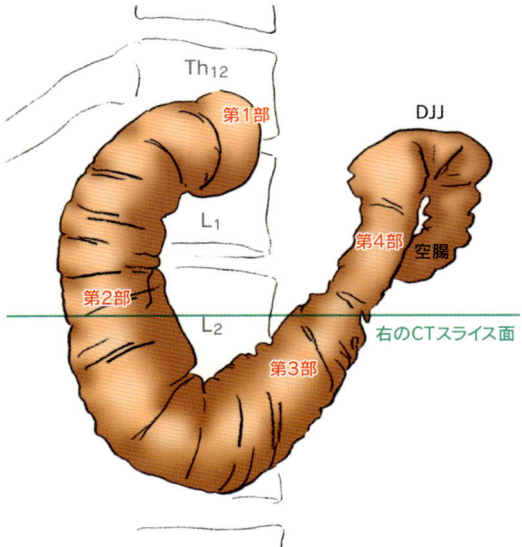

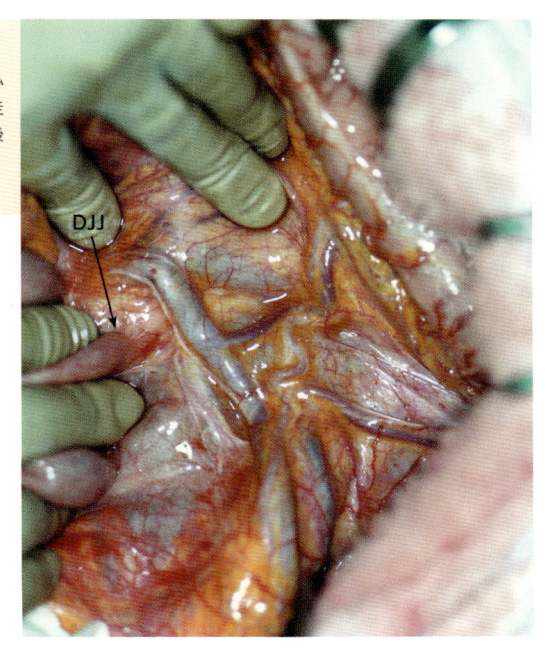

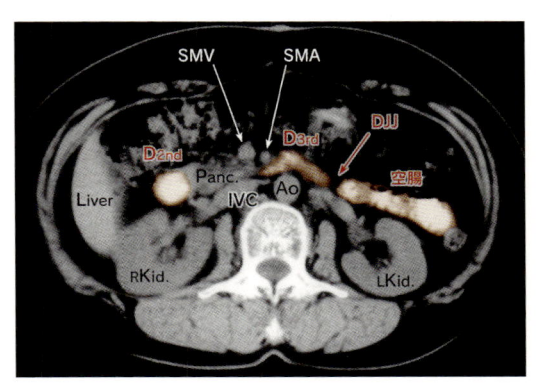

## 左図の青線の高さで切ったCT

十二指腸第2部・第3部と空腸の断面が見える．十二指腸空腸移行部の上方には膵尾部が乗っている（168ページCTスケッチ）．

Ao；aorta　大動脈
DJJ；duodeno-jejunal junction　十二指腸空腸移行部
IVC；inferior vena cava　下大静脈
SMA；superior mesenteric artery　上腸間膜動脈
SMV；superior mesenteric vein　上腸間膜静脈

180

## II 臓器のオリエンテーション
# 十二指腸 ①

| 色 | 日本語 | English |
|---|---|---|
| | 動脈 | artery |
| | 静脈 | vein |
| | 門脈 | portal vein |
| | 肝臓 | liver |
| | 膵臓 | pancreas |
| | 胆嚢 | gallbladder |
| | 胆管 | bile duct |
| | 脾臓 | spleen |
| | 腎臓 | kidney |
| | 副腎 | adrenal gland |
| | 胃 | stomach |
| | 食道 | esophagus |
| | 小腸 | small intestine |
| | 大腸 | colon |

**右上腹部縦走査**

　右上腹部にプローブを縦に置き，十二指腸第2部（下行部）を描出している．十二指腸第2部は右腎または下大静脈の前方にある．十二指腸内が液体で満たされていないと，後方にある器官，脈管は描出できない．通常の走査では描出されない十二指腸第2部であるが，この位置を認識していないと腹部臓器のオリエンテーションを十分に理解することができない．これを理解していると，十二指腸内のガス像のみでもオリエンテーションがわかるものである．

D2nd ; 十二指腸第2部（下行部）　　RKid. ; right kidney　右腎
GB ; gallbladder　胆嚢　　　　　　RRA ; right renal artery　右腎動脈
IVC ; inferior vena cava　下大静脈

**181**

十二指腸

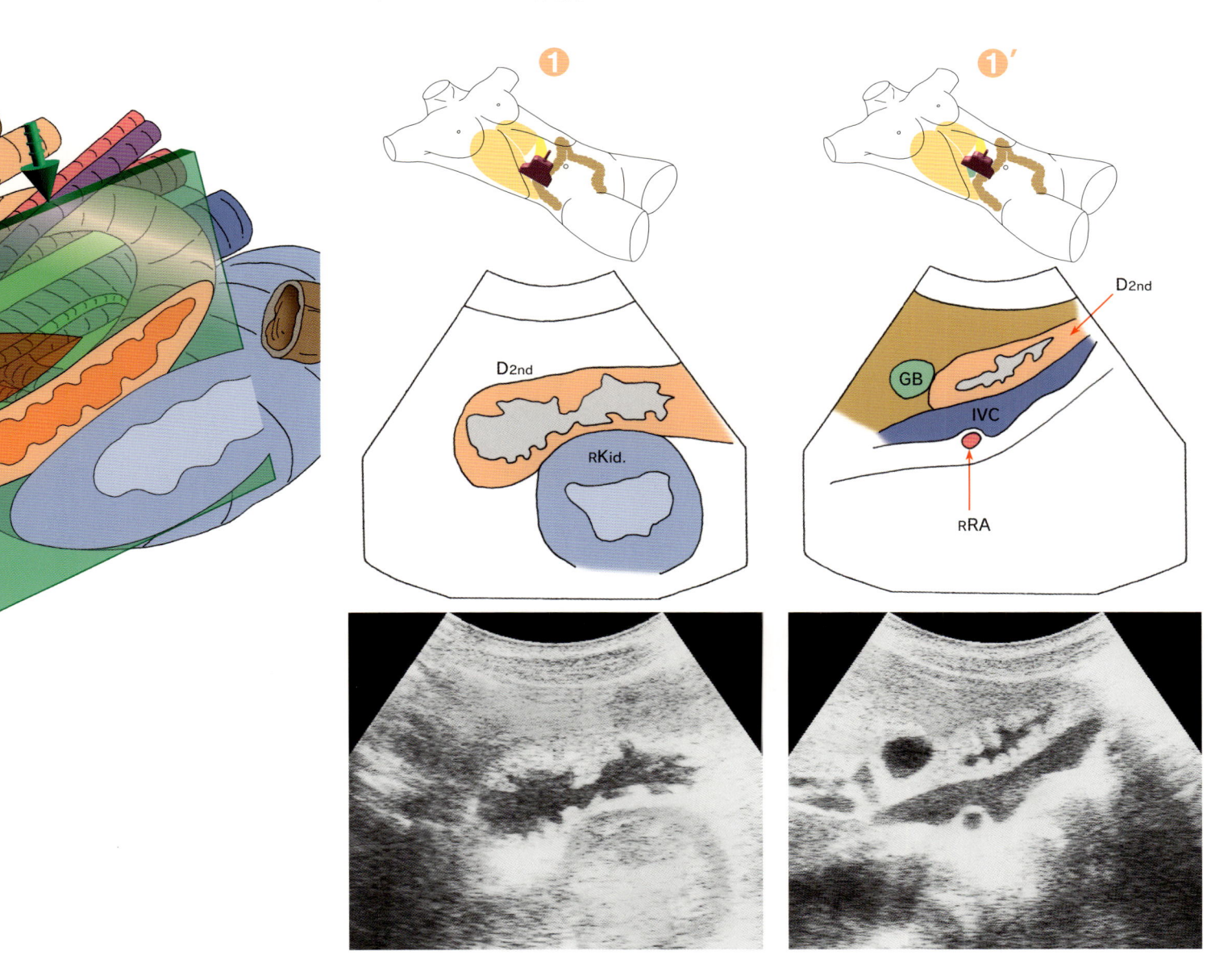

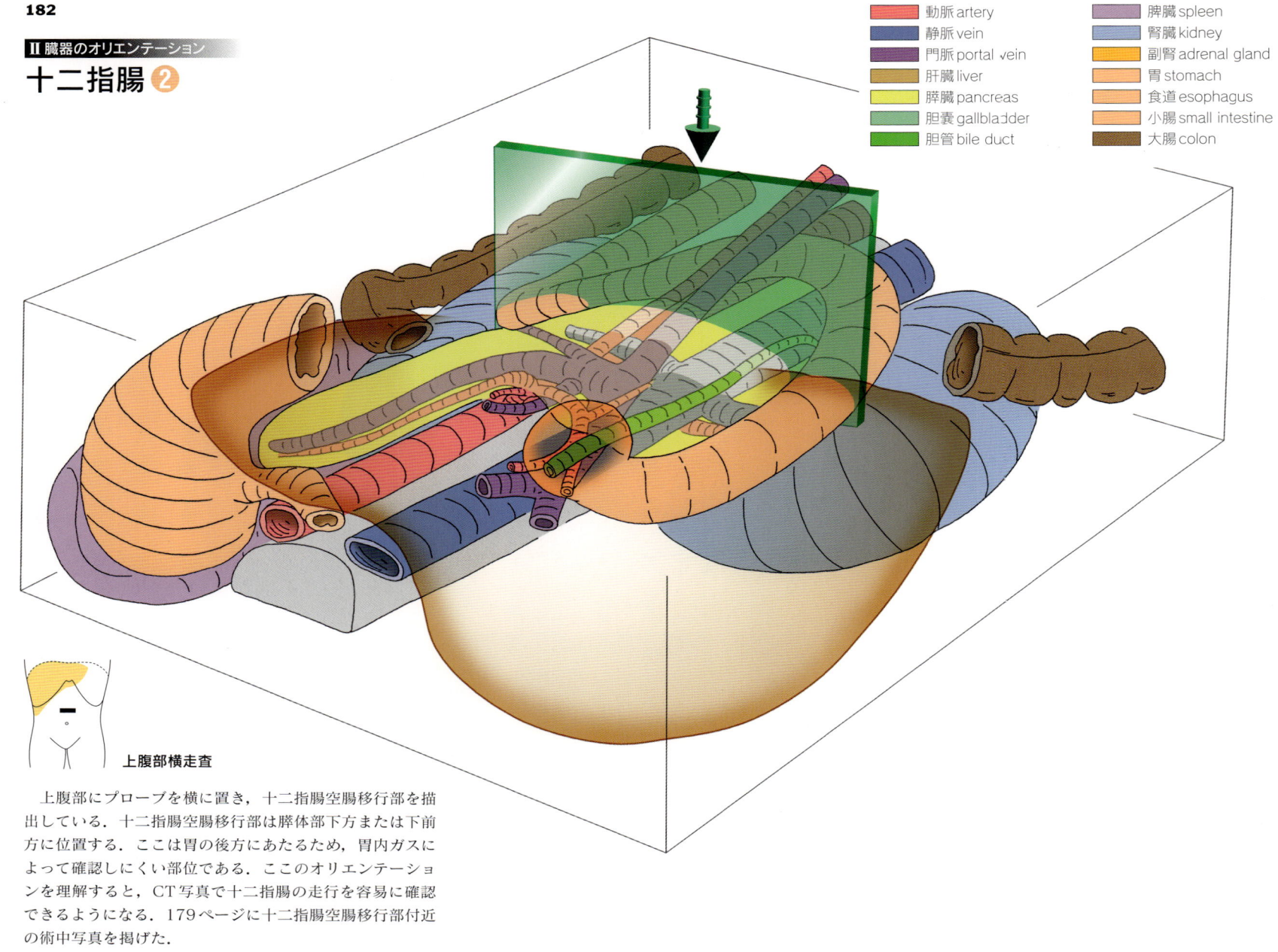

## II 臓器のオリエンテーション
# 十二指腸 ❷

| | | | |
|---|---|---|---|
| 動脈 artery | | 脾臓 spleen | |
| 静脈 vein | | 腎臓 kidney | |
| 門脈 portal vein | | 副腎 adrenal gland | |
| 肝臓 liver | | 胃 stomach | |
| 膵臓 pancreas | | 食道 esophagus | |
| 胆嚢 gallbladder | | 小腸 small intestine | |
| 胆管 bile duct | | 大腸 colon | |

**上腹部横走査**

　上腹部にプローブを横に置き，十二指腸空腸移行部を描出している．十二指腸空腸移行部は膵体部下方または下前方に位置する．ここは胃の後方にあたるため，胃内ガスによって確認しにくい部位である．ここのオリエンテーションを理解すると，CT写真で十二指腸の走行を容易に確認できるようになる．179ページに十二指腸空腸移行部付近の術中写真を掲げた．

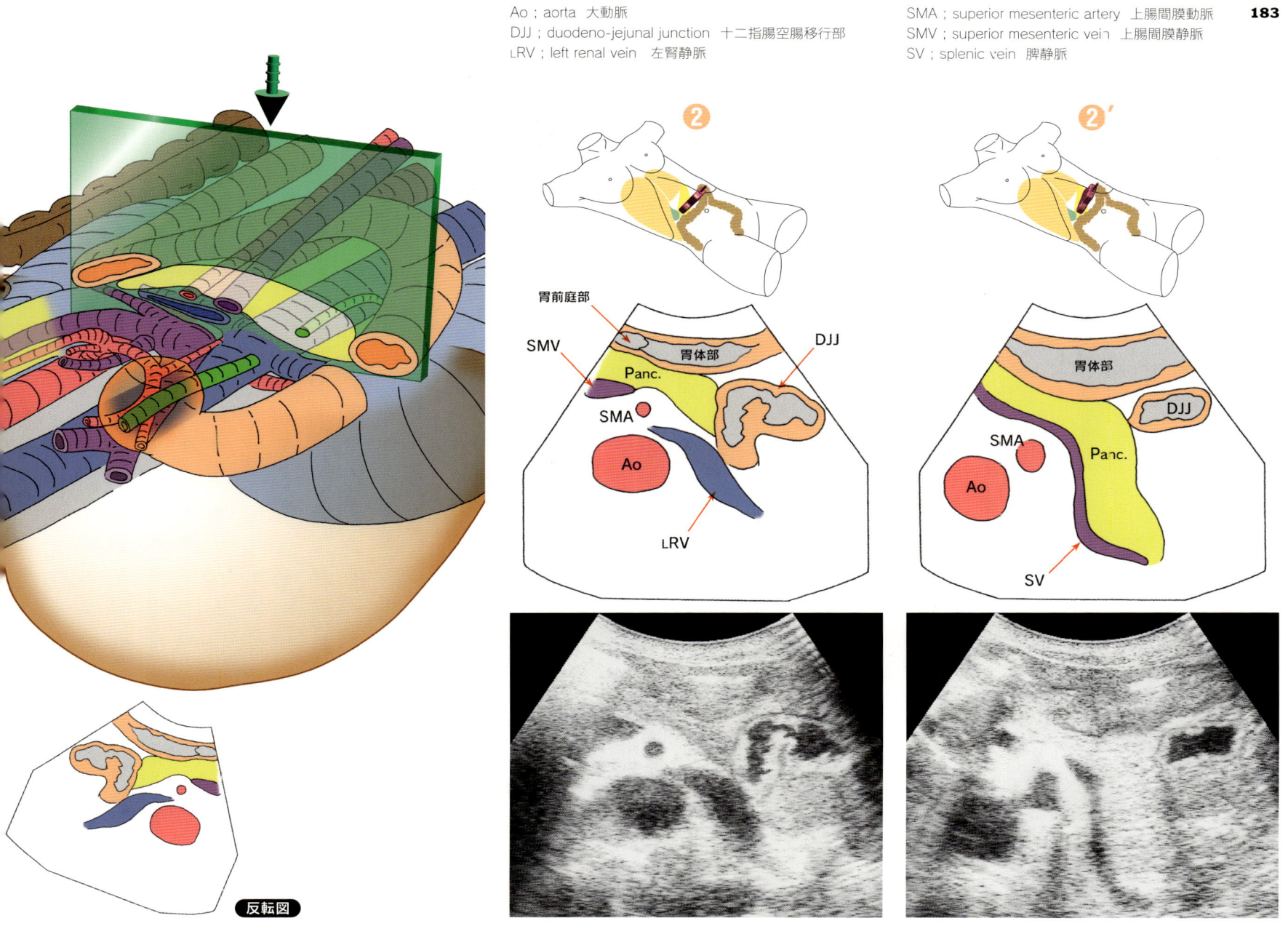

Ao ; aorta　大動脈
DJJ ; duodeno-jejunal junction　十二指腸空腸移行部
LRV ; left renal vein　左腎静脈

SMA ; superior mesenteric artery　上腸間膜動脈
SMV ; superior mesenteric vein　上腸間膜静脈
SV ; splenic vein　脾静脈

❷

胃前庭部
SMV
胃体部
DJJ
Panc.
SMA
Ao
LRV

❷'

胃体部
DJJ
SMA
Panc.
Ao
SV

反転図

十二指腸

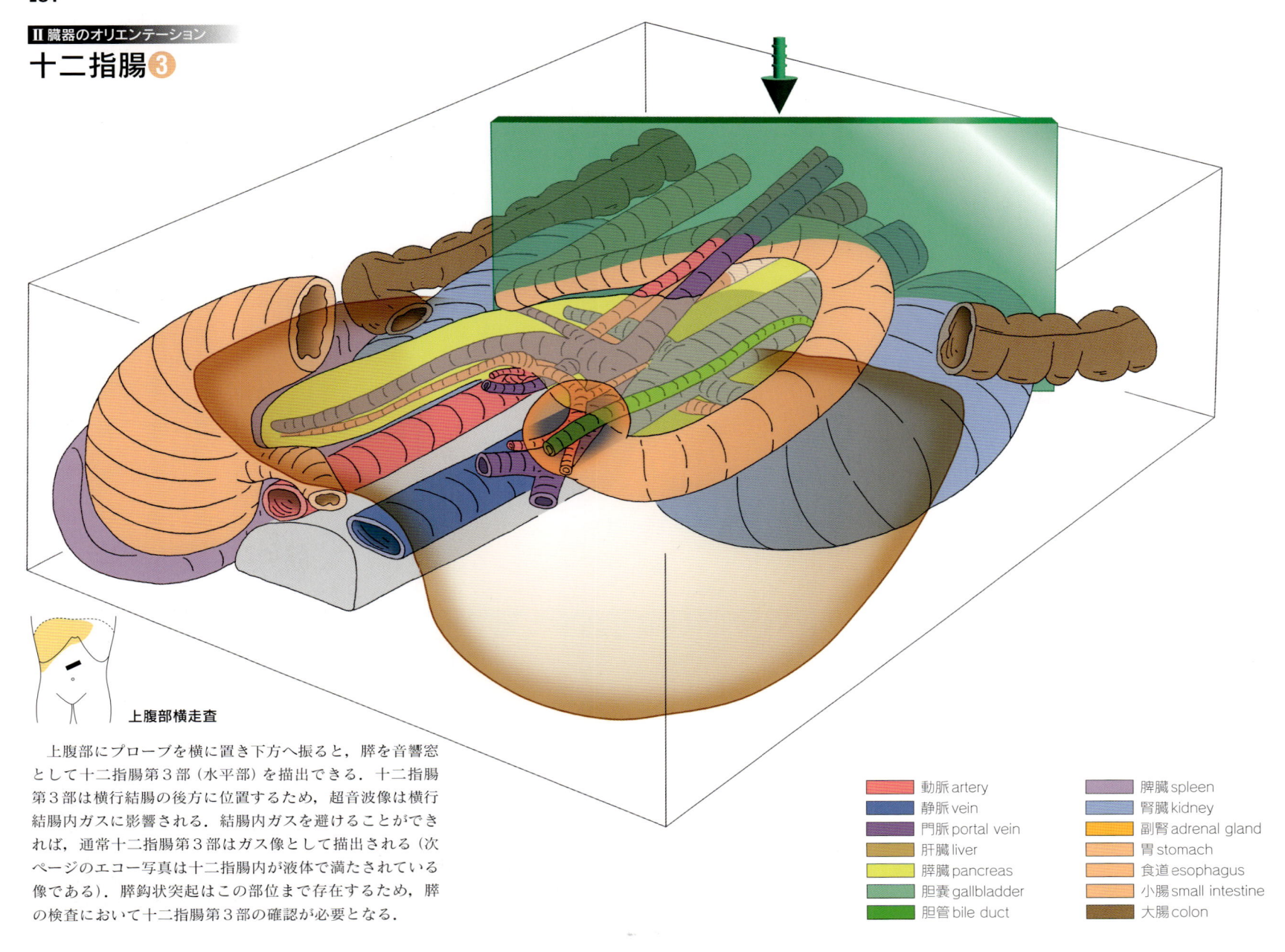

## II 臓器のオリエンテーション
## 十二指腸 ❸

**上腹部横走査**

　上腹部にプローブを横に置き下方へ振ると，膵を音響窓として十二指腸第3部（水平部）を描出できる．十二指腸第3部は横行結腸の後方に位置するため，超音波像は横行結腸内ガスに影響される．結腸内ガスを避けることができれば，通常十二指腸第3部はガス像として描出される（次ページのエコー写真は十二指腸内が液体で満たされている像である）．膵鉤状突起はこの部位まで存在するため，膵の検査において十二指腸第3部の確認が必要となる．

| | | | |
|---|---|---|---|
| ■ 動脈 artery | | ■ 脾臓 spleen | |
| ■ 静脈 vein | | ■ 腎臓 kidney | |
| ■ 門脈 portal vein | | ■ 副腎 adrenal gland | |
| ■ 肝臓 liver | | ■ 胃 stomach | |
| ■ 膵臓 pancreas | | ■ 食道 esophagus | |
| ■ 胆嚢 gallbladder | | ■ 小腸 small intestine | |
| ■ 胆管 bile duct | | ■ 大腸 colon | |

Ao ; aorta　大動脈
IMV ; inferior mesenteric vein　下腸間膜静脈
IVC ; inferior vena cava　下大静脈
SMA ; superior mesenteric artery　上腸間膜動脈
SMV ; superior mesenteric vein　上腸間膜静脈

❸

CBD　SMV　SMA
D2nd　　　　　D3rd
Ao
IVC　IMV

反転図

❸′
SMA　D3rd
Ao　IMV

十二指腸

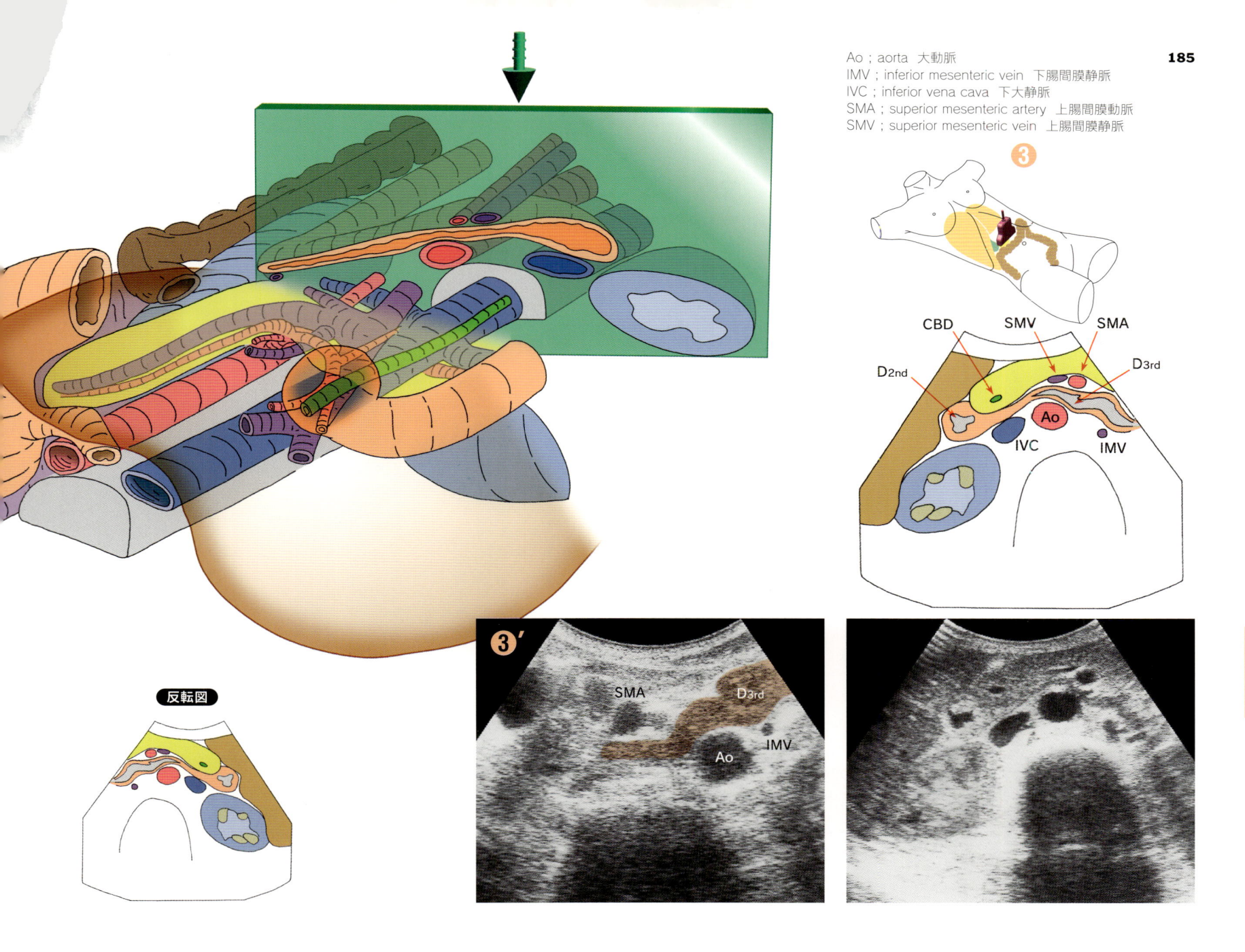

## II 臓器のオリエンテーション

# 腹膜腔　腹腔内の free space

腹膜は，腹腔・骨盤腔の内壁および腹腔内臓器・骨盤内臓器の表面を覆い，全体として閉じた袋を形成する漿膜である．この腹膜によって，複雑な形態をした腹膜腔が形成される．腹膜腔は大腹膜嚢と小腹膜嚢（網嚢）に分けられ，大腹膜嚢の中にWinslow孔という孔を介して網嚢が形成されている．

### 網嚢

肝十二指腸靭帯の後方にあるWinslow孔から網嚢内に入る．前面を小網という膜（下の全体図では切除されている）が覆っている．後方に肝尾状葉，膵，大動脈，下大静脈，総肝動脈，脾動脈などがある（全体図のa）．大網嚢孔から胃の後方に入るが，同部位も網嚢である（全体図の黄緑色の空間b）．

### 大腹膜嚢

通常は各器官が密着しているため間隙がないが，腹水や膿などが貯留すると空間が広がる．特に後方にある部位に貯留しやすい．すなわち横隔膜下腔，傍結腸溝，Morison窩，Douglas窩などである．

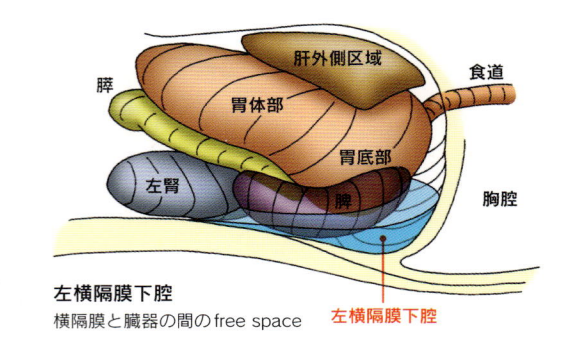

**左横隔膜下腔**
横隔膜と臓器の間の free space

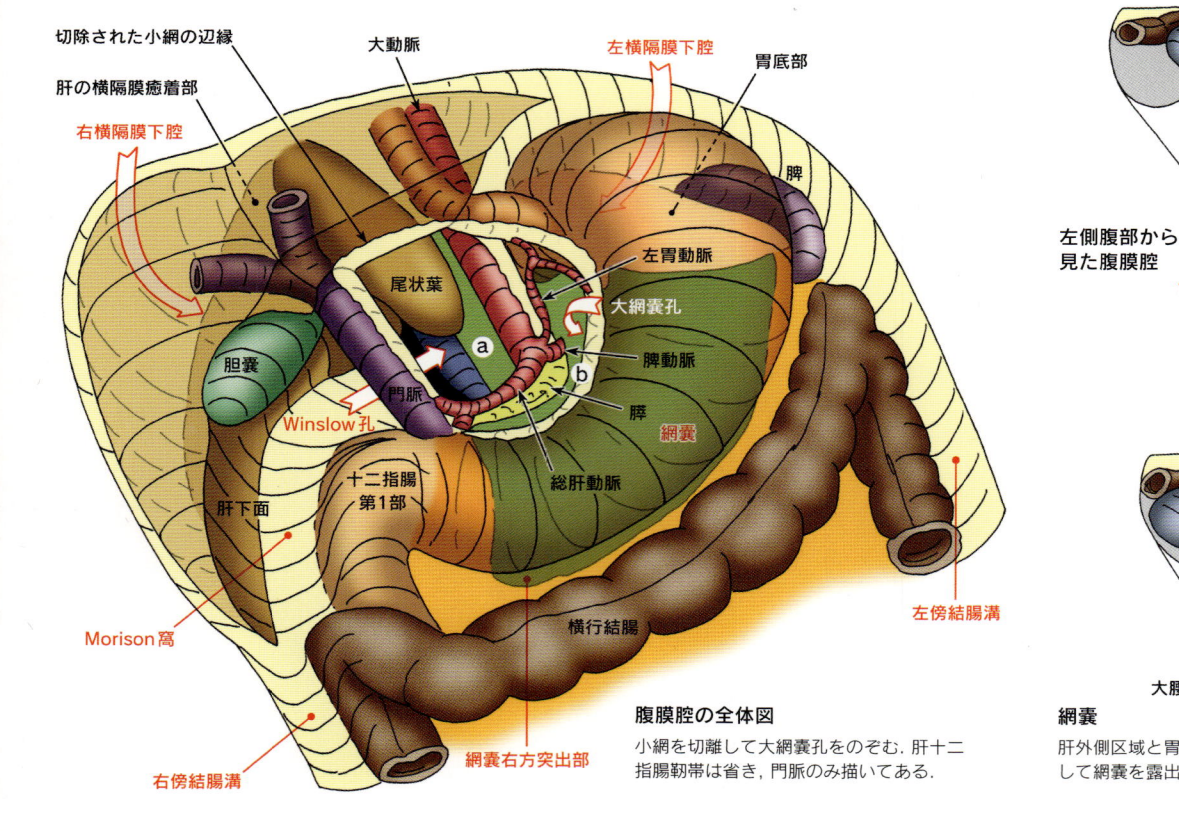

**腹膜腔の全体図**
小網を切離して大網嚢孔をのぞむ．肝十二指腸靭帯は省き，門脈のみ描いてある．

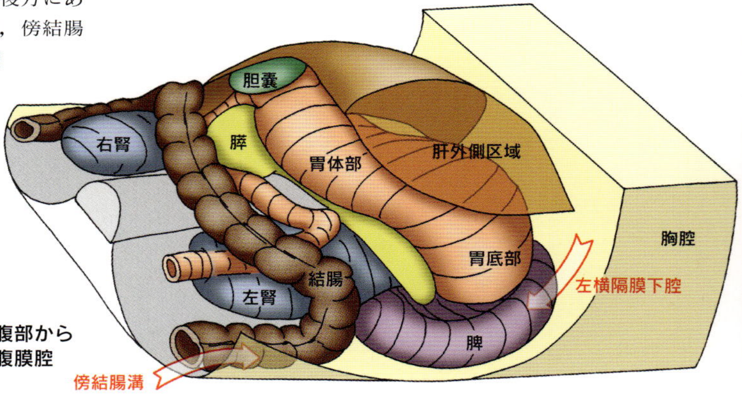

**左側腹部から見た腹膜腔**

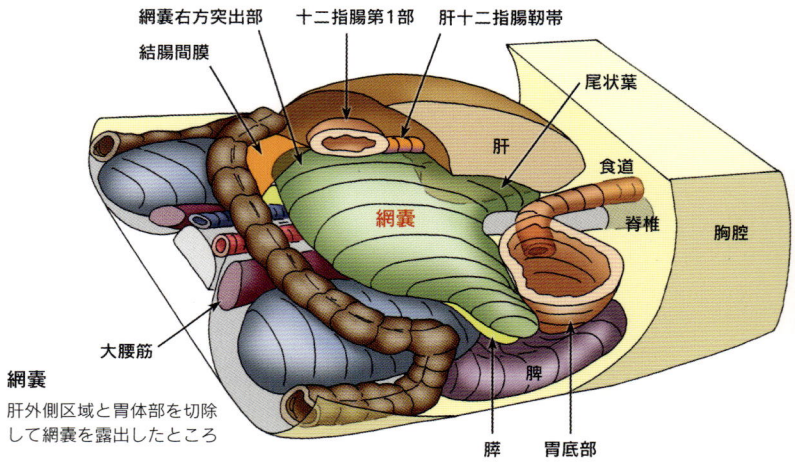

**網嚢**
肝外側区域と胃体部を切除して網嚢を露出したところ

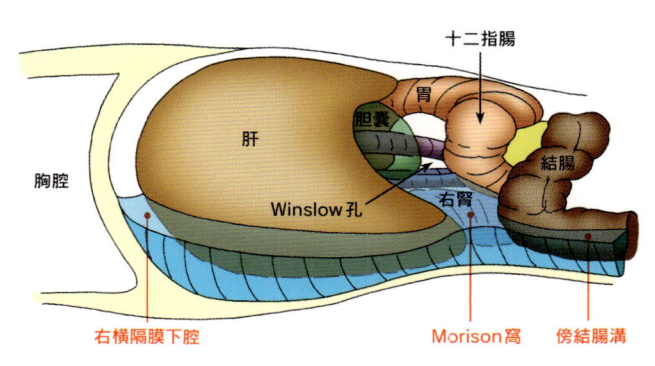

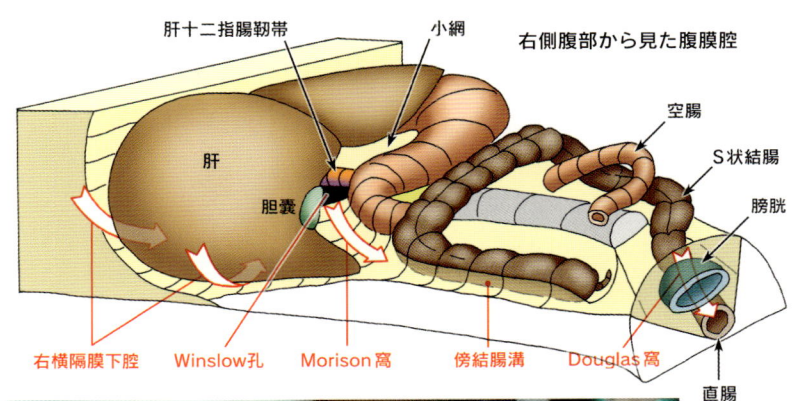

## 主なドレーンの留置部位

仰臥位で最も低い位置に液が貯留するので，その部位にドレーンを留置することが多い．Winslow孔ドレーンは網嚢腔やMorison窩の貯留液を排液するドレーンである．右図に示す以外のドレーン留置部位として，腸係蹄間や炎症臓器周囲などがある．

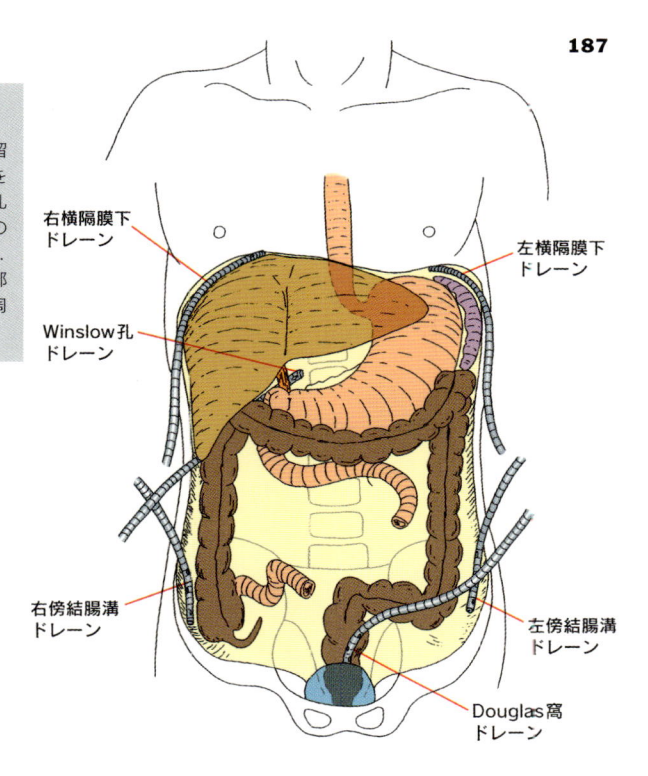

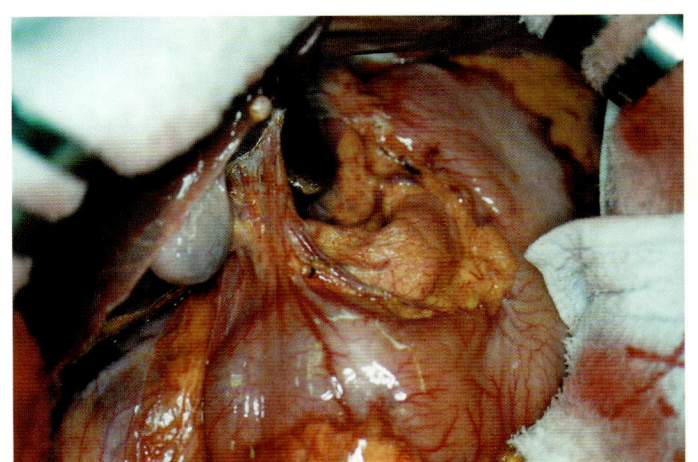

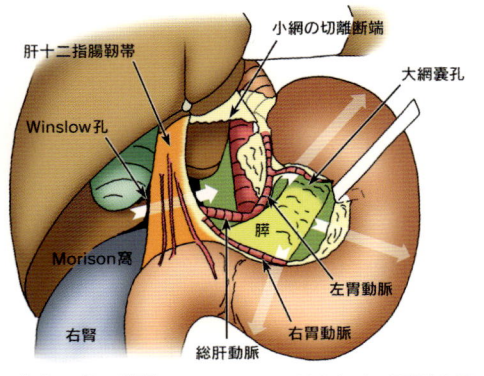

**右横隔膜下腔，Morison窩，右傍結腸溝に液体が貯留した状態**

**右側腹部から見た腹膜腔**

**術中写真の説明**　鉗子で胃体部を持ち上げて網嚢腔を露出したところ．網嚢は白矢印の方向に広がっている．薄黄色は切離した小網の断端で，これより内部が網嚢である．

Douglas窩ドレーン

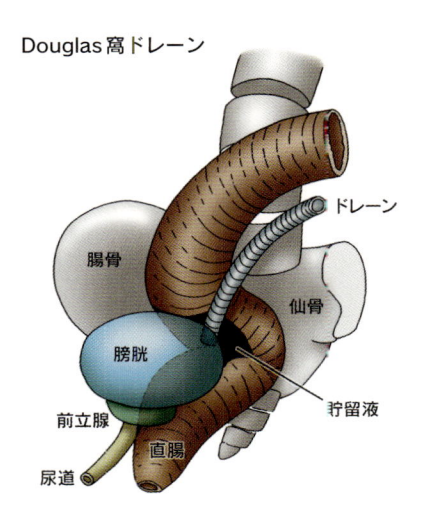

腹膜腔

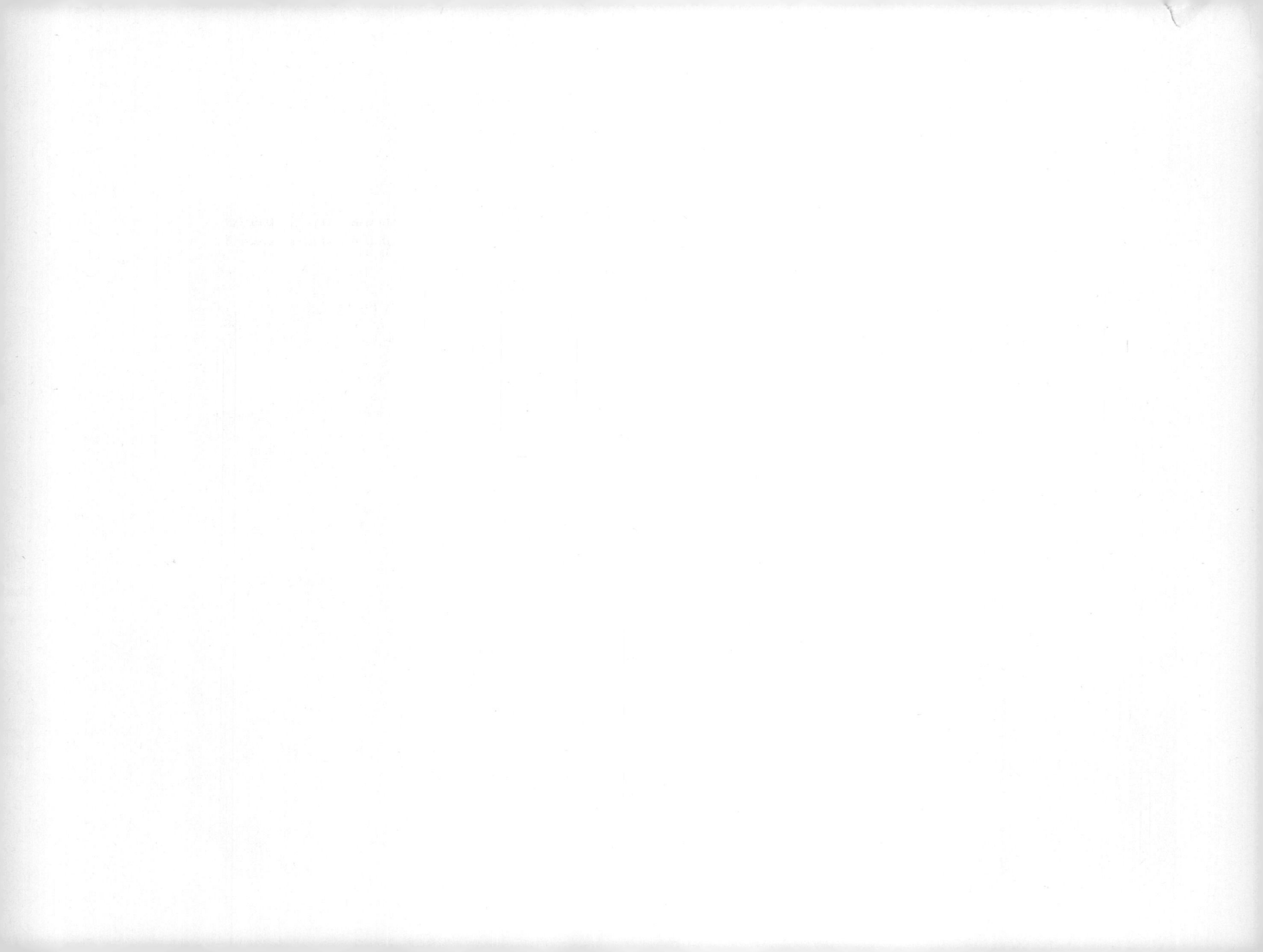

著者 加藤 高明(かとう こうめい) 医学博士

|  |  |
|---|---|
| 1983 | 日本大学医学部第三外科学教室入局 |
| 1987 | 日本大学大学院博士課程修了 |
| 1992 | 日本大学医学部第三外科医局長 |
| 1994 | Beckman Research Institute of The City of Hope, Department of Molecular Genetics |
| 1996 | 東松山市立市民病院外科医長 |
| 1998 | 日本大学医学部第三外科助手 |
| 1999 | 日本大学医学部附属板橋病院第三外科外来医長 |
| 2000 | 日本大学医学部第三外科学教室講師 |
| 2002 | 日本大学医学部附属板橋病院第三外科科長 |
| 2004 | 日本大学医学部消化器外科専任講師 |

専門は消化器外科（外科指導医，消化器外科専門医），化学療法および外科領域感染症，臨床解剖および画像診断．主な著書・論文：『腹部画像の読み方がわかる本』（日本医事新報社），*Pseudomonas aeruginosa* infection and cystic fibrosis (*Lancet* 359 ; 262, 2002)

# 3D ANATOMY
## 腹部エコー・CTを立体的に読む

定価（本体7,800円＋税）

1998年 8月20日　初版発行
1998年11月15日　初版2刷
1999年 5月15日　初版3刷
2000年 4月18日　初版4刷
2003年 3月20日　第2版(新装版)発行
2005年 3月 1日　第2版2刷
2008年 1月25日　第2版3刷
2009年 6月 5日　第2版4刷
2011年 7月 1日　第2版5刷
2014年 8月24日　第2版6刷

著　者　加藤高明
発行者　梅澤俊彦
発行所　日本医事新報社　www.jmedj.co.jp
〒101-8718 東京都千代田区神田駿河台2-9
電話 03-3292-1555（販売）・1557（編集）
振替口座 00100-3-25171

印　刷　ラン印刷社

©2003 Komei Kato
Made with  Macintosh. Printed in Japan
ISBN978-4-7849-4186-5

本書の複製権・翻訳権・上映権・譲渡権・公衆送信権（送信可能権を含む）は(株)日本医事新報社が保有します．

JCOPY ＜(社)出版者著作権管理機構 委託出版物＞

本書の無断複写は著作権法上での例外を除き禁じられています．複写される場合は，そのつど事前に(社)出版者著作権管理機構（電話03-3513-6969，FAX 03-3513-6979，e-mail : info@jcopy.or.jp）の許諾を得てください．